U0241104

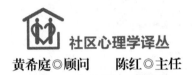

社区心理学译丛

黄希庭◎顾问　　陈红◎主任

年老、沟通与健康

成功老化的研究与实践

【美】玛丽·李·赫默特（Mary Lee Hummert）◎编
【美】乔恩·F. 努斯鲍姆（Jon F. Nussbaum）

李　媛　李　傲　汪晓蓉◎等译

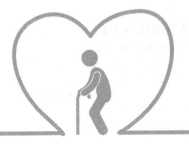

Aging, Communication, and Health
Linking Research and Practice for Successful Aging

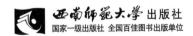

西南师范大学出版社
国家一级出版社　全国百佳图书出版单位

图书在版编目(CIP)数据

年老、沟通与健康:成功老化的研究与实践 /（美）
玛丽·李·赫默特（Mary Lee Hummert），（美）乔恩·
F.努斯鲍姆（Jon F. Nussbaum）编；李媛等译. — 重
庆:西南师范大学出版社,2021.6
ISBN 978-7-5621-8704-2

Ⅰ.①年… Ⅱ.①玛… ②乔… ③李… Ⅲ.①老年人
－保健－研究 Ⅳ.①R161.7

中国版本图书馆 CIP 数据核字(2017)第 073516 号

Aging，Communication，and Health：Linking Research and Practice for Successful Aging / by Mary Lee Hummert，
Jon F. Nussbaum / ISBN 978-1-138-86125-1

Copyright © 2001 by Routledge.

年老、沟通与健康——成功老化的研究与实践

编　　者:〔美〕玛丽·李·赫默特（Mary Lee Hummert）
　　　　　〔美〕乔恩·F. 努斯鲍姆（Jon F. Nussbaum）
译　　者:李　媛　李　傲　汪晓蓉　等
责任编辑:郑先俐
责任校对:任志林
封面设计: 🍀创想 设计
排　　版:张　祥
出版发行:西南师范大学出版社　　地址:重庆市北碚区天生路 2 号
　　　　　邮编:400715　网址:http://www.xscbs.com
　　　　　市场营销部电话:023-68868624
经　　销:新华书店
印　　刷:重庆市正前方彩色印刷有限公司
幅面尺寸:170mm×240mm
印　　张:22.75
字　　数:339 千字
版　　次:2021 年 6 月　第 1 版
印　　次:2021 年 6 月　第 1 次印刷
著作权合同登记号:版贸核渝字(2017)第 028 号
书　　号:ISBN 978-7-5621-8704-2
定　　价:86.00 元

《社区心理学译丛》
编选委员会

总 序

黄希庭

　　社区心理学的研究对象是社区中人的心理与行为,它是一门探究个体、社区与社会交互作用的性质、机制和功能的心理学分支学科。我们倡建中国心理学会社区心理学专业委员会的目的,是为了建设中国特色社区心理学,使我国的社区更加和谐、健康和幸福。社区心理学诞生于20世纪60年代的美国。经过半个多世纪的探究和实践,西方社区心理学已涉及很多方面,有理论研究(如对社区心理学的核心价值的探讨),也有应用研究(如对社区心理咨询和社区行为矫正等的实践);有量化研究,也有质性研究;有对现实社区心理和行为的研究,也有对社区心理学教材建设的研究。为了借鉴西方社区心理学的研究成果以利于我国社区心理学的建设,我们确定了以下四项原则来选择西方社区心理学的研究成果:

　　——对我国社区心理健康服务有借鉴意义的研究著作;

　　——对我国社区心理学理论建设有借鉴意义的研究著作;

　　——对中国特色社区心理学教材建设有借鉴意义的教材;

　　——对国际社区心理学的新发展和走向有所把握的研究著作。

　　根据上述四项原则我们先在几十种著作中选出了近二十种,然后征求陈红、毕重增和 Todd Jackson 等教授的意见,经过反复斟酌,最后确定翻译由 Taylor & Francis 出版公司、Sage 出版公司和牛津大学出版社等出版的十本著作。这些作品可分为下列四种类型。

属于社区心理健康服务的著作有 Elaine Miller-Karas 著,李彦章译的《重建应对创伤的心理弹性——创伤与社区弹性模型》;Mary Lee Hummert, Jon F. Nussbaum 著,李媛等译的《年化、沟通与健康——成功老化的研究与实践》;Areej Hassan 主编,邹枝玲等译的《青少年心理健康与社区》;Ximena B. Arriaga, Stuart Oskamp 编著,陈传锋等译的《社区问题的心理学研究与干预》。

属于对西方社区心理学理论探讨的有 S. Mark Pancer 著,何嘉梅译的《公民权与公民参与心理学》;Helena Águeda Marujo, Luis Miguel Neto 编著,吴继霞等译的《积极的国家和社区——积极心理学中的跨文化视角及质性研究取向》;Manohar Pawar 著,李丹、尹华站译的《社会与社区发展实践》。

属于西方社区心理学教材的有 John Moritsugu,Elizabeth Vera,Frank Y. Wong, Karen Grover Duffy 编著,尹可丽等译的《社区心理学(第 5 版)》;Victoria C.Scott, Susan M.Wolfe 编著,张锋等译的《社区心理学实践基础》。

Stephanie M.Reich, Manuel Riemer, Isaac Prilleltensky, Maritza Montero 编著,陈燕译的《国际社区心理学——历史与理论》一书分析了社区心理学与各意识形态流派、其他心理学分支学科、社会科学、文化历史传统以及不同时期经济发展状况之间的关系,以全球视野阐述了社区心理学的缘起、现状与发展趋势。

我国的社区心理学研究刚刚起步,我们翻译出版《社区心理学译丛》,了解西方社区心理学的研究和实践,借鉴和模仿前人的经验,这很有必要。但是我们必须清醒地认识到,借鉴和模仿前人的研究和实践不能代替我们从中国的实际出发进行创造性的研究和实践。这是因为社区是人们在一定地域里经营集体生活的共同体,而无论从社区的自然地理环境和人文地理环境以及社区内部的各种社会组织、社会群体之间的构成方式及其相互关系来看,还是从社区中人们的风俗习惯、历史传统、民间规约及现代化进程中的行为来看,我们的社区都不同于西方的社区。我们了解西方社区心理学的研究和实践,借鉴西方社区心理学,不是要照搬西方的理论、概念和实践模式,也不是重复和跟踪西方的社区心理学研究,而是从我国的实际出发,为解决我们自己社区中的问题进行创造性的研究和实践,这样,我们才有可能发展出中国特色社区心理学的理论、概念和实践模式。

那么,怎样从我国社区的实际出发进行创造性的研究和实践呢?我想就科学研究过程的主要环节提三点建议。

1.选题要有创见性

选题是科研成功的关键,要引起我们的高度重视。选题过程就是寻找一个重要的、自己感兴趣的研究问题的过程,即对本学科的研究现状和发展趋势做深入分析,从未解决的问题中选择一个对学科发展有重要价值和应用前景、自己感兴趣的问题进行研究。科研贵在创新。要创新就必须了解自己感兴趣的问题前人做过哪些工作,对前人的研究结果进行认真分析,找出尚未解决的问题进行研究。因此选题前我们应广泛查阅国内外文献,以免重复研究。在阅读前人文献时我们应随时想到前人的这些研究结果是否符合我国社区的情况,他们的社区心理咨询、社区行为矫正等实践经验是否适用于我国的社区。因此,我们自然会想到我国的社区深受中华传统文化儒释道的影响,特别是儒家提倡的仁、义、礼、智、信,忠、孝、廉、耻、勇以及正心、诚意、格物、致知,修身、齐家、治国、平天下等美德对社区中人们的心理和行为有着深远的影响;同时我们还会想到当代中国的现代化进程,特别是党的十八大所提出的经济建设、政治建设、文化建设、社会建设、生态文明建设五位一体的中国特色社会主义建设总布局以及创新、协调、绿色、开放、共享的发展理念对社区中人们心理和行为的影响正日益彰显。因此,我们要问,西方社区心理学的研究成果也符合我国的社区实际吗?我们只能照搬他人的研究结果吗？答案当然是否定的。我们必须走自己的路,选题要有创见性。在我国学术界有不少科研论文是跟着前人脚步的,他们的选题就只是对前人做一点"修正"或"补充"的研究。这种跟着前人脚步,不敢想不敢做前人没有想过没有做过的东西,是当前我国社区心理学选题的大忌,因为这种研究的所谓"创新"只是对前人的研究进行"修修补补",不可能对我们的学科建设和社区建设有新的建树。

2.确定方法要合理

发现问题只是科学研究的第一步,接下来要规划解决问题的研究方案,即进行研究设计。研究方案包括研究内容(细化所要研究的概念和变量的含义)、研究方法、时间安排和预期成果等,其中最主要的是确定选择什么研究方法来解决什么问题。

社区心理学的研究目的大致可以分为四类:探索、应用、描述和解释。当我们走进社区的时候会看到某种新鲜事儿,想对它进行研究,却不知道这是个什么心理学问题,也不知道前人是否研究过,更不知道是否可以提出假设来进行检验,于是想对这种新鲜事儿的心理和行为做探索性研究。通常我们采用文献调查和实地研究进行探索性研究。文献调查就是通过对相关的科研报告、学术刊物和学位论文以及民间谚语、典故等的查阅,从中启发我们对它进行研究的思考。实地研究大致包括参与观察、直接观察和个案研究,特别适合于我们在自然情境下对社区心理与行为的探究。应用性研究就是以某种经验或理论为指导,帮助社区居民排忧解难的研究。应用性研究大多采用个案法,即指对单一个体的行为进行详尽的描述和分析。例如,社区的某一个案研究的临床报告可能包含对某种症状的描述、诊断和治疗及证明该治疗有效性的证据。社区心理学的第三类研究叫描述性研究。描述性研究涵盖的范围很广,包括问卷调查、相关研究和发展研究,不仅可以从事实方面加以描述,还可以从相关性和发展趋势方面加以描述。例如,我们可以从社区的地缘与经济特点、文化与历史特点、法制与管理水平、人口特征、家庭特征以及现代化特征等方面来描述当前社区中人们的心理和行为特征。除此之外，还可以从相关性和发生发展的角度来描述社区心理和行为。描述性研究主要回答是什么，在哪里，什么时间，如何进行的问题。社区心理学的第四类研究叫解释性研究，通常采用实验法来回答为什么的问题，具体地说，是对假设和预测的检验。一个实验是一项严格控制的研究。研究者系统地操纵一个或多个自变量，观察并记录一个或多个因变量的变化。真实验有三个重要特征：随机分配被试到自变量的指定水平；操纵自变量的水平；控制无关变量。由于社区心理学所探讨的心理和行为极其复杂，因此研究者必须对几种变量的交互作用所产生的影响加以考虑。如果实验的结果与假设所预期的一致，那么这个假设就获得了支持；如果结果与所预期的不同，那么这种解释可能就需要进行修订，然后可能会提出一个新的假设，并用另一个实验来检验。这种根据实验结果检验假设，形成正确解释的过程，有时是一个相当漫长和痛苦的过程。

社区心理学的研究还可以分为量化研究和质性研究。量化研究（quantitative research）强调精确的变量测量，它应用演绎推理方法，十分注重设计、测量、数据处理和取样的问题。量化研究方法是一个从干预（实验）到非干预（相关和差异研究）的连续体，所探讨的是一个或多个变量的数量特征、数量关系和数量变化。社区心理学研究中的实验法、相关法和问卷调查等都属于量化研究。质性研究（qualitative research）是不采用数字，而是用语言文字来描述和解释心理现象的研究。质性研究方法有很多，如参与观察法、深度访谈法、质性个案法等，是通过归纳逻辑对所收集到的资料所进行的解释和建构。与量化研究注重研究对象的代表性、问题的普遍性、测量的客观性和结论的精确性不同，质性研究注重个案的独特性、个案与情境的关联性和互动性，把自然情境作为资料的直接来源，对个人进行细致的、动态的描述和分析。在心理学研究中，每一种研究方法都有其适用的范围，每一个心理学问题都可以用不同的方法来加以解决。一项好的开创性的社区心理学研究通常是采用多种研究方法的。因此,怎样找到合适的研究方法并加以组合是做好研究设计的关键。在这方面,《社区心理学译丛》或许会给我们以启示。

3. 坚守职业道德不动摇

社区心理学既是一门学问,也是一种职业。说社区心理学是一门学问,是因为它是要探究个体与社区、社区亚群体及社会交互作用的性质、机制和功能等学术问题的;说社区心理学是一种职业,是因为它的社区心理咨询、心理健康服务是满足社区居民不同的需要,改善社区生活,进而促进社区发展的。无论从事社区心理学的哪一种工作,都必须坚守心理学家的职业伦理道德。Jennifer Evans 通过对世界心理学家伦理原则宣言草案(2005)、欧洲心理学家联盟伦理元章程(1995)、加拿大心理学家伦理准则(2002)、美国心理学家伦理原则和实施准则(APA,2002)等的研究,认为各国心理学家公认的职业伦理道德规范的核心准则是:

——尊重人的尊严;

——关怀人的福祉;

——为人正直;

——对社会、对科学负责任。*

这四条核心伦理道德准则是各国心理学家都应当具备的美德,也是各国心理学家的灵魂,它指引着心理学家的科学研究和服务,为心理学家的研究和服务保驾护航。它也是社区心理学家的研究和服务取得成功的基本保证。举例来说,在选题和制订研究计划的时候,应选择一个什么问题进行研究呢?应当认真谨慎地考虑这个选题对社会、对科学的价值如何。我们应当选择一个对社会、对科学很有意义的问题进行研究,而不是马马虎虎、草率地选择一个毫无意义或仅有很少意义的问题

---

*Jennifer Evans 著,苏彦捷等译(2010).心理学研究要义.重庆:重庆大学出版社,7—15.

便开始招募被试参加研究。浪费他人的时间,这是很不道德的。对于招募来的被试,应当用他们能够理解的言语告知其研究的目的和可能的风险;应确保他们是知情同意后参加的,而不是被胁迫的;对于未成年人被试,除了得到他本人的同意外,还应得到其父母或监护人的同意。尊重人的尊严,确保被试的隐私不被泄露,即使是质性研究,在公开发表结果时被试也必须是匿名的;无论被试在研究过程中说了什么或做了什么,除了研究者之外,没有人会知道他们的答案。关怀人的福祉与尊重人的尊严是相辅相成的。在心理咨询时如果发现来访者有伤害自己或伤害他人的严重倾向、有致命的传染病可能危及他人、未成年人受到性侵或虐待等情况,就应当以适当的方式告知有关方面。在获得结果和解释结果时,研究者的为人正直尤为重要。社区心理学研究报告中的数据必须真实可靠。任何形式的篡改数据和抄袭行为都是违背为人正直的道德原则。有些研究在开始时隐瞒了研究的真实意图,在研究完成后应当把这种隐瞒了的真实意图告诉被试,以取得他们的理解和谅解;参加研究的被试都有了解研究结果的权利,如果他们提出要求,研究者应向其提供一份研究总结报告。总之,心理学家的职业伦理道德标准是心理学家灵魂力量之所在,我们在从事社区心理学研究和服务的任何时候都要坚守职业道德毫不动摇。

心理学是一门探寻心迹,理解人生,点燃人类心灵真善美的学问。我相信,中国社区心理学的研究和服务工作的开展必将为心理学事业增添光彩!

是为序。

2017 年 10 月 17 日

译者序

沟通是健康与成功老化的桥梁

在翻译这本书的过程中，令我印象深刻的内容是建议老年人到医疗中心看病时，要主动地与遇到的医生与护士打招呼、交流，这样，下一次去医疗中心时，那里的医生与护士就都是他们的熟人了，不必担心看病的医生换了，让自己处于陌生、孤单的状态。也许是因为译者本人也是一个害怕孤单却又不想与人沟通的人，这样的建议让译者意识到沟通可以避免这种状态的出现，沟通可以让人处在舒服、安全的状态中，从而提高沟通的主动性。

在这本书中，关于这样描述沟通作用的内容非常多，同时把沟通放到了很重要的位置。沟通不仅影响着老年人接受医疗的效果以及他们维持生理健康的能力，也影响着他们对机体失能和疾病后果的应对能力。书中提到，老年人的语言能力下降后，在医生问诊时，陪同他们就医的人就可能跟医生形成联盟，这种联盟可以促进老人的自我控制感，老人的权利得到了保护。但这种联盟也可能剥夺老人的话语权，医生与陪同者的决定往往会使老人失去对自己健康进行管理的主动权。在全书的审译过程中，我们常常掩卷思考，自己在与父母讨论他们的健康与就医的问题时，有哪些部分是自己没有注意到的沟通误区呢？

这本书特色鲜明，主要体现在两个方面。

1. 跨学科的多样性。本书的内容涉及沟通学、心理学、言语病理学、听力学、公共医疗、药学、护理学等学科的知识与研究。

比如，第 1 章与第 2 章涉及了医疗管理的相关问题；第 3 章以听力学的相关理论为背景分析了听力损失者的沟通质量；第 4 章则以心理学为背景分析了照顾双方的心理压力，提出了团体支持的方法；第 7 章与第 10 章选择了较为特殊的老年群体——痴呆老人，以多学科的背景从个体与家庭两方面来论述如何优化沟通策略。

2.学术理论指导下的操作性。这种操作性也是作者的编写目的，每一位专家在自己负责的章节都有专门的部分论述如何进行操作。

比如，在第 6 章中，作者将我们直接带入案例中，让我们观察治疗师、老年患者以及相关的家庭成员之间的对话。通过话语分析方法分析不同互动方式对老年人的不同影响，以及互动会如何让老年患者产生消极或积极的反应；将沟通过程分段，让读者体会代词、语气词以及打断的时机等小的细节是如何影响三方沟通的进程与主动权的。

在第 8 章中，作者通过对家庭沟通相关文献的梳理，使用访谈的质性分析研究，提出危机情况下决策制订的四个原则：(1)子女们必须扮演"调查者"，积极地收集信息；(2)最终决策的制订要以父母的自理需求为中心；(3)所有的家庭成员都要参与到决策制订与决策执行的过程中；(4)父母需要指导子女的信息收集和决策执行过程。这样的建议是非常具有操作性的。

由于译者的知识领域的限制，这样的介绍不足以全面呈现这本书的有益之处，希望读者在阅读之后会发现更多的让人欣喜的知识与建议，让老年化变得可控，让我们帮助年迈的父母更好地适应不断老化的生理与心理状态，让成功老化变得可能。

最后，我要感谢我的学生们，与你们一起讨论的过程是如此难忘，希望有机会我们再一起工作。

李媛

2020 年 12 月 13 日

目录
CONTENTS

第二篇 医患沟通和成功老化

第三篇 家庭沟通和成功老化

前　言
Preface

成功老化、沟通以及健康

Mary Lee Hummert　堪萨斯大学

Jon F. Nussbaum　宾夕法尼亚州立大学

　　随着年龄的增长,"成功老化"是我们每个人希望可以出现在我们以及我们所爱之人的人生经历中的词汇。那么,究竟什么才是成功老化呢? 是简单的长寿吗? 是在 80 岁高龄时还可以参加马拉松比赛吗? 是像化妆品和整容手术的广告上说的"在年老时依然保持年轻的容颜"吗? 还是像贺卡上写的那样"儿孙绕膝,安度晚年"呢? 在美国麦克阿瑟老化研究基金会1998 年出版的里程碑式报告书中,心理学家 John Rowe 和 Robert Kahn 则给出了更为复杂的答案。他们认为,成功老化由三种互相关联的成分组成,它们分别为:"低的疾病风险以及与疾病相关的残疾化的风险;高的心智以及生理功能;对于生活的正面期望。"(p.38)出于对这三种成分的归纳,我们可以将"成功老化"定义为"健康老化",即健康的身体、健康的心理及健康的人际关系。

　　Rowe 和 Kahn(1998)把这三种成分之间的关系看作递进关系。他们认为,避免疾病和残疾"可以更容易地维持心理健康和生理健康……从而促进(但不能保证获得)对生活的正面期望"(p.39)。在这个"成功老化"的理想模型中,生理健康是一切的基础。而不幸的是,如今大多数老年人的生理健康状况都无法达到这个理想模型中的"成功老化"的标准,只能达到 Rowe和 Kahn 认为的"普通老化"的标准(p.54)。也就是说,即使他们曾经身体健康,但大多数老年人仍受扰于与老化相关的疾病或健康风险,如高血压、关节炎、听力缺失等,这些疾病可能使他们在老化的过程中产生生理上的机能丧失。那么,根据 Rowe 和 Kahn 的定义,这些老年人就没有机会获得成功老化了吗?进一步说,随着年龄的增长,有生理缺失或相关病症(如阿尔茨海默病)的老年人数量占整个群体的百分比情况已经变得十分严峻,这使得社会对于相关福利机构的需求量急剧增长。老化研究所 1999 年公布的 1996 组数据显示,年龄在 85 岁及以上的群体中有 19.8% 的老年人由于身体原因必须居住在相关的医疗福利机构中。那么,成功老化对于这些人而言又意味着什么呢?本书就是按照与此相关的理念来编写的。我们认为,每一种形式的健康(生理的、认知的、情绪的)都是互为依托的,且它们与任何一种概念下的成功老化都存在着不可分割的联系。同样,我们也认为,沟通在健康和成功老化之间起着重要的联结作用。例如,沟通不仅影响着老年人接受医疗的效果以及他们维持生理健康的能力,也影响着他们对机体失能和疾病后果的应对能力。

沟通在保持健康及获取成功老化过程中的角色和意义

20 世纪有三个重要观点可以证明,无论个体的年龄如何,沟通都处于每个个体的生活中心。在这三个观点中,首先要提到的是"语言是行动的一种表现方式"(Austin,1962;Wittgenstein,1953),也就是说,语言所表达的意义要远超出语言本身的字面意义。第二个观点是说这些行动和意义具有内在的社会化性质,是在与他人互动中创造出来的(Blumer,1969;Mead,1934)。第三个观点则是说"现实"的概念是由上述创造出的意义和行动所构成的(Berger & Luckmann,1966;Schutz,1970)。Cronen、Pearce 和 Harris(1982)把"沟通"定义为"人们共创、保持以及改变社会规则、人际关系以及个人身份(p.64)"的过程,上述三个观点就是从这个定义中归纳出来的。同样,这些原则在 20 世纪的各个领域被重点强调过。这些领域包括心理学(Harré 在 1986 年提出的"情绪的社会建构"以及 1991 年提出的"话语心理学")、社会学(Giddens 在 1979 年提出的"结构化理论"),以及沟通研究(Delia 和 O'Keefe 于 1982 年提出的"建构主义"以及 Giles 和 Coupland 在 1991 年提出的"言语适应理论")。

尽管沟通在每个年龄段人群的个体生活中都有着重要的作用,但其在老化的过程中与保持健康的关系更值得我们给予更多的关注。当然,之前所说的 Rowe 和 Kahn 的理论中成功老化的第三个成分——对于生活的正面期望,就需要人与人之间的关系与沟通、亲密的情绪建设以及有效的支持系统(Noels,Giles,Galois,& Ng,本书第 11 章;以及 Nussbaum,Pecchioni,Robinson,& Thompson,2000 年发表的《关于人际关系以及成功老化研究的回顾》)。同样,对于前两个成分——避免疾病和残疾、保持生理和心理健康,也需要在沟通方面给予注意。从系统的层面上看,对于身处农村或部分特殊的老年人群体而言,获得卫生保健方面的社会服务可能会受到限制,那么,沟通技术的运用(如远程医疗等)就可以解除一部分限制(参照本书第 1 章中 Whitten & Gregg 的部分)。从人际的层面上看,对老年人的消极刻板印象和老化的过程会成为人际沟通的障碍。这种障碍可能直接影响职业的健康工作人员对于老年病人健康问题的处理,以及老年人在向工作人员呈现和描述这些问题时的效果(Beisecker,1991;Coupland & Coupland,本书第 6 章;Greene & Adelman,本书第 5 章;Greene,Adelman,Charon,& Hoffman,1986;Greene,Adelman,Rizzo,& Friedmann,1994;Nussbaum,Pecchioni,& Crowell,本书第 2 章)。

沟通也会影响老年人对心理和生理机能丧失的处理方式。对机能丧失的处理也是成功老化的一部分。例如,在老化的"人-环境"模型中,Lawton 和 Nahemow(1973)认为,老年人必须在他们的生理、心理机能与当前生活的环境之间找到相匹配的方式。给生理、心理机能施加过多压力的环境可能会进一步引发机能的衰退和心理的依赖。同样,一个过于轻松的环境也会引起相同的现象(Baltes,1996)。选择一个理想的环境或改善当前所处的环境,这个决定不仅关乎老年人自己,也关乎老年人的家庭和医生。做出这个决定是困难的,它需要在改变家庭角色与依赖-独立水平之间进行协调(Cicirelli,1992;Coupland & Coupland,本书第 6 章;Hummert & Morgan,本书第 8 章)。

另外,一些由于年龄而引发的现象,例如,听力缺失或痴呆、中风等疾病,会直接影响个体的语言表达能力,使得交流本身出现问题(Kemper,1992;Ryan,1991)。在处理这样的问题时,我们可以加入一些相关的教育与介入程序,如 Pichora-Fuller 和 Carson 曾提到的在处理听力缺失时所使用的程序(本书第 3 章)。而对于阿尔茨海默病引发的痴呆,一方面我们可以运用促进深度理解的语言策略(Orange,本书第 10 章);另一方面,在对待已经处于阿尔茨海默病最终阶段的患者,我们则强调非言语交流以及把患者作为人来对待的共情反应(Norberg,本书第 7 章)。

在成功老化的过程中,沟通在处理这些年龄所带来的丧失时的作用绝对不能轻视。在 Schulz 和 Heckhausen(1995)发表的《控制的人生跨度理论》中,他们认为,处于每个年龄段的个体都希望拥有对自身行为和决策的主要控制能力,且这种主要控制能力会高度关系到自尊的保持。但是,由于与年龄相关的生理和认知能力的下滑,这种主要控制能力也会随着年龄的增长而下滑(Schulz & Heckhausen,1999)。对于许多老年人来说,沟通会越来越显著地对初级控制能力具有重要意义,同样,也会成为他们获得成功老化的唯一方式(参照 Hummert & Morgan,本书第 8 章;Ryan & Norris,本书结论)。

关于老化、沟通以及健康的国际研究日程

在认识到沟通在成功老化过程中的重要性后,大量的国际研讨会研究了沟通、老化、健康三者的内部关系。1988 年,在威尔士大学主办的富布莱特国际研讨会中,学者们第一次整合了各个学术领域关于沟通与老年人健康的学术成果。这次会议的主要成果被整合成一部名为《沟通、健康与老年人》的论文集(Giles,Coupland,& Wiemann,1990)。第二次会议则是在麦克马斯特大学老化研究教育协会、加拿大社会科学及人性研究议会以及加拿大国际医疗研究发展中心的共同赞助下,于 1994 年举办于汉密尔顿市,会议的主要成果被呈现于《健康与交流》期刊的一篇特别报道中(Ryan,1996)。

本书内容来源于 1996 年的第三届国际沟通、老化、健康大会,这次会议由堪萨斯人文艺术以及科学学院和美林高级研究中心作为主要赞助方。书中的所有章节展现了本次会议上跨文化、跨学科的高峰对话成果。其中包

括：会议上提及的相关内容的实证研究报告（例如，Edwards 在第 9 章中的研究；Noels 以及其他学者在第 11 章中的研究；Pichora-Fuller 和 Carson 在第 3 章中的研究），对现有理论的文献概述（例如，医师与患者的互动，Greene 和 Adelman 在第 10 章中的阐述；关于阿尔茨海默病的沟通研究，Orange 在第 10 章中的阐述），以及专业领域内正在发展的课题（例如，管理式医疗，Nussbaum 以及其他学者在第 2 章中的阐述；远程医疗，Whitten 和 Gregg 在第 1 章中的阐述）。为了反映出这次会议中存在的跨学科之间的多样性，赞助方在会议上呈现了沟通学、心理学、言语病理学、听力学、公共医疗、药学、护理学等各学科对于此话题的认知以及研究。由于学者们来自美国、加拿大、英国、瑞典、澳大利亚以及新西兰，会议也在一定程度上反映了不同文化对于相关理论理解的多样性。

本书的目的、读者以及结构

在选择本书的章节内容、形成本书的结构以及为研究者提供研究指南时，我们主要围绕着两个目的。首先，我们认为将目前最领先的关于沟通、老化以及健康的学术研究成果编撰成册非常重要，且应该尽量让研究者们对本书中信息的精确性以及学术性感到满意和放心，由此本书所包含的所有章节将可以为未来各个相关的研究课题提供扎实的研究基础。其次，我们希望本书中所选的章节可以向读者展示出本次研究中所蕴含的应用型知识，由此，本书中提供了具有可操作性的指导方针，使得读者们可以用以解决实际生活中的问题。

由于本次会议邀请的学者具有的学术信誉和丰富的研究经验，我们的第一个编写目的可以说已经自然达成了。为了达成第二个目的，我们在编写本书时要求每一章的作者在章节内至少要提出一个可以让读者将研究应用到自身生活或自身研究领域中的理论，无论我们的读者是相关学者、政治人物、实践学者、老年人或仅仅单纯是一个家庭的成员。学者们对于这个提议的反应非常热情，因此在每个章节的最后，学者们都提出了如何将自己的理论用于读者自身的沟通中，并以此来提升读者自身的沟通质量，或帮助自

V

己以及自己的客户、家庭成员等成功老化。同样，为了达成我们的第二个目的，每一章的写作风格都尽量面向平均教育程度的读者，而非单纯偏向于习惯阅读学术著作的人群。

通过这样的努力，本书可以满足不同读者的不同需求，因此读者群的范围也将更加宽广。我们的读者可以包括：研究领域包含沟通、老化以及健康的学者和在校学生，服务老年客户的健康工作者（医师、护士、家庭陪护工作者、公共医疗工作者等），希望帮助自己的老年家属克服老化所带来的挑战的普通市民，以及希望获得成功老化的老年人自身。

全书分为三个部分，每个部分强调一个关于健康以及成功老化的内容。第一部分分为四个章节，主要回顾了影响老年人健康的医疗领域与健康交流的发展。第1章和第2章的重点在于分析医疗配送制度的系统性改变，以及这种改变所蕴含的未来对老年人健康状况的冲击。在第1章中，Whitten 和 Gregg 向读者们介绍了远程医疗，一种通过远程沟通向老年患者提供服务的新兴技术。作者们认为，这种技术可以提高那些情况特殊或处于偏僻地区的老人所能获得的医疗服务的质量和方便程度。在接下来的章节里，Nussbaum、Pecchioni、Crowell 主要关注管理式医疗中老年患者和医师的关系，对如何在管理式医疗制度中建立可行的"医生-患者"联盟给出了一定的建议。第3章和第4章强调了老年人的健康促进项目。这种项目的存在不仅可以帮助人们处理自身的健康问题，也可以鼓励人们进行相关的保健活动，并以此在健康问题出现之前检测到患病以及残疾的风险。Pichora-Fuller 和 Carson（第3章）回顾了由于年龄增长而引发的听力丧失的原因以及广泛程度，具体地展现出一个基于生态学的介入程序来提高听力缺失患者的沟通质量的模型。这个程序之所以是生态学的，不仅是因为它考虑到听力缺失者的行为，也考虑到其沟通伙伴的行为以及相关的可以改善沟通质量的心理环境和社会环境。在第4章中，Garstka、McCallion 和 Toseland 描述了如何通过沟通小组来提高照顾者自身的健康。同时，他们也为沟通小组提供了让少数民族以及在非主流文化氛围中工作的照顾者加入沟通中的清晰的指导方针。

第二部分的三个章节则将医患关系作为主题。Greene 和 Adelman（第5章）回顾了已有的文献中关于医生与老年患者沟通的研究。在这些文献中，他们重点强调：医生与老年患者之间的沟通应该主要围绕如何向老年患者提供个性化的合适关照而展开。另外，他们也给老年患者提出建议，鼓励他们积极地最大化自己与医生之间的互动，成为获取最佳健康服务的推动者。Coupland（第6章）则将我们直接带入实验室中，让我们观察医生、老年患者以及相关的家庭成员之间的对话。这种三方互动在老年人的日常生活中十分普遍（Beisecker，1989），这一章就向我们展示了不同互动方式对老年人的不同影响，互动如何让老年患者产生消极或积极的反应。这一部分的最后一章，即 Norberg 所撰写的第7章，向读者展示了对于医生而言最具挑战性的交流情况，即职业医生与痴呆患者之间的沟通。Norberg 认为，与痴呆患者的交流需要医生重新审视自己对于人格和人性的定义，围绕无法出声且被困在自己意识中的个体做出全新的改良，并以此来达到成功的沟通。

　　第三部分的四个章节探索了家庭沟通与健康之间的联系。Hummert 和 Morgan（第8章）调查了成年的孩子与老年的父母是如何对医疗决策进行协商的，例如，是否将老人送入托管治疗机构等。通过对双方的观点进行研究，他们对于如何做出同时顾及老人的治疗以及自理能力的决策给出了建议。在第9章中，Edwards 研究了家庭内的沟通是如何影响接受治疗的老年人的健康情况的。通过一个实证主义式的研究，Edwards 列举出一系列可以提高或降低被治疗者健康状况的沟通模式。Orange 的第10章关注阿尔茨海默病患者与家庭成员间的沟通效果。尽管大部分阿尔茨海默病患者都处于职业医师的关照之下，但很多中度或轻度的患者仍然只受到家庭成员的照料。这些处于阿尔茨海默病前期的患者，尽管他们的语言能力受到影响，但并非完全丧失。Orange 对于这一部分患者给出了在照料他们时的沟通策略。第11章研究了隔代沟通与生理健康之间的关系。Noels 以及其他学者在本书中对于西方文化以及东方文化中这种关系的相同和不同给出了跨文化的观点。

小　结

　　在前言中，我们简要讨论了沟通在健康和成功老化中的重要作用。书中的每一章都可以看作对这个讨论的扩展和延续。作为本书的收篇之作，Ryan 和 Norris 将每个独立章节的贡献总结进一个完整的体系中。通过使用两个沟通与老化过程的模型，他们归纳出沟通是如何对老年人产生负面影响（老化中的沟通困境模型，Ryan，Giles，Bartolucci，& Henwood，1986）或为获得成功老化提供动力（沟通增强模型，Ryan，Meredith，Maclean，& Orange，1995）的。最重要的是，他们不仅展示出将这些研究和实践与沟通增强模型联系到一起的必要性，也向我们提供了将它们联系在一起的方法。

参考文献

Austin，J. L. (1962). *How to do things with words*. Cambridge，MA：Harvard University Press.

Administration on Aging (1999). *Profile of older Americans*：1999.

Baltes，M. M. (1996). *The many faces of dependency in old age*. New York：Cambridge University Press.

Beisecker，A. E. (1991). Aging and the desire for information and input in medical decisions：Patient consumerism in medical encounters. *Gerontologist*，28(3)，330—335.

Beisecker，A. E. (1989). The influence of a companion on the doctor-elderly patient interaction. *Health Communication*，1，55—70.

Berger，P. L.，& Luckmann，T. (1966). *The social construction of reality：A treatise in the sociology of knowledge*. New York：Doubleday.

Blumer，H. (1969). *Symbolic interactionism：Perspective and method*. Englewood Cliffs，NJ：Pren-tice-Hall.

Carson，A.，& Pichora-Fuller，M. K. (1997). Health promotion and audiology：The community-clinic link. *Journal of the Academy of Rehabilitative Audiology*，30，29—51.

Cicirelli，V. G. (1992). *Family caregiving：Autonomous and paternalistic deciston making*. Newbury Park，CA：Sage.

Cronen, V. E., Pearce, W. B., & Harris, L. M. (1982). The coordinated management of meaning: A theory of communication. In F. E. X. Dance (Ed.), *Human communication theory: Comparative essays* (pp. 61—89). New York: Harper & Row.

Delia, J. G., O'Keefe, B. J., & O'Keefe, D. J. (1982). The constructivist approach to communication. In F. E. X. Dance (Ed.), *Human communication theory: Comparative essays* (pp. 147—191). New York: Harper & Row.

Giddens, A. (1979). *Central Problems in social theory: Action, structure and contradiction in social analysis.* Berkeley: University of California Press.

Giles, H., Coupland, N., & Coupland, J. (1991). Accommodation theory: Communication, context, and consequence. In H. Giles, J. Coupland, & N. Coupland (Eds.), *Contexts of accommodation: Developments in applied sociolinguistics* (pp. 1—68). Cambridge, England: Cambridge University Press.

Giles, H., Coupland, N., & Wiemann, J. M. (Eds.). (1990). *Communication, health, and the elderly.* (*Proceedings of the Fulbright Colloquium*, 1988). Manchester, England: Manchester University Press.

Greene, M. G., Adelman, R. D, Charon, R., & Hoffman, S. (1986). Ageism in the medical encounter: An exploratory study of the doctor-elderly patient relationship. *Language and Communication*, 6, 113—124.

Greene, M. G., Adelman, R. D, Rizzo, C., & Friedmann, E. (1994). The patient's presentation of self in an initial medical encounter. In M. L. Hummert, J. M. Wiemann, & J. F. Nussbaum (Eds.), *Interpersonal communication in older adulthood* (pp. 226—250). Newbury Park, CA: Sage.

Harré, R. (Ed.). (1986). *The social construction of emotion.* London: Blackwell.

Harré, R. (1991). The discursive production of selves. *Theory and Psychology*, 50, 51—63.

Heckhausen, J., & Schulz, R. (1995). A life-span theory of control. *Psychological Review*, 102, 284—304.

Hummert, M. L. (1994). Stereotypes of the elderly and patronizing speech. In M. L. Hummert, J. M. Wiemann, & J. F. Nussbaum (Eds.), *Interpersonal communication in older adulthood* (pp. 162—184). Newbury Park, CA: Sage.

Hummert, M. L., Shaner, J. L., Garstka, T. A., & Henry, C. (1998). Communication with older adults: The influence of age stereotypes, context, and communicator age. *Human Communication Research*, 25, 124—151.

Kemper, S. (1992). Language and aging. In F. I. M. Craik & T. Salthouse (Eds.), *Handbook of aging and cognition* (pp. 213—270). Hillsdale, NJ: Lawrence Erlbaum Associates.

Lawton, M. P., & Nahemow, L. (1973). Ecology and the aging process. In C. Eisdorfer & M. P. Lawton (Eds.), *Psychology of adult development and aging* (pp. 619—674). Washington, DC: American Psychological Association.

Mead, G. H. (1934). *Mind, self and society*. Chicago: University of Chicago Press.

Nussbaum, J. F., Pecchioni, L., Robinson, J. D., & Thompson, T. (2000). *Communication and aging*. Mahwah, NJ: Lawrence Erlbaum Associates.

Rowe, J. W., & Kahn, R. L. (1998). *Successful aging*. New York: Pantheon Books.

Ryan, E. B. (1991). Language issues in normal aging. In R. Lubinski (Ed.), *Dementia and communication: Clinical and research implications* (pp. 84—97). Toronto: B. C. Decker Publishing.

Ryan, E. B. (Ed.). (1996). Communication, aging and health (Special Issue). *Health Communication*, 8(3).

Ryan, E. B., Giles, H., Bartolucci, G., & Henwood, K. (1986). Psycholinguistic and social psychological components of communication by and with the elderly. *Language and Communication*, 6, 1—24.

Ryan, E. B., Meredith, S. D, MacLean, M. J., & Orange, J. B. (1995). Changing the way we talk with elders: Promoting health using the communication enhancement model. *International Journal of Aging and Human Development*, 41 (2), 89—107.

Schulz, R., & Heckhausen, J. (1999). Aging, culture and control: Setting a new research agenda. *Journal of Gerontology*, 54B, P139—P145.

Schutz, A. (1970). *On phenomenology and social relations*. Chicago: University of Chicago Press.

Wittgenstein, L. (1953). *Philosophical investigations*. Oxford: Blackwell.

（译者：李傲）

第一篇

健康护理的发展和成功老化

1 远程医疗：利用远程沟通技术 为老人提供健康服务

Pamela Whitten

Jennifer L. Gregg

密歇根州立大学

在美国，人们认为健康非常重要，因此，卫生保健也就成为重要的商品。20 世纪，卫生保健在美国经济中已经从占很小份额发展到如今占据最大的市场份额。卫生保健财政管理部（The Health Care Financing Administration，1999）的报告认为，美国在卫生保健方面花费的资金由 1991 年的 1 万亿美元增长到 2007 年的 2.5 万亿美元。同时，美国国内药品行业现在也正处于改变的十字路口。随着医疗的创新，挽救生命的方法的改进，慢性疾病治疗以及后续服务的需求在未来几年将会大规模增长。因此，社区正在寻求新的方案，以解决由此带来的费用增长、服务方便性的提升、医疗质量以及连续性的保障等方面的问题。对这种方案的寻求使得越来越多的技术得到广泛的发展和应用，远程医疗就是其中之一。

作为新近出现在医疗领域的技术之一，远程医疗具有潜力十足的发展空间。近十年来，远程医疗的内涵已扩展到包括利用远程技术提供医疗服务的任何技术。它可以包括个人电脑上的视频会议、更大的室内大型多方会议室系统，或者通过常规模拟电话信号在电视机上提供服务。它也可以包含基于互联网应用软件而进行的数据、声音、影像等信息的传输技术。

对于远程医疗及其应用的理解是非常重要的。其原因在于：第一，目前在美国，卫生保健在结构和医疗服务的配送方式上都发生着巨大的改变。例如，对管理式医疗（参看 Nussbaum，Pecchioni，& Crowell，第 4 章）的需求不断增加导致医生、病人、卫生保健提供者、保险公司以及政府机构之间产生了新的关系，也就是说，派送系统对派送方的全面参与程度以及对病人获得服务的方便性有了全新的要求。第二，电子通信技术的最新进展可以拉近照顾者、信息与教育服务机构、病人三者之间的距离。遍布全国的通信技术的快速发展确保了远程医疗在未来存在的必然性，如何使用远程医疗为老年人服务是我们在未来必须要去考虑的问题。第三，Perednia 和 Allen 在 1995 年做出的预测认为，随着科技的发展，到 2000 年之后，大多数美国医生将无法避免直接或间接地接触到远程医疗的形式。因此，在这个从传统医学设备逐渐转向受科技影响的全新医疗设备的过程中，远程医疗的先驱实践者们必须清楚二者之间的相同和不同之处。

作为医疗产业中最大的消费者群体，美国老年人在医疗消费及服务的改变过程中将同时成为推动者以及被推动者。总体而言，对远程医疗进行深入的理解是非常重要的，也就是说，我们需要考虑，医疗人员在如今的大环境之下应该怎样去适应和采用全新的信息技术来为病人（尤其是处于偏远地区的病人）提供高质量的医疗服务。这一章的目的是研究新兴技术在老年人的医疗服务配送以及健康教育工程中的应用情况。我们的主要关注点在于其中被称为"远程医疗"的利用远程沟通来提供医疗服务的技术，并做出关于其应用在老年人医疗方面的综述。最后，我们将通过检验远程医疗潜在的经济价值和沟通效果得出相应的结论。

远程医疗与远程沟通技术

自从发明了电话，电信技术就被用于医疗诊断、护理和教育。也就是说，上文定义的远程医疗技术已经持续发展了 40 多年。1959 年，Wittson 和同事首次将远程技术用于医疗，通过微波技术在奥马哈的内布拉斯加州精神病学研究所和与之相隔 112 英里之远的州立医院共同建立远程精神病学研讨会议中心（Jones & Colenda, 1997；Wittson, Affleck, & Johnson, 1961）。同一年，Jutra 在蒙特利尔和魁北克建立了先驱的远程工作网站（1959）。20 世纪 70 年代，一系列远程医疗活动的几个主要项目在美国北部和澳大利亚进行开发，其中包括由美国国家航空航天局（NASA）开发的亚利桑那州南部乡村帕帕哥太空信息技术先进医疗保健项目（STARPAHC）、马萨诸塞州波士顿洛根机场的一个项目以及加拿大北部的计划（Dunn et al., 1980）。然而，Grigsby 和 Kaehny（1993）在对 1993 年之前进行的远程医疗活动的回顾中发现，除了纽芬兰纪念大学医院的进行了 20 年的远程医疗项目外，所有在 1986 年前开始的项目没有一个幸存下来。尽管获得的数据有限，但对这些项目的早期研究和评估显示当时的设备在传输关键医疗信息时的功能已经完全可以同时满足医疗方和患者的需求（Conrath, Puckingham, Dunn, & Swanson, 1975；Dongier, Tempier, Lalinec-Michaud, & Meunier, 1986；Fuchs, 1974；Murphy & Bird, 1974）。然而，由于外部资金来源被撤销，这些项目全部被关闭了。尽管 Perednia 和 Allen（1995）认为这些项目失败的原因主要是无法证明这些项目的成本和效益，而其他研究人员则质疑其他潜在的问题，如大多数医生都无法理解和配合这种技术。

　　1960 年至 1980 年这几十年来，只有个别的远程医疗试点和示范项目被展出。20 世纪 90 年代则被证明是远程医疗的一个快速增长的时期。1990 年，有 4 个很有效的远程医疗项目。到 1997 年，已经有接近 90 个类似的远程医疗项目了（Grigsby & Allen, 1997）。许多项目是由于临床需要而建立的。例如，堪萨斯大学项目建立最初是基于农村医疗工作者需要获得一定的医疗亚专业知识（Allen, Cox, & Thomas,

1992)。当时,虽然西堪萨斯的面积大约相当于纽约州,但当地没有拥有儿科专业相关知识的医生,只有少数成人医学专家。堪萨斯的远程医疗计划就是在这种前提下建立的,使得远程医疗可以对有需求的医生进行指导,从而让农村地区医疗保健的整体质量得以提高。

20 世纪 90 年代早期,价格相对低廉的新数码技术将视频、音频和其他成像信息进行数字化和压缩。这使得信息可以在带宽相对窄的线路中传输,而不再需要使用昂贵的卫星或相对不可公用的私人电缆或光纤线路。1992 年,已经有 9 个互动媒体的远程医疗项目进行了 1715 次远程诊疗。到 1996 年,这个数字已经发展到 69 个项目以及 20000 次远程诊疗(Grigsby & Allen,1997)。

一些少量的初步研究曾认为,远程医疗作为一种医疗手段的替代几乎毫无价值(Perednia & Allen,1995)。事实上,大量的关于医疗疗效和满意度的研究对这种替代做出了正面评价。例如,Allen 等人(1992)报告称:"由于医患间的信息交换能力、诊断都可以完全得到满足,远程医疗下的互动是对现场医患模式的合理替代。"(p. 323)。最近几年技术的更新,扩大了远程医疗的范围。远程医疗供应商对通信设备和配送手段可以有一个更为广泛的开发和选择。下一节就将对这一部分进行讨论。

远程医疗的传输选项:互动的水平

远程医疗分析师通常会关注远程医疗中的互动水平。在过去,互动水平往往意味着信息传输方式的带宽。带宽指传输音频、数据或视频信号的通信信道的宽度。传统的模拟电话线可以达到 64kbps 传输音频信号。当用作音频传输时这是足够的,但如果需要发送额外的信息,如视频信号,则需要额外的带宽使传输更顺畅。在传输模拟信号和数字信号

时，信道带宽可以被叠加使用以负载更多的数据。例如，一个 ISDN①
基本速率接口包含两个 64 kbps 的通道，一个 T-1② 线则包含 24 个 64
kbps 的通道。这个解释有点过于简单，然而，它指出了更多的带宽可以
将更多的信号在更快的时间内发送出去。这就是为什么在个人电脑上
以 128kbps 的网络速率观看视频会议的效果不如通过电视线路接收的
电视信号效果好的原因，这是不同带宽对于不同信号的传输问题。

　　远程沟通技术的最新发展正在逐渐改变人们对带宽的要求。例如，
目前市场上销售的调制解调器正在由于人们对网络下载的需求而逐渐
提高传输速度。为有线宽带设计的闭路式调制解调器的传输速度，已经
比传统的拨号式调制解调器快 10～100 倍。这意味着一个人可以从互
联网上没有缓冲时间或延迟地下载和观看一个与健康有关的视频。使
用 28.8k 电话线信号的普通调制解调器下载一个包含 5 字节数据的文
件需要 23 分钟。同样的文件如果使用 128 kbps 信号的调制解调器只
需要 5 分钟，而使用闭路式调制解调器只需要 26 秒。许多使用闭路式
调制解调器的用户报告说，他们已经无法想象使用传统的拨号式调制解
调器的日子（Newton，1998）。其他一些新兴的传输技术（ATM③，

---

①ISDN 指综合业务数字网。基本速率接口（BRI）是一种针对家庭和办公网络
而设计的带宽为 144kbps 的接口，由两个 64kb 数据传输通道和一个 16kb 数据传输
通道组成。

②T-1 是一种速率为 1.544mbps（每秒传输 1544000 个字节）的数据传输链接。
它使用家庭常见的标准铜线作为传输载体，包含先进的声音解码技术，可以同时承
载 24 路语音信号传输。

③ATM（异步转移模式）是一种高速传输技术，它的特点是高带宽、低延时、面
向连接、分组交换、多路互用。

DSL①，T-3②，SONET③)所包含的带宽量被认为可以在不远的将来重塑远程医疗的服务效果。由此，远程医疗中互动水平评估的概念模式将会被完全改变。在更大带宽的前提下，老年人的远程医疗信息交互可以从三种方式中选择：储存信息并转发、互联网传输、同步视频。

储存信息并转发的远程医疗服务是三种方式中最异步的。异步是指信息不能在当前时间发送。换句话说，它是不能互动的。在这个服务领域中，健康数据被收集并转送给一个医疗提供者，他可以接收信息、分析数据，方便的时候做出反应。常见的储存信息并转发通常应用在远程放射学、皮肤学和病理学中。

作为远程医疗增长最快的部分（Allen，1998），远程放射学技术只需要数字化版本的影像在通信介质中保存并由放射科医生接受。放射科医生检查影像后将符合相关信息的诊断发回给对方。这与传统放射学类似，只是放射影像的传输方式较为新颖。如果使用大量带宽，它几乎可以在瞬间实现传输。如果使用少量带宽，它可能会花费数小时来传输图像。服务的目标决定了对带宽的需求。如果用于急救诊断，那么显然需要更大带宽。

远程皮肤学是另一个使用服务的学科。在这种情况下，一个基础医疗医生可以为老年人的皮疹拍一张数字图像传送到皮肤科医生处（附带着就诊史和生理数据信息），以便接收信息的医生做出诊断。这是一个根本性的转变，它使得皮肤病患者不必与相关的专家同处一室就能就诊。

---

①DSL（数字用户线路）是一种由地方电话公司向其用户提供的技术传输组合的统称。它可以提供每秒高达 800 万字节的下载速度，以及每秒略小于 800 万字节的上传速度。

②T-3 是一种传输速率高达 45mbps 的数据传输链接，相当于 28 个 T-1 链接，可以同时承载 672 路声音信号，传输载体为光纤。

③SONET（同步光纤网络）是一类光纤传输技术的统称，根据传输速度可以在 51.84mbps 到 13.22gbps 范围内被分为不同的标准。该技术的优点在于可以根据用户的需求而灵活地选择不同传输力的传输手段来传输不同的数据。

互联网的远程医疗服务可以实现完全异步或同步的在线交流,就像聊天室中的多个参与者在网上讨论一个问题一样。如前所述,异步通信不是及时互动的,而同步通信允许实时互动。现在,互联网医疗保健是发展最快的领域[见 1998 年 10 月 21 日美国医疗协会杂志(Journal of the American Medical Association,JAMA)]。网络上开始有越来越多与健康相关的服务,从简单地提供信息到实际传输的健康服务和产品。Steinfield,Whitten 和 Kingsley(1999)总结了在互联网上存在的 6 个类别的医疗服务项目,包括医疗设备和用品、临床服务、医疗保险、药物、替代医学、健康信息和继续教育。

最后,交互式视频(ITV)远程医疗服务是完全实时同步的。在这种情况下,医疗和教育是两个或两个以上实际存在的当事人使用交互式视频设备进行沟通而展开的。他们可以实时地看到和听到对方,甚至可以在他们正在工作时共享文件。这些相互作用的质量将随设备的类型和使用的传输速度不同而不同。基于大型远程会议设备进行的视频会议在传输速度方面要比基于个人电脑设备进行的视频会议快得多,甚至有的视频会议技术可以通过传统的电话线来模拟实现。在一个经典的远程医疗模式中,一位身处偏远地区且无法在附近找到相关医生的老年病人,通过远程医疗接受一位处于几百英里之外的专家的服务。在这种情况下,一些外围医疗设备可以用来帮助对病人进行诊断或治疗。例如,电子听诊器使医生可以远程接收到病人的心率和呼吸的声音,它可以传递病人的部分生理状况。交互式视频远程医疗也大量应用于教育,医疗机构或社区居民也可以通过交互式视频传输、访问健康信息。这些教育机会不同于对卫星信号的接收或录像带,它们是互动的,参与者可以实时提问或实时参与讨论。

存储和转发、互联网和交互式视频等技术的应用正在以爆炸性的速度发展。虽然技术起到了非常重要的作用,但本文的目的并不在于详细阐述远程医疗中的技术部分。我们现在将视角转向将远程医疗应用于老年人的医疗服务配送的部分。虽然接下来的概述不太详尽,但它展示了目前这些项目中最为活跃和引人注目的部分。

老年人远程医疗项目

自 20 世纪 50 年代以来，远程医疗已被用于治疗老年患者。20 世纪 70 年代早期，西奈市镇纽约医疗中心和一个老年人的公共住房之间使用了互动式的电缆信号，允许住户提出问题并参与营养、运动、慢性疾病和其他与健康相关主题的讨论（Journal of the American Medical Association，1973）。远程医疗计划从那时就已经开始了，但现在的远程医疗相比那时已经发生了巨大的改变，我们可以从存储和转发、互联网、实时视频这三个方面来对此进行讨论。

存储和转发。如前所述，存储和转发技术是三种交互方式中最为异步的。换句话说，因为数据收集和审查在不同的时间进行，所以该技术不能提供即时的反馈。存储和转发远程医疗应用的例子包括：

•普渡大学的医生们在 20 世纪 90 年代初测试了一个项目——在家里监测充血性心脏衰竭的病人。研究结果表明，患者可以很容易地使用该系统，且医生可以有效地使用临床数据（Patel & Babbs，1992）。

•在弗吉尼亚，经历了髋关节或膝关节置换手术的老年患者需要服用血液稀释剂以防止血液凝块的形成。他们被教导在家中使用家庭监控装置检查自己的血液凝固速率，然后将信息传送给他们的卫生保健专业人员。近 100% 的参与者对这项研究的过程很满意（Virtual Reality，1998）。

•目前，在威尔士，职业医生使用电子传感器自动评估经历过疾病或事故的老年患者（Doughty & Costa，1997）。该传感器会监测患者的日常活动，如洗澡、烹饪、穿衣、饮食，以及人员流动性和家里楼梯的使用情况。该系统会让治疗者注意到任何使病人的病情恶化或使个体处于危险的情况。此外，通过让病人戴上传感器，该系统能够使用简单的算法来计算老年人跌倒的风险，这会让医护人员在老年人跌倒前介入（Doughty & Cameron，1998）。这种远程医疗系统能使老年人在疾病或事故后尽快出院返回家中，并让医护人员在病人再次受伤或发生疾病前进行干预。

• 意大利 TeSAN 公司的呼叫中心专门针对老年客户推出了一种定制型呼叫服务。TeSAN 为客户提供三种基本服务：(a) 个人急救反应系统，在家的客户按下一个按钮后，可以打电话给警察、医生、救护人员或其他人寻求援助；(b) 护理服务，定期主动打电话让用户检查他们的身体并评估他们的需求；(c) 远程医疗、远程监护，主要服务于新出院的病人。病人的重要体征会由病人或照顾者在家中传递给医生（Allen，Cristoferi，Campana，& Grimaldi，1997）。

互联网。互联网的远程医疗服务可以根据应用的不同实现异步或同步。互联网的应用有多人参与的实时聊天、实时在线讨论等。

• 在波士顿，两位急救科医生开展了名为 Cyberdocs 的医疗实践。这两位医生在一个网站上清晰地列出了所有医生的学历、证书和许可证的复印件。该网站提供 24 小时的医疗咨询和建议服务，可为轻微疾病做诊断并提供医疗相关信息。

• 医生 Thomas Brandeisky 是来自新泽西的耳鼻喉专家，他有一个提供在线咨询的医学网站，每次需花费 9.95 美元，使用信用卡交费。与其他网站不同的是，这个网站使用简单且不需要安装其他软件。患者在网站上输入他们的症状类型，然后在结束时为服务打分。本网站提供病人发电子邮件给办公室的机会，且不会收取任何关于服务问题的费用。

• MoreOnline.com 是为消费者提供柜台产品直邮到家的网上超市。这个超市涵盖了广泛的健康用品，消费者可以购买的柜台药物包括镇痛药、抗酸药、抗腹泻的产品、感冒药、抗过敏药、月经纠正药和维生素。客户只需将这些产品放入购物车，并使用信用卡支付就行。

• 为了使顾客享受更好的服务，沃尔玛——美国连锁折扣超市，提供了下单即会在 24 小时内收到处方药的在线服务，客户只需将他们在医生处获得的处方电邮给沃尔玛。但客户必须提供药品的名称、他们的医生的名字和医生的电话号码，以便沃尔玛验证处方的真实性。

交互式视频。交互式视频服务是完全同步的。在这种应用中，两个或两个以上的当事人都能通过交互式视频设备看见、听见对方。当然，互动的质量取决于所使用的设备和数据传输速度。

• 最近，全国酒精滥用和酒精中毒研究所（NIAAA）确定老年人作为一个特殊的人群，他们的酗酒风险正在攀升（Coogle，Osgood，Parham，Wood，& Churcher，1995），而且他们发现，专业人员、照顾者和老年人自己都不清楚酒精对老年人的影响。弗吉尼亚老年教育中心有效地使用视频会议教育服务，让老年人和老年家庭照顾者对酒精中毒有了一定的了解。这项研究表明实践人员和门外汉都可以从单纯的外展活动中受到教育，并显示了老年教育计划中的老化服务的可行性。

• 在加利福尼亚，MidPeninsula 家庭护理和临终关怀正试图将个人远程医疗系统（PTS）的视频通话功能用于家庭保健护士与患者之间。护士可以用电话听诊器听到患者的心肺和肠鸣声，还可以运用数字血压计监控患者的血压和脉搏。彩色视频系统可以让护士评估患者的步态、药物依赖性以及其他参数。最后，一个放大镜式的产品可以近距离地观测伤口、IV 点和剂量准确的胰岛素注射器（Caring，1997）。

• 在堪萨斯中部，病人家中安装了价格低廉的基于普通老式电话信号（POTS）的视频会议系统，护士能够与在家的病人通过远程医疗系统进行健康访问。初步评估这一项目表明，它是一种有效且令人满意的家庭健康服务的方式（Whitten，Collins，& Mair，1998）。

• 在法国，经历过整形外科手术或创伤外科手术的老人可以在出院后与医生进行远程会诊。患者对远程会诊有良好的态度和很高的满意度，医生也表示出在使用远程会诊做出决策时的自信满意度（Couturier et al.，1998）。在另一个项目中，法国的老年患者参加了远程心理咨询。虽然这项研究显示了有些患者由于听力障碍导致难以评估，但它仍显示了远程会诊的潜力（Montani et al.，1996）。

• 在德国，老年人通过宽带视频通信系统，与看护中心进行了远距离连接。该系统称为电信社区，其目的是让老年人和行动不便的人减少对社会服务资源的依赖，同时独立生活（Erkert，1997）。病人对系统有很高的满意度，并认为它"不可替代地丰富了他们的生活"。许多老客户说系统给了他们一种安全感和参与感。他们报告说，知道自己的需要可以随时通过沟通来满足，这对他们来说相当重要。

• 在日本，可视电话使用全彩色运动图像和声音，并用来评估老年残疾人的家庭康复计划。使用可视电话能增强老年人的沟通能力，刺激病人的注意力，提高他们的理解和表达能力。此外，可视电话还可以提高病人的自尊和社会归属感（Takano，Nakamura，& Akao，1995）。

未来。有些项目不包含在这三个类别之中。近日，明尼苏达大学建立了远程家庭护理项目，他们使用低成本的视频会议、互联网以及监控装置连接电视设备，为患者提供护理心力衰竭、慢性阻塞性肺疾病或伤口的服务［National Telecommunications and Information Administration（NTIA），1998］。这个项目是未来远程医疗项目的典型代表：通过现有的混合技术为老年人服务。

远程医疗的影响

为了理解将技术手段运用到医疗保健中的意义，学者们从 Rogers 的创新扩散理论中借鉴并创新。Rogers 的理论规定，任何一种"创新"的扩散及被采纳程度都可以通过研究创新演化的六个步骤来理解。Rogers 的创新扩散理论的最后一步考虑到了创新的影响，他将其称为"由于接受或拒绝一项创新而使个体或社会制度产生的变化"（p. 150）。向老年人提供存储和转发、互联网或交互式视频等技术肯定会对健康服务的提供和接受造成影响。虽然对于这种影响做出全面细致的总结还为时过早，但我们在本章中将简要地回顾其中两类潜在影响，即经济和沟通。

经济的影响：金融、利用率和负债

一个明显的对潜在影响的担心是远程医疗是否会改变医疗费用，因为减少出行时间和旅行费用而使得总体医疗费用降低，也或者因此会有越来越多的老年人有机会获得专业护理服务从而使得医疗费用总数升高。一些健康领域的专家也担心，远程医疗可能会增加不必要的测试。在一项研究中（Grigsby，Burton，Kaehny，Schlenker，& Shaughnessy，1994），医疗主任担心远程医疗可能会被简单地用于印象的确认，从而导致不必要的服务和花费。而且，正如本章所提到的，技术也可能使老年患者或他们的家庭绕过传统的医疗系统，直接购买他们自己的医疗保健产品。例如，互联网已成为一种新兴的服务于老年人的直接购买的途径。

远程医疗还会影响一部分面临沉重经济负担的老年人的生活。例如，农村老年人与城市老年人有不同的特点和需求，他们往往更独立、收入较低，且由于交通不便难以获得医疗服务。鉴于花费的缘故，农村人更容易选择停止照顾服务（Blazer，Landerman，Fillenbaum，& Horner，1995）。农村居民也通常不愿意在医院接受长期的住院医疗服务。虽然老年人口几乎普遍拥有美国医疗保险和医疗补助，但实质性的差异在自付费用方面，如交通，这意味着卫生保健并不是人人平等的。

除了交通费用的改变所带来的影响，也有基于性别带来的差异。例如，在美国，老年女性的人数多于老年男性，大概比例是 3：2。丈夫的死亡往往导致健在的妻子的经济条件急剧变化，健康分析需要考虑由于经济上的限制而变化的需求。远程医疗也会影响这一部分经济困难的美国老年女性获得医疗保健的潜在能力。

远程医疗的最大障碍是还未解决的报销问题。卫生保健财政管理局刚刚将远程放射服务加入报销范围中，且为交互式视频咨询的报销制定了极为严苛的规定。在这个报销制度模式中，报销方和专家必须在同一个咨询中出席，咨询必须发生于一个绝对的农村地区，并且双方必须分担费用。这显然不是一种有利于远程医疗在沟通方面发挥作用的制度。目前，一些第三类福利机构（例如，蓝色十字协会、堪萨斯乔治尼亚蓝盾协会）可以报销远程医疗费用，但整体来看这仍是一个棘手的问题。

远程医疗是否会长期存在将是另一个需要持续关注的问题。如果远程医疗持续发展成为医院中配备的基本工具，那么它所带来的市场份额增长会不会使医院产生超支的现象？在苏格兰，作为一家拥有 260 个床位的远程医疗保健国际医院，这里可以进行电子医疗咨询，它由一个国际投资财团资助，面向小型、富裕的发达国家的人民提供三级护理。这是第一个远程医疗医院，但它遭遇了财务失败，尽管 Allen（1995）在报告中认为，导致这个医院消亡的原因是与潜在市场相关的失误，而不是技术的开销。远程医疗会不会被看作一种会扩大医院开销的辅助工具？老年人医疗市场的开发能不能补偿这种开销？远程医疗技术的开发会导致原先长程的医疗服务不再被提供给老年患者吗？

责任和合法性是这一创新所面临的附加问题。如果在密歇根大学的老年病学家使用远程医疗系统为远在俄亥俄州的病人治病，那么他到底在哪个州行医呢？哪个州能受理潜在的医疗事故诉讼呢？这个老年医学专家仅需拥有其所在州的医疗许可证还是需要同时拥有病人所在州的许可证呢？

网络作为一种远程医疗资源存在着来自自身的法律和监管方面的挑战。目前，任何人都能够将与健康相关的信息放在互联网上，并没有规范的机构来评估其准确性、可行度以及张贴出的健康信息的质量。另外，谈到互联网信息质量，这意味着供应商和患者同时将面临巨大的信息量。一部分医疗工作者已经提出担忧，现在关于诊断和治疗的信息变得越来越多，信息提供方的责任能否得到跟进（Coiera，1997）。也许远程医疗带来的信息访问和健康服务功能的增强可以提高整体的医疗护理水平。

沟通的影响：人际关系和组织

远程医疗带来的另一个潜在的影响是患者和供应商之间的人际关系发生变化。小规模的研究评估了病人对远程医疗咨询以及远程医疗咨询中人际关系问题的满意度。研究显示，病人对远程医疗有普遍积极的反响（Allen，Hayes，Sadasivan，Williamson，& Wittman，1995；Chichton et al.，1995；Dongier et al.，1986；Jerome，1993；Pedersen & Holand，1995）。患者认同远程医疗具有一定的优势，包括减少了等待时间，降低了医疗保健系统的花费，而且检查更彻底，他们对这种新技术表示很满意。已经表现出的缺点包括用户在使用新技术时很紧张，通过实时视频系统与卫生保健提供者进行沟通很困难，且有一种不坦诚交流的倾向，以及该系统增加了用户和供应商之间的情感距离（Allen et al.，1995；Chichton et al.，1995；Pedersen & Holand，1995；Jerome，1993；Dongier et al.，1986）。

尽管研究表明，总体而言，患者对远程医疗咨询很满意，但仍然有一个潜在的社会问题，那就是患者本身可能习惯于同卫生保健提供者产生物理接触。过去的研究已经表明，供应商与病人之间的沟通是医疗保健的一个关键因素（参见 Greene & Adelman，第 5 章）。例如，Street 和 Wiemann（1987）表示，医生的热心程度和人际交往能力对病人的满意度产生重要影响。远程医疗技术的使用，无疑会改变医患互动，但它会怎样变化呢？我们可以简单地通过社会存在理论来解释远程医疗为什么会让人"感觉不同"（Short，Williams，& Christie，1976）。也就是说，通过媒体传达的关爱可能会冲击用户与他人认识互动过程中的知觉感受。

尽管关于远程医疗影响沟通的研究十分有限，但一部分研究已经证明，相比传统医疗而言，远程医疗在提供更好服务的同时会让人感觉不习惯。例如，在一个以家庭为基础的远程临终关怀项目中，照顾者普遍担忧远程医疗技术会对人际关系产生影响，并因此影响他们提供服务的质量。然而，大部分照顾者肯定了远程医疗在有效性方面的优势，使他们可以充分照顾他们的患者（Whittten，Cook，& Doolittle，1998）。Whitten 和 Collins 等人（1998）的一项研究也得出了类似的结果，他们发现尽管在不同环境下人与人有差异，但远程医疗护理仍可以有效地进行。

我们应重视该技术是服务的二次传送的看法。在一项远程医学研究（Mair，Whitten，May，& Doolittle，待发表）中，一位被研究者曾说："我不认为通过设备接收到的健康服务可以和直接通过个人接收到的服务一样多。"所以，通过远程医疗接受照顾与直接接受人的照顾是完全不同的感受。一个接受远程医疗的病人描述了她对远程医疗影响医患间关系的感受："如果我第一次看见他（医生）是在电视上，我不认为我们会有像现在这样好的关系。"（Mair et al.，待发表）另一位接受远程医疗的病人通过以下的比喻阐述了自己在远程医疗中受到的人际关系的影响："如果你在电视上观看弥撒，当然感觉非常好且令人印象深刻，但这与身处在教堂中不一样。"（Mair et al.，待发表）

鉴于医患互动的性质可能由于开放携带个人信息、图像和关注的无线电传输而发生巨大变化，我们也必须承认在这些服务中存在的固有的伦理问题。然而，关于这种照顾的方式的知情同意和隐私保护原则，目前还不存在。目前，远程医疗中医生和病人之间的关系，是建立在诚信的基础上的，而不是传统的保护病人隐私的标准和法律规定的基础上。由于这些患者与他们的供应商之间有良好的关系，人们会很乐意在相互信任的前提下接受这种服务。

远程医学的文献迄今为止主要集中在论述技术本身上（Caramella，Lencioni，Mazzeo，& Bartolozzi，1994；Cook，Insana，McFadden，Hall，& Cox，1994；Fisk et al.，1995）。如果将远程医疗定义为"远距离医疗"，那么很明显，该领域的焦点就应该放在服务或项目上。虽然有越来越多的证据表明,在这种服务的有效性和利用上,管理和行政问题发挥了重要作用,但是很少有研究试图记录组织、领导、工作角色或培训因素的影响和作用(Perednia & Allen,1995)。有研究发现,组织问题是远程医疗成败的关键(Whitten & Allen,1995)。例如,本研究表明,远程医疗方案需要完成下列工作才可能是有益的:重新界定角色和责任、提高效率和减少协商调度过程的复杂性、指引和决策明确且正式。

最近的一项研究试图分析远程会诊与传统就医的异同(Whitten,Patterson,& Cook,1999)。在这项研究中,医生提供与患者进行医疗咨询的互动视频,而且在咨询过程中护士就在病人的身旁。护士在报告中指出,远程医疗咨询对于自己的影响是护理准备时间的增加以及咨询结束后对患者进行指导时的压力增加,这改变了护士的角色并扩大了护士的责任范围。一个远程医疗护士说:“……作为一名护士,你的角色变得重要,(在远程医疗咨询中)我们要花更多的时间与病人进行咨询前的计划,并确定咨询中他们明白要说什么。”另一位护士解释说,在远程医疗咨询中,“我们是医生的帮手。患者需要比在传统过程中更加信任我们”。其他参与研究者表示,远程医疗咨询重点性更强,医生往往更准时,而且相比在标准办公室中咨询,远程医疗咨询过程中医生能做到更好地倾听。

此外,增加的准备和规划工作让护士来完成,似乎能让医生把注意力更加集中在病人身上。一个远程医疗护士解释说:“他们(医生)往往需要更多的时间……他们必须愿意聆听病人说话,如果病人对他们所说的话做出了回应,他们必须停止说话来倾听。”一位供应商说:“因为这么多的人一起预约,每个人(医生、护士和病人)似乎都变得更专注。”这一研究表明,远程医疗技术的创新需要与组织沟通和结构创新相匹配。

结 论

研究指出,在许多方面,远程医疗中的互动与现场互动有很大的不同,这不意味着它们一定不好。随着远程医疗的普及,一些焦虑的个体和病人认为,配送模式的远程医疗会逐渐灭亡。实际上,在卫生保健领域,远程医疗是一种创新,它用多种方式潜移默化地加强了沟通。尤其是随着远程医疗的发展,人际关系和组织问题的重要性被认识和理解,这也将促进远程医疗项目的成功实施。然而,重要的是要承认,远程医疗的一些不良影响可能会达到更高的水平。

这一创新也可能导致随之而来的社会后果。如果远程医疗服务加强探访和照顾老人,也可能对他们的社区造成影响。有的社区可能要留住那些能够为社会做出贡献以及使用金钱来增强健康状况的老年人。也许是由于提高了服务质量,他们将能够在家中维持更长时间的独立生活。

远程医疗的广泛应用可以提高社会的期望。远程医疗会使卫生保健民主化并专门照顾那些难以获得医疗保健服务的人吗?老年人的健康状况如何?他们会由于远程医疗服务而变得更健康吗?各种远程医疗技术的实施和利用提出了悬而未决的问题,包括其对医疗保健系统的影响和可行性。我们能够知道的是,老年人可以:(a)上网购买处方药;(b)在家里使用价格低廉的视频会议技术接受护理服务;(c)例如,风湿病医生在数百英里远的地方通过远程医疗来处理病人的慢性关节炎。

我们很难为远程医疗提供全面的建议。远程医疗,尽管是一种独特的提供照顾的方式,但它仍然受到总体的健康配送系统的约束。从托管服务的提供者与病人的关系到代际间的挑战,围绕健康各个方面的固有挑战仍然存在于远程医疗中。远程医疗确实为医疗保障增加了一些独特的担忧。例如,保证供应商提供的远程医疗设备适合老年人使用是非常重要的。卫生服务供应商在制订远程医疗的发展计划时还必须综合考虑社会背景。病人的家、养老院、社区精神卫生设施或农村和城市医院是不同的,所以它们所需要的远程医疗设备和资源将有所不同。此外,所提供的护理类型也会影响设备和带宽的选择以及对健康专业的和技术的支持类型。一个糖尿病患者的远程家庭健康随访所需要的远程医疗方案与虚拟远程手术所需要的远程医疗方案有所不同。所有的这些问题的共同点是：卫生保健提供者和老年人应该对何时才能恰当使用该技术有一个基本的了解，这样才能更大范围地给人们带来更好的服务。虽然健康服务人员和患者都需要注意与远程医疗相关的事物带来的潜在的人际关系变动，但各方都必须记住，远程医疗的目标仍然与传统医学相同，即通过让老年人获得健康服务和知识来提高他们的生活质量。

相比关注技术如何在医疗配送方面产生巨大的作用而言，我们更应该关注如何最大化地利用远程医疗将健康服务送到老年人手中。也就是说，最大的挑战并不在于技术本身，而在于怎样运用技术去解决不同老年人的不同问题。例如，很多国家的老年人医保系统都极为复杂，而远程医疗届时将必须在这些复杂的系统下执行。在这种情况下，远程医疗技术是会被这些医保系统重塑还是会被这些系统重新定义和淘汰？一切还有待观察。

参考文献

Allen, A. (1995). Telemedicine dateline. *Telemedicine Today*, 3(1), 5.

Allen, A. (1998). The state of telemedicine today [Special issue]. *Telemedicine Today*, 1998 *Buyer's Guide and Directory*.

Allen, A., Cox, R, & Thomas, C. (1992). Telemedicine in Kansas. *Journal of the Kansas Medical Society*, 93, 323—325.

Allen, A., Cristoferi, A., Campana, S., & Grimaldi, A. (1997). TeSAN personal emergency response system and teleservices. *Telemedicine Today*, 5(6), 25, 33.

Allen, A., Hayes, J., Sadasivan, R., Williamson, S. K., & Wittman, C. (1995). A pilot study of the physician acceptance of tele-oncology. *Journal of Telemedicine and Telecare* 1(1), 34—37.

Blazer, D. G., Landerman, L. L,. Fillenbaurn, G., &. Horner, R. (1995, October), Health services access and use among older adults in North Carolina: Urban vs. rural residents. *American Journal of Public Health*, 85(10), 1384—1390.

Caramella, D., Lencioni, R., Mazzeo, S., &. Bartolozzi, C. (1994). Transmission of radiological images using broadband communications. *European Radiology*, 4, 377—381.

Caring. (1997, July). A global perspective: Technology in home care. *Caring Magazine*, 14.

Chichton, C., Macdonald, S., Potts, S., Syme, A., Toms, J., McKinlay, J., Leslie, D., &. Jones, D. H. (1995). Teledermatology in Scotland [Letter], *Journal of Telemedicine and Telecare* 1(3), 185.

Coiera, E.(1997). *Guide to medical informatics, the Internet and telemedicine*. London: Chapman &. Hall Medical.

Conrath, D. W., Puckingham, P., Dunn, E. V., &. Swanson, J. N. (1975). An experimental evaluation of alternative communication systems as used for medical diagnosis. *Behavioral Science*, 20, 296—305.

Coogle, C. L., Osgood, N. J., Parham, I. A., Wood, H. E., &. Churcher, C. S. (1995). The effectiveness of videoconferencing in geriatric alcoholism education. *Gerontology &. Geriatrics Education*, 16(2), 73—83.

Cook, L. T., Insana, M. F., McFadden, M. A., Hall, T. J., &. Cox, G. G. (1994, May). Comparison of the low-contrast detectability of a screen-film system and third generation computed radiography.*Medical Physics* 21(5), 691—695.

Couturier, P., Tyrrell, J., Tonetti, J., Rhul, C., Woodward, V., &. Franco, A. (1998). Feasibility of orthopaedic teleconsulting in a geriatric rehabilitation service. *Journal of Telemedicine and Telecare*, 4(1), 85—87.

Dongier, M., Tempier, R., Lalinec-Michaud, M., &. Meunier, D. (1986). Telepsychiatry: Psychiatry consultation through two-way television: A controlled study. *Canadian Journal of Psychiatry*, 31, 32—34.

Doughty, K., &. Cameron, K. (1998). Continuous assessment of the risk of falling using telecare. *Journal of Telemedicine and Telecare*, 4(1), 88—90.

Doughty, K., &. Costa, J. (1997). Continuous automated telecare assessment of the elderly. *Journal of Telemedicine and Telecare*, 3(1), 23—25.

Dunn, E., Conrath, D., Acton, H., Higgins, C., Math, M., & Bain, H. (1980). Telemedicine links patients in Sioux Lookout with doctors in Toronto. *Canadian Medical Association Journal*, 22, 484—487.

Erkert, T. (1997). High-quality links for home-based support for the elderly. *Journal of Telemedicine and Telecare*. 3(1), 26—27.

Fisk, N. M., Bower, S., Sepulved, W., Garner, P., Cameron, K., Matthews, M., Ridley, D., Drysdale, K., & Wooton, R. (1995). Fetal telemedicine: Interactive transfer of real-time ultrasound and video via ISDN for remote consultation. *Journal of Telemedicine and Telecare*, 1(1), 38—44.

Fuchs, M. (1974). Provider attitudes toward STARPAHC, a telemdicine project on the Papago reservation. *Medical Care*, 17, 59—68.

Grigsby, B., & Allen, A. (1997). Fourth annual telemedicine program review. *Telemedicine Today*, 5(4), 30—38.

Grigsby, J., Barton, P. L., Kaehny, M. M., Schlenker, R. E., & Shaughnessy, P. W. (1994). *Telemedicine policy: Quality assurance, utilization review, and coverage. Analysis of expansion of access to care through the use of telemedicine and mobile health services*. (HCFA and DHHS Report 3, Contract No.500-92-0046). Denver, CO.

Grigsby, J., & Kaehny, M. (1993). *Analysis of expansion of access to care through use of telemedicine and mobile health services: Report 1. Literature review and analytic framework*. Denver, CO: Center for Health Policy Research.

Health Care Financing Administration. (1999). *Highlights of the national expenditure projections*, 1997—2007 [Online].

Jerome, L. (1993, January). Assessment by telemedicine [Letter]. *Hospital and Community Psychiatry* 44(1), 81.

Jones, B. N., & Colenda, C. C. (1997, June). Telemedicine and geriatric psychiatry. *Psychiatric Services*, 48(6), 783—785.

Journal of the American Medical Association. (1973). Cable TV links hospital, apartments. *Journal of the American Medical Association*, 226(12), 1410.

Journal of the American Medical Association. (1998). Telemedicine [Special Issue: October 21]. *Journal of the American Medical Association*, 280(15).

Jutra, A. (1959). Teleroentgen diagnosis by means of videotape recording. *American Journal of Roentgenology*, 82, 1099—1102.

Mair, F. S, Whitten, P., May, C., & Doolittle, G. (in press). Patient perceptions of a telemedicine specialty clinic: Results from a qualitative study. *Journal of Telemedicine and Telecare*.

Michaeis, E. (1989). Telemedicine: The best is yet to come some experts say. *Canadian Medical Association Journal*, 141, 612—614.

Montani, C., Billaud, N., Couturier, P., Fluchaire, I., Lemaire, R., Malterre, C., Lauvernay, N., Piquard, J. F., Frossard, M., & Franco, A. (1996). Telepsychometry: A remote psychometry consultation in clinical gerontology: Preliminary study. *Telemedicine Journal*, 2(2), 145—150.

Murphy, R. L. H., & Bird, K. T. (1974). Telediagnosis: A new community health resource. *American Journal of Public Health*, 64, 113—119.

National Telecommunications and Information Administration. (1998). *TIIAP Award No.2760-98031* [Online].

Newton, H. (1998). *Newton's telecom dictionary*. New York: Miller Freeman.

Patel, U. H., & Babbs, C. F. (1992). A computer-based, automated, telephonic system to monitor patient progress in the home setting. *Journal of Medical Systems*, 26 (3/4), 101—112.

Pedersen, S., & Holand, U. (1995). Tele-endoscopic otorhinolaryngological examination: Preliminary study of patient satisfaction. *Telemedicine Journal*, 1(1): 47—52.

Perednia, D. A., & Allen, A. A. (1995). Telemedicine technology and clinical applications. *Journal of the American Medical Association*, 273(6), 483—488.

Rogers, E. M. (1995). *Diffusion of innovations* (4th ed.). New York: The Free Press.

Short, J., Williams, E., & Christie, B. (1976). *The social psychology of telecommunications*. London: Wiley.

Steinfield, C., Whitten, P., & Kingsley, C. (1999). *Electronic commerce and healthcare: An overview of applications, barriers, and research issues*. Manuscript submitted for publication.

Street, R. L., & Wiemann, J. M. (1987). Patient satisfaction with physician's interpersonal involvement, expressiveness, and dominance. In M. L. McLaughlin (Ed.), *Communication yearbook* 10 (pp. 591—612).Beverly Hills, CA: Sage.

Takano, T., Nakamura, K., & Akao, C. (1995). Assessment of the value of videophones in home health care. *Telecommunications Policy*, 19, 241—248.

Virtual Reality. (1998). Coagulation rates checked at home. *Telemedicine and Virtual Reality*, 3(5), 52.

Whitten, P., & Allen, A. (1995). Organizational implications of telemedicine: A study of the Kansas telemedicine program. *Telemedicine Journal*, 1(3), 203—213.

Whitten, P., Collins, B., & Mair, F. (1998). Nurse and patient reactions to a developmental telehome health system. *Journal of Telemedicine and Telecare*, 4(2), 1.1—1.9.

Whitten, P., Cook, D, & Doolittle, G. (1998). An analysis of provider perceptions for telehospice. *The American Journal of Hospice & Palliative Care*, 15(5), 267—275.

Whitten, P., Patterson, J., & Cook, D. (1999). *Understanding telemedicine: Similarities and differences between traditional and telemedical consults in providing patient care*. Manuscript submitted for publication.

Wittson, C. L., Affleck, D. C., & Johnson, V. (1961). Two-way television group therapy. *Mental Hospital*, 12, 2—23.

（译者:任媛　李傲）

2 管理式医疗卫生环境下，老年患者与医疗卫生服务提供者的关系

John F. Nussbaum　宾夕法尼亚大学

Loretta Pecchioni　路易斯安那州立大学

Tara Crowell　迈阿密大学

在美国，经历了发展演化而兴起的管理式医疗卫生模式引发了大量关于医疗服务配送制度方面的担忧。在这些担忧中，虽然有科学有效的部分，但大多数都是一些没有科学依据的主观臆断的结论，其目的是为那些能够从这些结论中获益的人们服务。发生这种情况的原因在于：相关的机构(保险公司、企业等)需要为国家当前的卫生制度承受巨大的经济负担。但是在这一章中，我们更关心的是：(a)新兴的管理式医疗卫生环境是如何使得医疗卫生服务提供者在沟通中的角色发生改变的；(b)如何在患者与医疗卫生服务提供者的互动范畴下定义"优质的服务"；(c)最重要的是，老年患者与医疗卫生服务提供者的关系。我们在这一章中总结了现有的文献以及研究成果，目的在于拓展人们的思维，帮助研究者、实践者、老年患者等相关人群认识到管理式医疗是如何对老年患者和医疗卫生服务提供者的关系产生动态影响的，并借此延伸到如何使医疗服务的质量最佳化。

以下四个要点强调了沟通过程的重要性，因为这一过程涉及管理式医疗卫生环境对老年患者与医疗卫生服务提供者关系的影响与作用。

第一，在管理式医疗卫生环境下，医疗关系是很有可能被改善的。

第二,医疗关系的改善也许需要重新审视医疗卫生服务的提供者是谁,以及他能提供什么。

第三,基础医疗医生处于管理式医疗卫生服务的最前端,因此,基础医疗医生在老年患者和医疗卫生服务提供者的关系中承担了绝大部分的责任,此种情形也许有利于在医生和老年患者之间形成积极的关系。

第四,对医患关系的结构和发展进行研究,并在传播学学科上进行指导,将阐明老年患者和医疗卫生服务提供者的动态关系。

为了使以上要点更好地被阐述,这一章被分成了以下几个部分:第一,对管理式医疗卫生环境进行了简要描述,并且指出此环境可能对老年患者和医疗卫生服务提供者的关系产生的影响。第二,来自实证调查研究的结果。详细具体地对老年患者和医疗卫生服务提供者的关系进行了简要回顾,并在一个适当的、专业的、传统的医患关系视角下进行了探讨。第三,理论假设的讨论。将人际关系和职业关系的定义迁移到现有的静态线性过程中,并超越它。第四,在医疗卫生体系与管理式医疗卫生环境之间有两个特定的转变:一是医疗体系的提供者;二是管理式医疗卫生的跨学科的团队合作。我们会对这两个转变所带来的相关影响进行讨论。第五,对医疗卫生体系的提供者、老年人以及管理式医疗卫生环境进行研究和考察的健康传播学学者的沟通职责进行介绍。

管理式医疗卫生环境

我们理想的医疗卫生环境或医疗卫生状态的概念是基于多重因素提出的,这包括了我们自身对医疗卫生体系的体验、他人对医疗卫生系统的体验、媒体对医疗体系的反映和我们对医疗体系的直觉。美国未曾有过这样的情况:每个人都能够获得全面的、开放的、平等的和负担得起的优质医疗服务。经济状况、种族、性别、居住地、年龄、对医疗卫生的需求、退伍军人的身份,以及许多其他原因都会使得优质医疗服务的意义有所不同。每个人在医疗卫生体系中都有各自的背景和个人经历，这导致了他们对医疗卫生服务有不同的态度。除此之外，医疗卫生系统已经从 30 年前的"有偿服务"系统（医疗卫生服务提供者会向病人收费）转变为一个管理式医疗卫生体系。

美国医疗卫生体系的这一变化是在"医药费的上涨"和"医药费的控制"这二者的双重作用下诞生的（Health Care Finance Administration，1999）。"管理式医疗卫生体系"是一个广义的健康保险产品的术语，它指经医疗卫生服务提供者同意，与一定数量的患者人群协商支付水平。医疗卫生服务提供者也同意采用比传统的有偿服务更为积极的利用方式和质量保证审查方式。医生的服务项目有多种多样的报销方式，从优选医疗机构（PPO）提供的贴现有偿服务的医疗保险产品，到由健康维护组织（HMO）提供的按人收费的保险产品。由于供应商需要承担更大的金融风险，因此，患者在服务的选择上被施加了大量的限制。管理式医疗模式的人气在参加这个项目的人数上有很好的体现。1976 年，约有600 万人在管理式医疗卫生计划之内，到 1996 年人数已增长超过 10倍，达到 6750 万人（American Association of Health Plans，1999）。在美国，无论何种形式的管理式医疗卫生服务都已成为一种主流。

管理式医疗卫生体系导致了两个重要的改变：基础医疗医生和跨学科小组的出现。作为其他医疗服务的"把关人"，基础医疗可以被定义为直接与病人接触而不从另一个医生处接收引荐病人的医疗方式。在大多数管理式医疗卫生体系中，基础医疗医生负责为患者提供包括评估、治疗，以及专科医生的引荐在内的服务。在管理式医疗卫生体系中，保险公司通常不允许病人向专科医生做"自我引荐"。在本章后半段，将对基础医疗医生和他们与患者的关系做详细充分的讨论。

在管理式医疗卫生体系的相关方面有一个有趣的结构变化，那就是跨学科医疗团队的出现，这对年老体弱的患者有十分特别的影响（Clark，1997）。不同分支学科的专业人士（通常包括医生、护士、物理治疗师、营养专家、社会工作者），对在疗养院探访、延续护理、辅助生活设施、临终关怀和康复设施对老年患者护理的影响进行探讨。所有专业人员之间的有效沟通成为跨学科会议中必不可少的一环。这些跨学科小组在稍后将进行更多的介绍。

从一个老年患者的角度来看，管理式医疗卫生体系意味着老年人将进入一个和他们过去经历的结构完全不同的医疗模式。年龄较大的患者可能无法选择自己心仪的专科医生或专科医疗保健提供者，可能与医生的沟通时长与自己的期望不符，可能不完全了解就诊或治疗的支付结构，并可能会对管理式医疗产生消极的评价和态度（Farmer，1994；Serafini，1990；Ward，1990）。也就是说，老年人可能会发现治疗的过程更为强调日常的预防措施，大量的医生出现在自己的治疗中，书面文件减少，对于费用的控制更为严格（可能在一个处方中只有 5 美元的报销额度），以及会面对更多的将管理式医疗选择为自己实习领域的初级医生（Serafini，1990）。然而，在另一方面，医疗卫生服务提供者却将面对由管理式医疗卫生体系带来的收入下降的局面，也可能面对与每一个患者相处的时间变短、工作或职责被重新定义等问题。每个因素都有可能成为老年患者和医疗卫生服务提供者关系之间的阻力（Farmer，1994；Serafini，1990；Ward，1990）。

管理式医疗卫生服务的发展不仅影响着医药业务的金融现实，也影响着医疗卫生的过程。具体而言，管理式医疗卫生体系直接影响了医疗卫生服务提供者与患者的互动及医疗卫生服务提供者提供服务的方式（Greene & Adelman，1996）。我们相信，老年人为医疗体系带来了独特的特点，即将服务提供者和患者置于一种复杂的，也许并不稳定的互动关系中。下一节将简要回顾以往关于医疗卫生服务提供者与老年人关系的研究结果，介绍老年人为医疗体系带来的特色。

老年患者与医疗卫生服务提供者之间的关系

在关于患者与医生的沟通方面的文献研究中，我们可以发现一些十分出色的结论（Beisecker & Beisecker，1996；Beisecker & Thompson，1995；Greene & Adelman，本书第 5 章）。这些结论大部分都认为，在大多数情况下，一个医生的沟通能力可以影响病人的满意度、配合度和他们对身体状况的觉察。此外，一部分研究还关注到了沟通技巧和老年患者对医疗结果表现出的态度（Haug & Ory，1987）。研究结果表明，善于交际的老年患者不仅在治疗过程中会问更多的问题，同时他们对治疗结果普遍感到较为满意。此外，Greene 和 Adelman（1996；本书第 5 章）一直强调心理谈话对医患关系的重要性。最后，也有一部分研究探讨了医疗同伴在医患关系中的作用，以及医疗同伴作为第三方是如何影响医疗保健提供者和老年患者的关系的（Coupland & Coupland，本书第 6 章）。

老年患者有与年轻患者截然不同的特点。Nussbaum、Hummert、Williams 和 Harwood（1995）概括得出：老化造成了老年患者身体、认知和语言方面的改变，这对老年人有效沟通的能力产生了影响，从而影响医疗过程。此外，还有一些因素也会影响医生和患者之间的良好互动，如病人的医疗背景、医疗过程中的代际关系和可能会存在的年龄歧视（Nussbaum，1998）。

大多数关于医疗卫生服务提供者和患者关系的研究都是在传统医疗模式下进行的，而管理式医疗则将上述研究中的所有问题带入了全新的环境中，给医疗卫生服务提供者与老年患者之间的沟通带来了新的问题。这个问题是：作为一个所有老年人都必须参与到其中的医疗体系，管理式医疗是如何影响老年患者和医护人员的沟通能力的，及二者将如何通过有效的沟通来达到可以对治疗结果产生积极影响的高质量关系呢？

关系的理论假设

医患关系一直都被认为，至少在医学文献中被认为是一种很"特别"的关系。Coe(1987)指出，医患关系是"特殊的、私密的关系"(p.180)。Farmer(1994)把这种关系描述为"几乎是神圣的，在这种关系中能够体现出医生最高的职业道德"(p.27)。Haug和Ory(1987)探讨了老年患者有被尊重和保持尊严的需要。Adelman、Greene和Charon(1991)指出，大部分老年患者在医疗接触中期望医生具有较强的权威性。因此，理想的老年患者与医生的关系的必要条件是医生在关系中占主导地位。但Marshall(1981)表示质疑：关于医患关系的全部概念，是基于15分钟或更少的互动时间提出来的，怎么可能在这短短的15分钟内产生任何真正意义上的关系呢？

上文提到的关系往往是在没有任何解释或定义的情况下去讨论的。在大多数关于医患关系的讨论中，被忽略的是沟通领域（Beisecker，1996)大量研究过的关于"沟通"本身。不同学科的学者都强调人际交往的关系维度，包括人类学家Gregory Bateson(Bateson，1958；Ruesch & Bateson，1951)，治疗师和医生Carlos Sluzki(1998)，及心理医生Janet Beavin Bavelas(Bavelas，Black，Chovil，& Mullett，1990；Watzlawick，Beavin，& Jackson，1967)。交流学研究者William Wilmot(1995)综合了许多这方面的研究成果，提出了良好的人际交往模型。第一，关系和沟通是密不可分的。人们是通过彼此之间的沟通行为来创造并定义他们之间的关系的，因此，沟通不仅仅是病人和医生的信息交换过程，而且沟通的行为定义并创造了"关系"。第二，互动中的人们，本书中主要指老年患者和医疗卫生服务提供者，会为他们之间的关系创建一种模式。这种"老年患者-医生"的关系模式存在于双方的意识中。通常情况下，沟通过程中所使用的一些特殊词语都是在这种模式之下去理解和使用的。如果关系可以达成共识，那么对关系的认知表征必须通过互动沟通获得。第三，关系必须在文化背景及与其他相关关系的模式中进行检验。换句话说，管理式医疗体系背景在老年患者和医疗卫生服务提供者的关系中起中心作用。这个背景本身也许就是促进者或阻碍者。此外，其他关系，如医疗的、私人的、专业程度的关系都会影响老年患者和医疗卫生服务提供者之间的关系。在这方面最明显的例子就是：患者的同伴或与患者有过互动的其他医生带来的影响（Coupland & Coupland，本书第 6 章；Greene & Adelman，本书第 5 章）。

Wilmot(1995)关系模型的第四个特点就是："自我"是关系网内最容易被理解的概念，即当个体在关系中作为老年患者、医生或护士时，他们是怎样看待自己的。因此，"老年患者"这样的自我定义是基于与医疗卫生服务提供者的关系中的思想以及行为而产生的。这同样适用于"医生"和"护士"的自我概念。医疗关系决定了如"医生"或"护士"这样的身份标签的意义。

所有的关系最后都会呈现出波动起伏的状态，绝不会呈现出线性或静态的形式。每个交际行为和其中的互动都会给关系加入新的定义。关系或是变得越来越亲密，或是越来越疏远，或者说关系的力量维度总是在不停地协商中改变。在众多关于医患关系的文献中，对于关系本身定义的关注明显是不足的。而实际上，无论是在讨论医患沟通中进行的提问和诊断或是单纯地把医患关系定义为神圣和特别的过程中，关系都需要不断被调整。

作为 Wilmot(1995)关系模型中的特点，管理式医疗模式这个特定的系统导致了医疗卫生系统中的关系出现了很多变化。相较传统的有偿服务体系，医生、护士和老年患者的角色有了很大的转变，尽管这个转变显而易见，但多数患者和医疗卫生服务提供者还没有适应自己在新关系中的新角色。为了更好地实现对医疗卫生体系与患者关系的管理目标，管理式医疗卫生体系增强了基础医疗医生的作用，并在决策程序中让更多包括各种医疗卫生服务提供者在内的积极参与者加入其中。对于老年患者与医疗卫生服务提供者的关系所受的影响,在下一节将继续探讨。

基础医疗医生和跨学科团队

正如先前所述,基础医疗医生是医疗卫生系统的"看门人",其作用是为病人进行初步的诊断和评估并根据结果将病人转诊至专科医生。应该指出的是,现在至少有 45 个州,将医生以外的医药专业人员列为基础医疗专家。例如,一部分医生助理和护士现在可以通过执行常规的医疗检查以及简单的处方来完成基础医疗医生的实习(American Academy of Physician Assistants,1999;Nurse Practitioner Central,1999)。基础医疗医生的训练不限专业,不论儿科、产科、普通内科、家庭医学。其中,作为家庭医学和内科医学的附属专业,老年医学是最适合为老年患者进行医疗护理的专业。通常情况下,医学院的学生可以通过医学院、住院实习、家庭医学或内科医学的方式获得关于老年医学方面的正规培训。若有医生想要更深入地了解老年患者和他们的需求,则可以到任意一个设有老年医学部门的医学院继续深造,或者在任意一个老年团体服务两年。根据学校和专业医生的培训要求,非医生的基础医疗专家的培训中是否会包括老年医学的培训还未得知。

老年人选择 HMO 医疗保险,大都是为了节约医疗成本,因为这种保险具有便宜的医药费、眼部护理和免费的接送服务。在他们接受神经外科医生、骨科医生、心脏病专家或其他专家的问诊前,必须先接受一位基础医疗医生的问诊。基础医疗医生必须是经由 HMO 医疗保险审核通过的医生。如果老年患者不从 HMO 提供的名单中选择一位基础医疗医生,那么 HMO 将随机分配一位基础医疗医生为他们问诊。同时,所有参与治疗的专科医生也必须是 HMO 医生网络内的成员,且必须通过合理的基础医疗医生转诊流程。如果基础医疗医生给老年患者安排一位 HMO 网络内的专家，若 HMO 认为转诊和进一步的医疗措施是恰当的，则转诊和所有医疗费用都由 HMO 支付。

实质上，基础医疗医生已经成为老年患者身体状况的管理者。他们与患者、HMO 或付款方、家庭和其他卫生专业人员共同商讨制订计划，以实现对患者最佳的治疗结果。在许多方面，基础医疗医生是持续关注老年患者身体状况的关键角色，在管理式医疗卫生体系中，基础医疗医生和老年患者的关系显得尤为突出，因此，做到以下几点是十分重要的：良好的沟通、建立信任、理解独特的关系中的动力。

管理式医疗卫生体系不仅是对基础医疗卫生结构的"提升"，还强调跨学科医疗团队和医疗实践中的各项合作（U.S. Bureau of Health Professsrons,1995）。由于老年患者存在原因多样的健康问题，以及原因多样、影响生理功能和生活品质的急性但可治愈性疾病，"跨学科医疗团队因其擅长处理原因多样的疾病的特点而成为老年医学的基础（e.g., Tsukuda,1990;Zeiss & Steffen，1996）"（Clark，1997，p.441）。目前，跨学科的医疗团队正在服务于老年患者所处的康复医院、疗养院、家庭健康服务中心、临终关怀中心和康复机构。基础医疗医生、护士、社会工作者、物理医师、职业疗法专家和娱乐疗法专家、心理健康专家大概每月会对每一位患者的医疗进程进行一次资料收集和回顾（有的时候患者或他们的一位亲属也会在场）。实施这样的医疗项目的目的是使得各位专家能够与直接接触患者和家属的医生进行沟通。Clark 指出，新的跨学科老年医学教学模式不仅仅需要跨越专家之间的沟通鸿沟，也需要跨越专家与患者之间的鸿沟。

跨学科团队合作的困难有两个：一是他们缺乏对彼此专业的尊重；二是合作的职业道德（Clark,1997）。此外，医疗卫生的传统概念模型适用于对急性和可治愈性疾病的理解和控制，这可能对经常受慢性疾病困扰的老年患者不太适用（Mold，Blake，& Becker，1991）。传统的问题解决导向在以下情况中是不适用的：(a)病人所认为的问题是正常的生理现象;(b)确诊过程中的医疗检查相对疾病本身可能会更容易令患者的健康受损;(c)患者与医生对是否有身体问题需要解决存在异议;(d)相对于医生而言,问题的解决方法更多取决于病人;(e)理想的健康状态对于病人而言可能已经永远无法达到了;(f)解决这一问题将会引发别的问题(Mold et al., 1991)。

Mold 等人(1991)以提升每个人的生活质量、增加每个人的寿命为使命,为医疗卫生体系提出了一个目标导向的方案,包括以下假设:

第一,对于健康,最终是由每个个体自己定义的,因此不同的个体在不同的时间点上对健康的定义也是不同的(同样的,个体对健康的定义也可能与医生的定义不尽相同)。

第二,个体的健康目标最好通过患者和医生带来的信息来共同达成。

第三,在承认传统医疗中问题解决的前提下,构建与健康相关目标的结构还需要对个体的优势、资源、兴趣、需求以及个人价值进行评估。

第四,最终的决策将是在最大可能地实现个体健康目标和为实现这一目标需要花费的努力之间的最优选择,且必须由当事人做出此决策,无论医生是否对这一决策有异议。目标的明晰可以帮助双方明确其中的关系是否有益以及他们是否愿意参与到这种关系中。

第五,在治疗过程中,患者和医生双方的配合成功与否最好通过目标的达成程度来评估(p.47)。也就是说,治疗是否成功依赖于目标的结构与策略是否是可接受的与实际的。

在跨学科团队中,在目标导向的医疗卫生体系中,医生从原先的问题解决者、引导者转变为不偏袒任何一方的合作者,并以此角色与患者和其他专家进行互动。Mold 等人认为,这种以协商为基础的方式能够让医生和老年患者的关系更为紧密。若想让协商获得成功,还需要建立一种动力性更强的关系;建立在彼此尊重的基础上、可以分享私人(甚至更为隐私的)信息的关系。在这种关系下,从开始诊断到获取治疗目标之间的一切过程都是可以进行协商的。

目标导向方法也有助于跨学科团队之间的沟通和商议。传统的以问题为导向的医学模式，目前在跨学科的护理规划过程中占主导地位。有资格参与团队会议的医生肯定是训练有素、有影响力的成员。然而，老年人的某些健康问题往往超出了单个医生的专业知识范围。若一个跨学科团队能够欣赏每一个行业的专家，并允许他们在会议中发出不同的声音，这不仅能够使得各个专业之间有更好的沟通与互动，更重要的是可能会带来更好的医疗决策。

这一章的主要作者曾见过跨学科团队开展工作的典型案例，那是一家医院的近期医疗会议。一位年长的男性在数月之前从屋顶上摔下来造成多处骨折，目前在休养中。主持会议的护士点到患者的名字，12位医疗专家开始集体讨论应该怎样解决那些需要解决的问题，心理治疗专家提到了患者目前的心理状态，营养师提到了饮食，等等。娱乐治疗师，作为会议中地位最低的专家，提及了患者的儿子希望在患者出院后的一个周末带患者去打猎。由于届时患者依然需要使用轮椅，因此，娱乐治疗师表达了对在轮椅上打猎的担忧。这个担忧虽然使得讨论小组交流了几个关于狩猎的故事，不过最终话题还是回到了其他专家在自己的领域中是如何帮助患者治疗的。该患者曾明确地向娱乐治疗师提出，希望得到可以使健康状态恢复到可以打猎的状态的帮助。因此，在一个以目标为导向的模式中，治疗团队应该重视这个治疗目标的要求，并对各方要进行的治疗进行组织和修改，帮助患者为打猎做准备。然而，团队在解决问题的过程中并没有关注到患者的这个要求，也没有帮助患者为接下来的打猎活动做好身体准备和心理准备。在这个例子中，娱乐治疗师与患者有着最密切的关系，并试图告诉团队患者对治疗成果的个人要求。实际上，这个个人要求是可以以打猎为前提而在团队中进行相关的治疗方案、营养方案以及家庭成员协商等改良的。相反，老年患者虽然被静态地、大体地提升了健康指标，但是这些指标是分离于健康定义的。

各自的角色与职责

毫无疑问，医疗卫生体系处在不断的变化中。从健康的定义，到谁应该为医疗卫生体系买单，一切都在不断变化。在美国，管理式医疗卫生体系的变革涉及金融和医疗卫生配送等社会问题。各式各样的管理式医疗保险的变革都取得了不同程度的成功。然而，它们都有一个共同的特点，那就是管理式医疗卫生体系改变了医生和患者在传统概念中的角色与职责。简单地说，医生正在逐步失去完全的控制力，同时患者要有更多的积极性和主动性以确保他们能够取得高质量的医疗服务。

在管理式医疗模式下的所有互动中，曾经被浪漫地描述为"神圣"的医患关系已经悄然改变了。之前占主导地位的、全知的、近似真理般的医生，再也不能仅靠检验结果进行治疗，他们现在必须是乐于沟通的、同情心极强的商议者，必须紧紧抓住治疗中的优先目标。与此同时，患者也不再是那个坐在一旁只管"花钱看病"而不多问的人了。作为时常经历各种复杂的、多发的以及无法治愈的慢性疾病的老年人，长久以来在传统的医疗体系中变得逆来顺受，因此，新的角色对于他们来说或许还有些难以适应。

管理式医疗卫生体系中的第一个角色与职责关乎医疗卫生服务提供者和老年患者双方，也就是要认识到彼此间关系的重要性。双方不仅要相信这种关系是"特殊的""神圣的"和"特别的"，也要明白，这种关系的建立是需要努力的。正如亲密的私人关系或者专业合作关系不可能白白得来一样，医疗卫生服务提供者和老年患者之间的关系质量依赖于二者的沟通效果。任何一方都不能假设自己懂得什么是最好的，更不可能凭空读出对方的心意。对这种沟通效果的需要对于基础医疗医生尤为明显，这决定了他们在推荐转诊以及询问患者家庭成员意见时所要做出的决策。

基础医疗医生也不再需要单独做出这些重要的决定。医疗决策的制订现在是高度专业化的专家和会议中所有人的共同责任，他们进行协商讨论以提高医疗决策的质量。当一个老年人赋予医生制订决策的责任后，医生也必须让病人参与决策的制订。基础医疗医生有机会将关系由互补的模式转变为互相依靠的模式。正如目标导向模式（Mold，1995；Mold et al.，1991；Mold & McCarthy，1995）建议的，医生必须学会真正地聆听自己病人的心声，并根据病人的目标要求对治疗进行协商。医生需要花时间与病人沟通，以了解每个病人的能力、资源和治疗目标。当治疗目标确立后，医生需要定期重新审视先前确定的目标，并根据当前的情况和需求随时做出调整。医生需要成为病人的教育者和倡导者，不仅为他们提供信息，而且鼓励和激励他们。这样一个协同过程需要双方持续、积极的参与。

此外，如果在目标导向模式中有跨学科团队的参与，那么团队中所有的专家必须对其他专业人士和病人及病人家属的声音给予尊重和重视。只有将所有成员的专业知识最大限度地体现出来，跨学科团队才能够帮助患者实现最终的治疗目标。团队会议应着重澄清治疗目标并对治疗方法进行协商。团队合作可以更好地解决问题和实现目标，这是分散式医疗无法实现的。

管理式医疗卫生体系中构建和谐医患关系的责任不能只落在医生身上，老年人也必须成为医疗卫生服务提供者与患者关系中的积极参与者。已有文献（Beisecker & Beisecker，1996；Beisecker & Thompson，1995；Greene & Adelman，本书第5章）中有充分的证据表明，越是在沟通方面较活跃的老年患者，越是了解他们所接受的医疗方案，并且他们的满意度也较高，但是老年人往往不主动询问医生问题或主动向医生传递相关信息。正如 Greene、Adelman、Friedmann 和 Charon（1994）指出的，老年患者已经不再像以前那样倾向于完全由医生主导的医疗过程了。Greene 和 Adelman（本书第5章）提供了一些对老年患者十分有益的建议,使得他们能够更多地参与到对他们的治疗工作中。也就是说,老年患者必须愿意积极地参与其中,并与专家积极互动。

管理式医疗卫生体系中一个常见的缺点是不能做到每次都由同一位基础医疗医生进行访问。访问缺乏连续性将对那些需要在复杂的医疗方案中进行治疗的老年患者造成困扰,因为他们需要持续性的护理才能达到最佳治疗效果(Greene & Adelman,本书第 5 章)。老年患者应提出要求,必须由相同的医生进行访问。若这一要求不能实现,我们建议老年患者最好在一开始就尽量去认识环节中的每一个工作人员,并与他们产生交集。这一策略不仅能使老年人在每次就医时遇到陌生人的频率降低,还能够帮助老年患者分辨出那些曾经为他们提供最多信息的人,未来一旦有需要,他们便可以向这些人寻求帮助。例如,当基础医疗医生没有时间来解释所有的程序或药物时,老年患者就会知道哪个护士或药剂师将会花时间为他们解释每个程序或用药量。每一个医疗工作人员都应该为此开放自己,与不同的患者建立关系。

了解自我的健康程度也是老年人的职责之一,这个职责同样包括考量自我的健康目标是否合适,并了解实现这些目标有哪些方案。老年人对这些情况的认识必须在治疗时传递给所有相关的医疗卫生服务提供者。也就是说,老年患者需要对管理式医疗卫生体系更加了解,并清楚体系中各个职位的具体工作。想要获取这样的信息很容易,有两本有用的小册子,一本是《管理式医疗卫生体系检查站:如何选择健康计划和九种方法让你从管理式医疗卫生体系中有最大收获》,这本书可以从 AARP 免费获得;另一本小册子是《医疗保险健康维护组织,它们是否适合你?》,只要支付 1 美元的运费及手续费就可以获得这本书。关于医疗权力中心的更多信息,可以在它们的网站上找到。联邦政府通过医疗卫生财务管理机构(HCFA)还提供这样的小册子,如《了解你选择的医疗保险》《医疗保险对照表》《学习制订医疗计划》等,可以通过拨打医疗热线免费获取。关于 HCFA 的更多信息,可以在它们的网站上找到。

　　医疗卫生服务提供者和患者在管理式医疗卫生环境中都拥有各自明显的角色与责任，同样，健康传播学者也有不容忽视的角色与职责。当前，医学文献和医学教育往往忽视了关系理论和沟通理论在医疗范畴内的运用。在一本常用的医疗教科书中，医生 Roter 和心理医生 Hall (1992)指出，医生应该通过模仿他们的临床主任而掌握谈话的技巧，也就是说，在沟通的过程中要看重对事件的收集而非其他的沟通信息。Mizrahi(1986)甚至更为偏激地认为，实习医生和住院医生所受的训练应该是关于如何治愈病人，而不是如何关心病人。也就是说，当前的医学学生可能正在被训练成不去关心病人或是在治疗中压抑自己的关心的医生。Kramer、Ber 和 Moore(1987)发现，医学学生对患者的拒绝行为在他们学习期间表现最少，但当他们复制了自己的临床指导医生的行为后，对患者的拒绝会发生得越来越频繁。除非学生和临床指导医生都意识到并讨论过这种行为的后果，否则这样的频率增长情形是没办法被改变的。

　　虽然 Roter 和 Hall(1992)强调医患关系中沟通的重要性，但他们并没有引用任何传播学者或期刊的观点。尽管他们花了一个版面来讨论医患关系的动态变化，并用整整一章的篇幅去描述患者的性格特征，如顺服和满意对医患关系的影响，同样也描述了医生的性格特征对医患关系的影响。Roter 和 Hall(1992)认为医生需要成为更好的沟通者，并提出以下"关键"技巧：使用开放式的问题；拒绝立刻性的回复；对日程安排及所需时间进行协商；确定事情的优先级，通过详细地询问病人的意见、经验，以及他们的认知和解释去探索问题的重要性和对病人的影响程度；通过询问病人的情绪的方式有效地引出并回应病人的表达；对病人付出的努力表示称赞，合理化他们的感受；表达真实的同情与怜悯，包括口头语言和肢体语言。这些建议使得沟通的模式过于单一，同时忽略了沟通过程中关系对于沟通的影响和改变。

　　从神经外科医生到助手护士都知道沟通的重要性，但他们所理解的沟通是一种相对简单的、线性的技能。很少有人提到沟通中关系的动态性质、相关模式的建立、背景和文化因素、对相关定义的影响、在关系网络中对"自我"的最佳理解以及关系本身随着时间而进行的发展和变化。遗憾的是,在医学界只有一小部分学者对沟通学方面的知识较为了解。在医学院,与传播学者合著的书籍(e.g., Northouse & Northouse, 1997; Ray & Donohew, 1991)被使用的频率较少。事实上,这导致了沟通学专家无法将他们的实证研究结果运用在医学界。例如,当医学教育家或研究人员试图去图书馆寻找有关医疗卫生服务提供者或管理式医疗卫生体系中沟通模式的文献时,他可能会发现,哪怕连与沟通学关系最为紧密的《健康沟通》(Health Communication)一书都不会出现在医学索引中。健康传播学者必须更加积极地传播沟通学信息,让所有医疗范畴下的消费者和参与者都能够了解沟通学知识并从中受益。

重温要点

在这一章的引言部分,对管理式医疗卫生体系中医疗卫生服务提供者和老年患者的关系提出了四个要点。第一个要点是在管理式医疗卫生体系中,医疗卫生服务提供者和老年患者的关系有改善的机会。尽管研究人员,如 Greene 和 Adelman(1996;本书第 5 章)十分担心管理式医疗卫生体系会威胁老年人医疗服务的效率,但这种威胁并没有成为现实。医疗卫生工作者、家庭成员和老年患者依然是医疗卫生体系中的主要角色。改善关系的前提在于对传统医疗卫生体系的理解,也就是说,传统的付费式医疗卫生体系并不能维持或建立完美的医患关系。任何一种医疗卫生体系都会为关系的改善带来不同的障碍和诱因。对于管理式医疗卫生而言,关系改善的诱因在于对治疗目标的协商以及其他形式的互动,而障碍在于其需要花费的时间。

第二个要点强调了改善关系取决于对管理式医疗卫生体系中健康

工作者是谁、做什么的重新定义。即使许多医疗专业人员不喜欢与管理有关的概念，甚至排斥"管理式"这一术语，但这样的体系重点在于互动。成功的管理可以被重新定义为一个使得患者以及各个专家之间理解彼此需求的互动过程。医疗管理者必须权衡财务支出、专家的专业知识和患者及其家庭的预期治疗成果。医疗管理并不是独裁的、非交互的过程。事实上，成功的医疗管理应该是一种基于专家以及患者之间良好关系下的具有较强互动性的模式。

　　第三个要点强调了在管理式医疗卫生体系中最前沿的工作者——基础医疗医生的作用。基础医疗医生在管理式医疗卫生体系中是举足轻重的角色，也承担着相应的重要职责，这个职责可以同时为患者和医生双方提供积极的结果。基础医疗医生最先与老年患者进行互动，并创造有利于优质医疗服务的环境。这种优质医疗服务中的很大一部分依托于采用有效的沟通技巧来促成积极的医患关系。基础医疗医生必须认识到，老年患者通常会受扰于自身生理及沟通方面的复杂状况，因此，他们需要付出更多的努力和时间才能与老年患者建立并维持良好的关系。这一努力在刚开始时可能会显得很浪费时间，却能够为以后的治疗节约很多时间（Greene & Adelman，本书第 5 章）。例如，当双方的关系变得更为专业和亲密时，双方就不必重提一遍前面的讨论，且能更准确地预测彼此的需求和目标。基础医疗医生应该乐于接受他们的新关系以及在新的医疗卫生体系中的职责。医生教育工作者 Mold（Mold 1995；Mold et al.，1991；Mold & McCarthy，1995）曾介绍过目标导向模式，他同样认为应该将发展良好关系的人际交往能力与医术放在同样重要的地位。

　　第四个要点指出了沟通方面的研究和理论的重要性，应该被应用于医疗卫生服务提供者与老年患者关系的讨论中。Wilmot（1995）和其他传播学者都强调了关系的发展和维护具有动态性和复杂性的实质，这能够增进对医疗卫生服务提供者和老年患者关系的理解。在特定的文化背景下,沟通技巧和交际能力能够帮助医疗卫生服务提供者更好地了解他们与每个老年患者之间的关系的实质。

第四个要点提出了对医疗卫生体系中的沟通不一样的理解,它不再是一般的、简单的、静态的关系。大多数技能培训方面的医学文献都表明,医疗卫生服务提供者和老年患者的关系可以通过使用正确的谈话技巧(例如,"问一些开放式的问题",Roter & Hall,1992,p. 165)和姿势(比如,"拍拍对方以表达同情",p.166)来加以改善。这些相似的、单一性的方式忽略了在沟通方面最为重要的一点。Wilmot(1995)和 Nuss-baum(1998)指出,虽然医患关系与沟通密切相关,但事实上并没有简单的"交际药方"或"魔术子弹"之类的话语,来保证良好的沟通互动和和谐的医患关系的产生。老年患者和他们的医疗卫生服务提供者必须理解这一点,然后积极建立他们的关系,其中必须包括双方对特定沟通行为的共同理解。医疗卫生服务提供者和老年患者双方都必须把握管理式医疗卫生体系中促进关系发展的各个元素,避免双方的关系被时间或经济等问题影响。

结　论

随着管理式医疗卫生体系的发展,出现了各种各样的关于维持高质量医疗服务的挑战。其中一个挑战就是如何让所有医疗卫生体系中的参与者(包括专家、老年患者及其家人)相信,在管理式医疗卫生体系中,医疗卫生服务提供者和老年患者之间的关系是十分重要的,能对治疗效果产生积极有效的影响。这一章概括了传播学者的理论著作,特别是Wilmot(1995)提出的人际交往关系模型,这一理论方便我们更好地理解老年患者与医疗卫生服务提供者的关系。这一章也总结了由 Mold(Mold,1995;Mold et al.,1991;Mold & McCarthy,1995)概括得出的目标导向模式,它强调了良好有效的老年患者与医疗卫生服务提供者的关系给沟通带来的影响。与在医疗改革前很受欢迎的传统的问题解决模型相比，目标导向模式是好的转变，它正在努力适应所有的医学情境。管理式医疗卫生体系在对病弱的老年人的医疗管理中，强调了基础医疗医生和跨学科团队的作用，因此，它能够在不破坏老年患者与医疗卫生服务提供者关系的前提下成为一个健康的医疗卫生体系。由于基础医疗专家、老年患者及其家人承担的相关职责的改变，所有人都必须改变过去的沟通模式，并且对沟通提出越来越多的需求。但无论如何，一个更加紧密的、开放的动态关系，无论是对医疗卫生服务提供者还是老年患者来说，都是一件好事。

参考文献

Adelman，R. D.，Greene，M. G.，& Charon，R. (1991). Issues in physician-elderly patient interaction. *Ageing and Society*，11，127−148.

American Academy of Physician Assistants. (1999).*Job descriptions* [On-line].

American Association of Health Plans. (1999).*Definitions* [On-line].

Bateson，G. (1958). *Naven*（2nd ed.）. Stanford，CA：Stanford University Press.

Bavelas，J. B.，Black，A.，Chovil，N.，& Mullett，J. (1990).*Equivocal communication*. Newbury Park，CA：Sage.

Beisecker，A. E. (1996). Older persons'medical encounters and their outcomes.*Research on Aging*，18，9−31.

Beisecker，A. E.，& Beisecker，T. D. (Eds.). (1996).*Research on Aging*，18(1)，1−138.

Beisecker，A. E.，& Thompson，T. L. (1995). The elderly patient-physician interaction. In J. F.Nussbaum & J. Coupland (Eds.)，*Handbook of communication and aging research*（pp. 397−416）. Mahwah，NJ：Lawrence Erlbaum Associates.

Clark，P. G. (1997). Values in health care professional socialization：Implications for geriatric education in interdisciplinary teamwork.*The Gerontologist*，37，441−451.

Coe，R. M. (1987). Communication and medical care outcomes: Analysis of conversations between doctors and elderly patients. In R. A. Ward & S. T. Tobin (Eds.)，*Health in aging: Sociological issues and policy directions* (pp. 180—193). New York: Springer.

Farmer，R. G. (1994). The doctor-patient relationship: Quantification of the interaction.*Annals of the New York Academy of Sciences*，729，27—35.

Greene，M. G.，& Adelman，R. D. (1996). Psychosocial factors in older patients' medical encounters. *Research on Aging*，18，84—102.

Greene，M. G.，Adelman，R. D.，Friedmann，E.，& Charon，R. (1994). Older patient satisfaction with communication during an initial medical counter.*Social Science and Medicine*，38，1279—1288.

Haug，M. R.，& Ory，M. G. (1987). Issues in elderly patient-provider interactions. *Research on Aging*，9，3—44.

Health Care Finance Administration. (1999).*Managed care definitions* [On-line].

Kramer，D.，Ber，R.，& Moore，M. (1987). Impact of workshop on students'and physicians'rejection behaviors in patient interview. *Journal of Medical Education*，62，904—910.

Marshall，V. W. (1981). Physician characteristics and relationships with older patients. In M. R. Haug (Ed.)，*Elderly patients and their doctors* (pp. 94 — 118). New York: Springer.

Mizrahi，T. (1986). *Getting rid of patients: Contradictions in the socialization of physicians*. New Brunswick, NJ: Rutgers University Press.

Mold，J. W. (1995). An alternative conceptualization of health and health care: Its implications for geriatrics and gerontology.*Educational Gerontology*，21，85—101.

Mold，J. W.，Blake，G. H.，& Becker，L. A. (1991). Goal-oriented medical care. *Family MediCine*，23，46—51.

Mold，J. W.，& McCarthy，L. (1995). Pearls from geriatric, or a long line at the bathroom. *The Journal of Family Practice*，41，22—23.

Northouse，L. L.，& Northouse，P. G. (1997).*Health communication: Strategies for health professionals* (3rd ed.). Englewood Cliffs, NJ: Prentice-Hall.

Nurse Practitioner Central. (1999).*Job opportunities* [On-line].

Nussbaum, J. F. (1998). Physician-older patient communication during the transition from independence to dependence. *The Journal of the Oklahoma Medical Association*, 91,1—5.

Nussbaum, J. F., Hummert, M. L., Williams, A., & Harwood, J. (1995). Communication and older adults. In B. Burelson (Ed.), *Communication yearbook* 19 (pp. 1—47). Thousand Oaks, CA: Sage.

Ray, E. B., & Donohew, L. (Eds.). (1991). *Communication and health: Systems and applications*. Hillsdale, NJ: Lawrence Erlbaum Associates.

Roter, D. L., & Hall, J. A. (1992). *Doctors talking with patients/patients talking with doctors: Improving communication in medical visits*. Westport, CT: Auburn.

Ruesch, J., & Bateson, G. (1951). *Communication: The social matrix of psychiatry*. New York: Norton.

Serafini, M. W. (1990). Managed Medicare. *National Journal*, 27(15), 920—923.

Sluzki, C. (1998). Migration and the disruption of the social network. In M. McGoldrick (Ed.), *Re-visioning family therapy: Race, culture, and gender in clinical practice* (pp. 260—269). New York: Guilford.

Tsukuda, K. D. (1990). Interdisciplinary collaboration: Teamwork in geriatrics and medicine. In C. K.Cassel, D. E. Reisenberg, L. B. Sorenson, & J. R. Walsh (Eds.), *Geriatric medicine* (2nd ed., pp. 668—675). New York: Springer-Verlag.

U.S. Bureau of Health Professions (1995). *A national agenda for geriatnc education: White papers*. Washington, DC: Health Resources and Services Administration.

Ward, R. A. (1990). Health care provider choice and satisfaction. In S. M. Stahl (Ed.), *The legacy of longevity* (pp. 272—290). Newbury Park, CA: Sage.

Watzlawick, P., Beavin, J., & Jackson, D. D. (1967). *Pragmatics of human communication: A study of interactional patterns, pathologies, and paradoxes*. New York: Norton.

Wilmot, W. W. (1995). *Relational communication*. New York: McGraw-Hill.

Zeiss, A. M., & Steffen, A. M. (1996). Interdisciplinary health care teams: The basic unit of geriatric care. In L. L. Carstensen, B. A. Edelstein, & L. Dombrand (Eds.), *The practice of clinical gerontology* (pp. 423—450). Thousand Oaks, CA: Sage.

（译者:陈贞伊　李傲）

3 听觉健康和老年沟通者的听觉体验

M. Kathleen Pichora-Fuller

Arlene J. Carson

加拿大英属哥伦比亚大学

声音对于口语来说是至关重要的。声音同样广泛地服务于其他重要的交流功能(Noble,1983;Ramsdell,1960;Schafer,1993,1994;Truax,1984)。声音将听者与自己联结,与他人联结,与声学世界和音景(soundscape)中存在的各种对象和事件联结。音景是"强调声音以怎样的方式被个体或大众察觉或理解的环境。它取决于个体和任何类似的环境之间的关系"(Truax,1978,p.126)。听者可以使用发声线索监控自己的嗓音和身体。听者在不同的环境中听到他人发出的声音,这个环境可以是对话或简单地分享彼此的行为、偷听,甚至只是同发声者相对独立地处于同一个物理空间中。一种嗓音、脚步声、汽笛声,甚至一位朋友的轮椅发出的声音,都可以让听者得知有人正在接近或是离开,甚至有时可以让听者分辨出发声者是谁。狗叫、警铃、警报声可以提醒人们有危险。熟悉的音乐使人们感觉舒适。对于厨师来说,一连串"滴滴滴"的声音,意味着微波炉里的咖啡已经加热好了;这个信号对于糖尿病患者来说,可能意味着打一支胰岛素的时间到了。社会或环境功能的规则性的声音,如早高峰时特有的交通工具声,可以让听者分辨出一天的时间点。在大自然中,音景也随着季节的波动而变化,如夏天蚊子"嗡嗡嗡"的声音或是下雨天电闪雷鸣的声音(Truax,1984)。音景的不同可以让人分辨出自己身处的位置：餐厅的哗啦声，保龄球道上的跌落声，花园里鸟儿的歌唱声，伦敦大本钟的钟鸣声……沉默或中断的声音也传达着语言（Jaworski，1993，1998）以及环境意义（Schafer，1994）。声音可以预测和补充其他感觉信息。例如，咬开苹果的声音让人联想到苹果的味道、质感以及香气。一个看不到泪水的盲人也可以通过啜泣声分辨出他人的状况。聆听——听到并解释声音的能力，对于健康而言非常重要，因为聆听支持着人与人的互动以及人与环境的互动。有时聆听对于生存是必要的，它能帮助人们用口语进行沟通，提高人们的生活品质。本章主要讲述听力在老年人生活中所扮演的角色。

　　众所周知，从 40 岁开始人类的听力缺陷会随着年龄的增长越发显著。实际上，在老年人当中，听力损失已被确认为最常见的慢性残疾，其发生的概率超过了关节炎和高血压（Binnie，1994；Haber，1994）。老年性听力损失和老年性耳聋，其进程是逐渐变化的，直到分辨声音的能力在临床上显现出明显的、可测量的变化（Willott，1991）。听力图被用来显示临床听力测试的基本结果，它通过显示患者对 8 个不同频率（音高）的声音的察觉能力来展示听力水平。如图 3.1 所示，典型性老年耳聋在听力敏度图上显示出的特点是高频音调察觉能力的损失和相对很少或是没有低频音调察觉能力（高、低频率的区别大概和语言中的元音和辅音、音乐中的高音和低音的区别一致）。多达一半年龄在 75～79 岁的成年人被检测出在某种程度上有听力缺陷（参见 Kricos，1995；Willott，1991）。同时，对于大部分身处养老院的老年人的研究也显示出同样的结果（Shultz & Mowry，1995）。也有研究显示，听力损失也在加速老年痴呆症患者认知能力的快速下降（Peters，Potter，& Scholer，1988；Uhlmann，Larson，& Koepsell，1986；Ulmann，Larson，Rees，Koepsell，& Duckert，1989）。

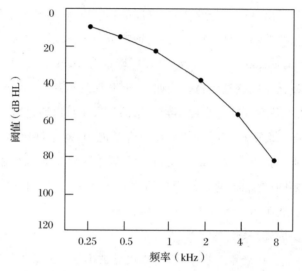

图 3.1 典型性老年耳聋听力敏度图

　　不过,通常情况下,基于听力损失的测听数据评估的发病率要高于基于听力损失的主观量表测听数据的估计值(Erdman,1994)。老年听力这两种评估的差异更加明显(Lutman,1991)。例如,针对老年群体的人口调查发现,1/5 的老年人同单个人沟通存在困难,1/3 的老年人难于与两个或两个以上的人沟通(1988)。听力损失的临床测量与听力损失患者的自我报告之间的差异表明,我们必须弄清楚,听力损失是如何以及何时影响老年人的日常生活的(Erdman & Demorest,1998a,1998b)。听力的问题可能会危及学习、决策、安全、社会化或是个人幸福。相比听得到而言,听得好对于老年人来说更重要。

　　直到最近,关于听觉方面的一些问题与日常的听觉经历及老年人生活品质联系起来的研究才刚刚成熟。从根本上来说,我们需要重新考虑听力检测显示的结果与实际日常的听觉体验之间的不匹配的情况(Pichora-Fuller, 1997b; Pichora-Fuller, Johnson, & Roodenburg, 1998; Villaume, Brown, & Darling, 1994)。这种不匹配困扰着涉及听力问题的所有人:耳背的听众及他们的沟通伙伴与护理人员、保健专业人士,甚至包括听力学专家。本章探讨了三个相关问题:其一,听觉系统如何老化以及在此过程中听力敏度图是如何反映的;其二,听力敏度图是否可以正确地显示或预测老年人日常生活中的听力质量;其三,听觉康复程序对于老年人理解能力提高的效果如何。本章的目的是为老年人提升实际听觉体验提供一个全新的框架。新的框架遵循着健康促进方法(Carson & Pichora-Fuller 1997;Green & Kreuter,1991),并且符合世界卫生组织关于健康促进的措施(WHO,1986),以及听力损害的分类、活动、物质和社会环境参与规则(WHO,1998)。

　　一个关键的因素是,健康并不单纯地代表没有疾病,而是指拥有对环境、处境变化的适应能力(WHO,1980)。基于这种假设,《渥太华宪章》(WHO,1986)陈述了健康促进的目的是使人们(个体或者群体)能够更好地控制他们的身体健康。按照这个理念,健康促进意味着以提高生活质量为目的而进行的教育性、环境性支持(Green & Kreuter,1991)。健康促进领域出现于1980年以后,与此同时,损伤、残疾以及障碍的概念都发生了改变。世界卫生组织(1980)发表的《国际残损、残疾、障碍分类》(ICIDH)中,将"残损"定义为生理性、生物学性、结构性的损失或功能的非正常;将"残疾"定义为由残损带来的正常能力的损失或降低;将"障碍"定义为残疾对个体日常生活的永久性影响,尤其指对个体行为和角色所造成的影响。如图3.2所示,对于这些分类的最新修正已经导致了概念标签和相互关系的系统化。标签重塑更关注的是功能而不是机能障碍:相较于实际上由紊乱或疾病而导致的"障碍",新模型强调的是健康状况(这可能包括怀孕、非疾病或创伤引起的老化等状况)的改变导致的身体机能和结构的改变;残疾被定义成活动的概念,障碍被定义成参与的概念。这里要指出的是,活动意味着实际表现,并不包含人们可以做什么或可能要做什么。参与指的是人们参与生活的性质与程度,是一种影响健康状况以及行为的复杂的、双向的同环境动态交互的调节过程。与之前的模型(残损导致残疾,残疾导致障碍)相比,新模型有一个更为交互的观点，并强调了情境的重要性。情境因素包括性别、年龄、健康问题、适应性行为的风格、社会背景、教育以及其他影响个人创伤经历的因素。环境因素则包括从物理因素（如气候、地形）到社会态度、机构、法律等所有范围内的因素。情境因素可能给活动和参与造成障碍，也可能成为活动和参与的促进者。重要的是，概念中对于个人生理限制的强调已转变为对于情境和环境的支持如何最大化地促进参与的强调。

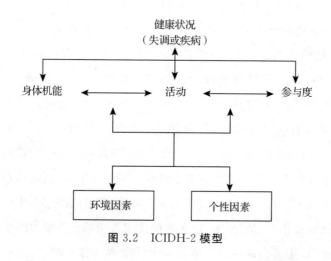

图 3.2　ICIDH-2 模型

损伤：听觉系统老化及基本的临床评估

大多数听力损失很容易归因于具体病因和身体部位的损伤。听力损失包括传导性听力损失、感觉神经性运动听力损失、中枢性听力损失。传导性听力损失是由于外耳或者中耳出现了问题，如耳屎阻塞耳道、中耳炎导致的耳鼓破裂或者由于耳硬化症使得中耳内的耳骨链硬化，从而导致声音从中耳传到内耳的依附机制出现问题。大多数传导性听力损失是药物或手术干预措施可以补救的。感觉神经性运动听力损失普遍是由于噪声或耳毒性药物对于神经传输的始端内耳毛细胞造成损伤，以及处于听觉神经始端的肿瘤。中枢性听力损失也是由不同的生理原因造成的，如发生在大脑听觉区域皮下组织中用于分辨单耳和双耳模式部分的肿瘤，或由于中风而使得听觉区域中用于传译声音的皮质部分出现了问题。感觉神经性运动听力损失和中枢性听力损失通常都是永久性的。

相比上述这些容易做出诊断的听力损失，老年性耳聋并没有明显的生理特点。当患者出现高频性声音认知缺失的状况时，如果除了机能可能存在老化之外找不到其他的生理原因，那么这个病人就会被诊断为老年性耳聋。因为老年性耳聋的定义中就包含了"如果排除了所有已知的病理"（不包括特定的病理），其产生原因只能被认为是细胞功能的丧失和退化而导致综合机能出现问题。学者们为了区分不同的老年性耳聋而提出了不同的图表类型（参见 Schneider，1997；Willott，1991）。其中我们看到，人部分老年性耳聋包含出于老化带来的毛细胞缺失，出于内耳毛发细胞受到损伤而产生的感觉缺失。也有许多老年性耳聋产生的原因在于神经性损失和神经系统的损伤（神经性损害）造成的听力损伤。同时，还有一部分老年性耳聋患者的问题在于中枢性神经损失，包括一些无法进行临床检测的感觉性神经损失。在老年性耳聋中，上述所有现象经常是同时存在的（CHABA，1988；Schneider & Pichora-Fuller，2000；Willott，1991）。Chmiel 和 Jerger（1996）强调，在老年性耳聋中，伴随性神经系统问题同中枢性神经问题一样重要，根据美国人口分层随机取样，老年人中枢听觉处理障碍的患病率在 $10\%\sim20\%$ 之间（Cooper & Gates，1991），但是高达 $80\%\sim90\%$ 的临床人口同时存在伴随性感觉神经性损失（Stach，Spretnjak，& Jerger，1990）。总之，老年性耳聋的解剖学和生理学基础是多变的，因此，老年性耳聋患者在听觉处理能力上的反应也应该是多变的。合理的假设是：相比年轻人而言，老年人的听力一定会出现退化，但如何去理解这种显著的退化，则需要去研究听觉处理能力和听觉体验究竟是如何变化的。

不幸的是,不仅老年性耳聋的解剖学和生理学基础是多样的,特定的损伤位置所带来的知觉影响也是多样的。即使我们考虑最简单的听觉测验与老年性耳聋的解剖学基础的关系,行为本身也并不能依靠解剖学来进行预测。听力敏度图提供了有关可听到的或可检测到的声音的高精度、高准确度的信息。感音老年性耳聋在听力敏度图上的反映是缺乏高频高程阈值的检测能力。对于这种类型的感知损失的假设基础是耳蜗底部的毛细胞受到损害(这些细胞位于内耳基膜,高频声音在那里被编码)。阈值高度和毛细胞损失之间应该呈现对应关系,然而,事实却完全不同。实际结果是:一方面,由听力测定衡量出的听力损失可能基于任何听觉系统的损伤而被破坏,这种破坏影响了声音传导的正常生物力学或精神活动水平;另一方面,大量的毛细胞损伤经常在听力阈值上没有临床检测的变化,也就是说,毛细胞的损伤在检测中显示并没有影响患者的听力。这种缺乏对应关系的一个引人注目的例子是 Bredberg (1968)的发现,在耳蜗顶点有多达 40%的外毛细胞损伤,在低频率纯音阈值处的阈值高度仅有 15 分贝;在耳蜗的底部有多达 25%的外毛细胞损伤,在高频率纯音阈值中的阈值高度仅有 20 分贝。

对于老年听众,我们需要认识到,听力敏度图作为听力损害判断标准的局限性,即生理损害也可能发生在任何听力检测都没有显示之前。虽然阈值检测能力正常,但是内耳细胞的损伤可能已经影响到其他方面的听力进程。正如前面所言,听觉进程的其他方面可能被由连接或独立感觉障碍的神经、中枢听觉系统所引发的神经或中枢性功能障碍影响(Chermak & Musiek,1997)。拥有良好的听力阈值并不能保证老年人总是像年轻人一样听力良好。听觉处理能力下降的一些具体表现可能对于听者的日常生活是非常重要的,但是这些例子不能被听力阈值预测,其中包括单耳处理能力(Fitzgibbons & Gordon-Salant,1996)以及双耳处理能力(Grose,1996)的暂时下降。对这些能力下降的进一步调查,明确了其中的生理学和解剖学基础,对未来制订出比听力敏度图更为细致的测试十分重要（Phillips，1995；Schneider，1997；Willott，1991，1996）。

在听力敏度图之外的活动和参与

听力敏度图是用来衡量声音识别能力的标尺。声音学家可以通过获得相关的听力敏度图来衡量一个人是否具有识别特定强度以及频率的声音的能力。如果声音强度超过个人听力阈值的频率范围，这个声音就是听得见的。例如，声音（如语音和音乐）是由广谱频率（从低于100赫兹到高于4000赫兹谱）构成的，这些声音处于中等强度水平（大于50分贝）。因此，一个患有高频率听力损失的典型性的老年性耳聋听者，尽管几乎无法识别人声中大部分的高频信号（主要是存在于辅音区域的信号），但仍然可以凭借其他部分信号识别出人声。因此，虽然听力敏度图可以在帮助我们认识哪些声音处于患者的听力范围之内时发挥重要作用，但这同时也显现出从测量信息来讲，听力敏度图用于测量行为具有局限性。

探测声音的能力是听觉进程中的最基本方面。在日常大多数情况下，正常的听力对于更复杂的感知能力和超阈值声音的认知处理能力有更高的要求（Pichora-Fuller，1997b）。事实上，听力损失患者最常见的问题之一是谈话者的声音足够响亮，但是听力损失患者很难理解说话的内容。其他常见的问题包括声音很混乱，或是难以辨别声音源的方位。探测声音的能力是必要的，但不足以支持口语理解、音乐欣赏或是有声环境下的声音方位识别。即便一个典型性的老年性耳聋患者对语音的探测几乎没有困难，但这也无法保证他人的语音内容对他来说是可识别的，或他能精确地将声音源映射在自我的听觉方位图上。日常生活中所需的必要的听觉能力范围很大，包括对于声音的定位、识别、忽视、参加、隔离或整合、记忆，以及对于听觉对象或声音事件和模式的理解（Bregman，1990）。日常生活中经常会碰到给听觉带来麻烦的状况，如多种听觉对象同时存在（如鸡尾酒会效应），声音由于传输而使得其原本属性发生变化（如声音在拥有高反射表面的房间内传播时产生高水平的混响和回声），声音被某些设备（如助听器、手机）处理而改变属性，或是整个声音系统存在损伤。在这些状况之中，老年听者的活动将受到更为严重的限制。

在日常生活中，听力损失对老年人的影响可能受多种因素的调节（Borg，1998；Nespoulous，1996；Pichora-Fuller，1994）。这些因素包括听觉相关的障碍和残疾以及其他障碍，如视觉或认知上的缺陷（参见Schneider & Pichora-Fuller，2000）、物理环境的性质（Hodgson，1994）或是在人际水平（Ryan，Giles，Bartolucci，& Henwood，1986）以及文化水平（McKellin，1994）下的社交环境。相比年轻人，这些非听觉的因素可能更多地在老年人的生活中发生着改变。因此，尽管可以把高频率损失、感音神经损伤等听力损失认为是老年性耳聋在听觉层面产生问题的主要原因，但全面地理解老年人对日常听觉的体验更为重要。总而言之，看到并鉴别听力敏度图之外的多样因素对听觉产生的影响，并以此构建出一个更为细致的理论框架是十分重要的。

听到与倾听的关键差异是：倾听是目标驱动的，并包括对感知故意和注意的影响。如果听觉问题成为实现个人或社会目标的障碍，那么在日常生活中个人的参与会受到不利影响。如果把关注点从听到的能力变为倾听的能力，上述客观听力测量结果同个体主观听力问题报告之间的矛盾就可以得到调节（Pichora-Fuller et al.，1998）。倾听能力的问题，非听力问题，是可以被明显归因于听觉功能的。如果将视角从听到转向倾听则会发现，最近一些令人不安的数据表明：(a)多数老年听觉障碍患者并不会选择声学服务来获得帮助；(b)即使选择了声学服务，老年患者对于推荐疗法的遵循程度也很低；(c)即使老年患者配合治疗，结果往往也不尽人意。

我们都知道，从老年人第一次意识到自己听力困难，到他开始选择专业的声学治疗,这两个时间点之间普遍存在 8～12 年的滞后时间(Brink，Wit，Kempen，& Heuvelen，1996；Getty & Hétu，1994；Kyle，Jones，& Wood，1985；Watson & Growther，1989)。Gilhome Herbst、Meredith 和 Stephens(1991) 通过研究两组 70 岁以上的成年人群体选择声学治疗的状况,调查了听觉障碍的社会含义对患者寻求帮助所产生的影响。其中,一组人在英国伦敦登记了普通医疗服务(Humaphrey，Gilhome Herbst，& Faruqi，1981),另一组人则在威尔士登记了普通医疗服务。在两组人群中,1/4 患有轻度听力损失(优良侧耳的单耳听力在 1000 赫兹到 4000 赫兹的频率下显示 35 分贝以上的听力损失)的病人说他们还没有意识到任何的听力困难。即使在意识到听力困难的人群中,威尔士组的 1/4 和伦敦组的 1/3 说他们从未因听力问题咨询过他们的医生。在咨询过医生的人群中,超过一半的人没有做过助听评估。达到退休年龄之前,寻求帮助的相关因素是听觉障碍的严重性和听觉障碍的发病年龄。在另外一组英国的研究中,通过对比咨询过医生和没有咨询过医生的听觉障碍成年人,Swan 和 Gatehouse(1990)在控制了障碍、年龄、性别、社会经济地位等水平之后,发现选择咨询的患者通常经历过更严重的不利条件(贫乏的言语知觉能力)及更大的障碍(功能性问题)。相似的,针对年龄较大的荷兰人的社区研究发现,寻求帮助与可感知到的听觉问题严重性呈正相关(Brink et al.，1996)。此外,发生在魁北克的一项对老年人的访谈,描述了各种各样的关于个人以及社会的非听觉性因素是如何阻碍、推迟老年人寻求帮助的(Getty，Gagné，& McDuff，1996)。

　　流行的治疗是借助助听器,这种做法是假设这种设备将帮助患者恢复机能。不幸的是,据估计,只有约 1/4 的听力有损伤的人配有助听器(Gabbard，1994),那些配有助听器的人中没有人认为助听器可以克服所有的听力问题。当听不见重要的声音的时候,提供扩音的助听器是有益处的。然而,助听器也扩大了不想要的背景音或是杂音,即使在过去的十几年里发生了巨大的技术进步,但是它们还是没有提供足够复杂的信号处理来模拟一个完整的听觉系统进程(Levitt,1993;Plomp,1978)。因此,不出乎意料的是,差不多有1/3的老年助听器佩戴者,报告他们在日常生活中有多个信号(例如,群体对话)或是在有背景噪声的情况下依然有听力困难(Smedley & Schow,1994)。这里存在一个长期的假设,即只要扩大的信号能够被充分改善,更多的人会寻求帮助,听力仪器会使目前不满意的用户数减少。然而,助听器的技术缺陷没有充分地解释为什么这种形式的治疗会遇到患者如此强烈的抵抗以及很少的成功案例。

关于听觉障碍患者为何会普遍推迟寻求帮助和治疗,目前没有足够的研究解释这种现象的非声学以及非机能性因素。社会、心理、环境条件等因素在听力损失的调节方面的重要性,在过去的十几年里已经得到了越来越多的关注(Erber,Lamb,& Lind,1996;Ross,1997)。一方面,未被关注的听力损伤可能对老年人的身体、认知、情感、行为、社会等个体机能有不利的影响(Mulrow et al.,1990);另一方面,如果老年听觉障碍患者有能力继续在日常生活中满足自己的个人需求和社会需求,听觉障碍并不一定会发展成残疾(Garstecki & Erler,1998;Jaworski & Stephens,1998;Pichora-Fuller et al.,1998)。虽然听力损失和个人的、社会的适应之间的因果联系可能需要进一步讨论,但这些联系的存在在大多数老年人之间是很明显的。这些联系的性质需要被进一步理解。

听力损失同许多个人适应的消极方面有联系,如增加压力水平、焦虑、不合群、表现为自尊心下降的自我概念改变、自卑感、心神不宁、自主能力缺失等(Rousey,1976)。在研究中,对比听力正常和听力受损的老年人群体后发现,有听觉障碍的人认为他们的健康状况更加糟糕,他们几乎不可能出门寻求帮助、出远门,对他们的活动范围广度不太满意,相比过去朋友更少,不能像以前一样享受生活,经常沮丧(Thomas & Gilhome Herbst，1980）。在对老年人大规模的研究中发现，听觉、视觉、步态都反映出智力对日常生活中高级活动（例如，人际交往）的调控效果，由此得出的结论是：这些结果表明感官敏锐度可能影响生理以及心理资源在参与活动时的被调用能力（Marsiske，Klumb，& Baltes，1997，pp.453—454）。同样，在痴呆症患者的相关研究中也发现了听力损失与认知机能紊乱之间的联系（Uhlmann et al.，1986，1989）。

由于声音对人与人之间、人与环境之间的沟通的重要性，听力损失的不利影响扩大到关系中是不足为奇的，无论是家庭还是社区。听力损失被发现会影响关系亲密的人，如同居的配偶或是生活在同一屋檐下的其他家庭成员（Hétu，Jones，& Getty，1993）。家庭成员之间可能共同经历的障碍涉及更多的努力、压力、孤立、消极的自我印象、人际交往。他们可能会厌烦于不停地重复一句话、被误解他们会被不想要分担的音景（如很大的电视声）所激怒。额外的努力可能会同不合理的附加责任有关，如不停地接电话。孤立的感觉和消极的自我印象可能随着沟通的减少，尤其是所有家人间亲密对话的减少而增加。

在户外，其他家庭成员可能必须担负起为有听力损失的家庭成员翻译的责任。在翻译的过程中，如果配偶经常性地试图回避或要求提前离开需要夫妻共同参与的社交活动（如家庭聚会），可能会使得另一方心中的不满有所增加。夫妻间的不恰当沟通行为，如说话声音太大、打断或是主导谈话，可能会破坏听力损失患者的自我形象。重要的是，随着时间的推移，应对和适应听觉损失是需要家庭成员与有听觉损失的家人共同参与的过程（Hétu et al.，1993）。逃避社交行为和控制社会场景是听力损失患者的配偶经常使用的两种通用的调整模式（Hallberg & Carlsson，1991）。虽然听觉损失的初始帮助往往是由家庭成员主动提供的，然而家庭成员的帮助通常没有同听力损失患者公开地讨论、协商或是被其承认，这种情况可能升级为家庭成员间的误解和孤立。

朋友、熟人、陌生人间的关系也可能受到听觉损失的影响。别人的反应可能给有听觉损失的人打上烙印。由于在特定的社会环境中,人的能力无法达到与角色相关的预期(Goffman,1963),这使得听力损失患者感受到自己拥有刻板的反应这一残疾人最为常见的特性(McKellin,1994)。在社会背景下,与听觉损失相关的烙印可能加剧年龄歧视、性别歧视,这尤其给有听觉损失的老年妇女带来相当不利的影响。由于沟通在女性社会角色中的中心地位,以及女性家庭和社区角色的多样性(Baruch,Biener,& Barnett,1987),听觉损失会使女性面临更大的风险和限制;然而,与男性相比,对于沟通障碍,她们更难得到社会的帮助(Erdman & Demorest,1998b;Garstecki & Erler,1995;Hétu et al.,1993)。这些障碍虽然可以通过佩戴助听器而得到有效的解决,但助听器本身可能会作为听力损失者的烙印而招来不悦的注意(Smedley & Schow,1994)。因此,助听器的社会成本必须在其语音功能之外的范围内进行衡量。

关于人与环境关系方面的声音沟通也需要更仔细地进行考虑。众所周知,与安静的环境相比,老年人在嘈杂和混乱的环境中进行沟通更加困难,老年人的信号与噪声条件环境也必须得到改善(CHABA,1988)。虽然听觉损失有可能会削弱听觉损失者的音景品质,但研究参与行为的人与环境之间关系方面的内容仍被普遍忽略(Pichora-Fuller,1999)。对于长期受他人关照的老年人而言,支持性环境在活动以及参与过程中的重要性是巨大的。最近对住在社区的老年痴呆症患者的研究表明,助听器的使用对老年人的行为问题,尤其是对人与环境相关的行为问题,如寻找、行为的焦躁、踱步、听到不存在的声音等产生了积极的作用(Palmer,Adams,Bourgeois,Durrant,& Rossi,1999)。

总之,低品质的居住环境与不良的健康状况是有联系的(Gitlin,1998)。良好的环境能够促进个人的自治、独立的生活,提高生活品质。良好的居住环境的益处包括减少害怕和激动,减少事故和神情恍惚的风险,增强自我效能、个人控制力及隐私感,提高方向感和知觉能力,增加舒适度,方便社交和空闲时间的安排,减轻照顾者的负担(Gitlin,1998)。从使用助听器的角度而言,助听器改善声音环境的作用可以弥补设施环境的难以改变性(Gitlin,1998)。诚然,同有听觉损失的老年人分享环境的其他人也参与了改变环境相关的适应和消耗。

Gitlin(1998)提出了一个针对居住环境改善干预设计的功能环境需求模型,该模型充分考虑了老年人的环境需求和身体能力。在该模型中,一端为身体健康的老年人,居住环境的设计通常强调基于生活自理所需的安全的保护措施;另一端为有多样的生理上和认知上的损害的老年人,居住环境设计通常强调长期照顾所需的方向感以及知觉。在这两个极端之内,理想的环境应该针对不同状况的老年人,在最小化噪声和注意力分散的前提下提供日常生活所需的有效刺激(参见 Burgio & Stevens,1998)。

环境因素可能引发问题行为(Burgio & Lewis,1999)。声学是一个重要的但不经常被研究的环境因素。嘈杂的环境容易引发问题行为(Hussian & Davis,1985),且不利的环境也可能引发制造噪声这种攻击性的行为(Cariaga,Burgio,Flynn,& Martin,1991)。声音环境的模拟,如通过耳机所播放的柔和的海洋或是山风的音景,也可以有效地减少言语攻击和破坏性发声(Burgio,Scilley,Hardin,Hsu,& Yancey,1996)。与听觉损失有关的人与环境方面的研究在未来将产生重要的意义。

声学康复的有效性

由于以生物物理医疗模型为基础的其他健康服务将预防疾病作为健康概念的前提,临床医生们开始广泛地认识到传统的康复声学中将听力损失定义为障碍、将听力敏度图作为听力损失的测量方法、将助听器的使用作为最好的治疗方法所带来的缺陷(Ross,1997)。幸运的是,在损伤、残疾、障碍的概念被世界卫生组织定义(1980)后的 20 年里,这种

概念的三重唱已经改变了听力学家对听觉损失及其结果的思考
(Giolas, 1990; Schow & Gatehouse, 1990; Stephens & Hétu, 1991)。
与此同时,声学实践的改革正在面向一个更为全面、更为生态化的方向
去努力提高听者的日常听觉体验(Carson & Pichora-Fuller, 1997;
Gagné, Hétu, Getty, & McDuff, 1995; Jennings & Head, 1994; Le-
sner & Kricos, 1995; Pichora-Fuller & Robertson, 1994)。声学医疗
项目的生态学目标逐渐转变为改善听力困难者及其沟通伙伴的行为,同
时更加注重声学环境在社会和生理范围内的有效性,以达到提高日常交
流以及听觉体验的目的(Carson & Pichora-Fuller, 1997; Erber, 1998;
Jennings & Head, 1994; Noble, 1983)。虽然全面提高老年听者的日
常体验还有很多工作要做,但目前的声学方向医疗项目已经取得了优异
的成果。虽然此类项目的潜在价值是显而易见的,但检验项目的有效性
依然十分重要。

我们已经参与了三种听力康复项目的设计和评估,这些项目相比传
统形式的听力康复具有更强调生态性的特点。这些项目都是在养老机
构中现场提供的,因为在养老机构的老年人多达 90% 有听觉损失
(Schow & Nerbonne, 1980),且这些老年人很难获得传统的诊所式听
觉服务。虽然学术界对养老机构内老年人使用助听器的状况有一定的
研究(参见 Holmes,1995),但是据我们所知,目前还没有任何针对养老
机构中老年人现场生态学方向声学康复项目的评估研究(Abrahamson,
1995)。

这里讨论的三个项目在 1990 年初实施。三个项目的服务强度、服
务提供者的资质以及目标、服务开始阶段的着重点都不同。值得一提的
是,三个项目都是由不同团体的老年人而不是听力学家发起的。

加拿大安大略汉密尔顿-温特沃斯健康委员会的专业健康小组策划
了三个项目中的第一个。从 1992 年到 1994 年,两笔与卫生医疗研究相
关的经费由联邦政府批准,其中一笔资金负责支持养老院的现场听力康

复项目,另一笔资金则负责对这个项目做出评估。一位全职的听力学家被聘任为该项目的声学服务提供者,另一位全职的听力学家被聘任为项目评估师。这个项目在三个当中是最为全面、最为专业的,同时其最初设计的侧重点也最为科学。项目的五个关注点为:(a)助听器和辅助听力设备(助听装置)的供应;(b)沟通机会的最大化;(c)工作人员及居民的教育;(d)促进性补偿沟通策略使用的培训;(e)非预约的听力诊所以及小区居民的自助团体(详细描述见 Jennings & Head,1994,1997)。

加拿大重听协会(CHHA)在四个不同的地点执行了另一个项目——"再次听到"。1992 年,加拿大老年人健康独立项目的研究获得资助。这个项目由患有听力障碍的老年人群体发起,旨在建立一个针对老年听力障碍患者的训练营,以训练听力障碍的老年志愿者去帮助其他的患者(Dahl,1997)。这个项目的评估表明,项目的主要益处是有听力障碍的志愿者的角色模范行为对保健设施内的居民和工作人员产生的积极影响(Carson,1997)。这个项目展示了加拿大重听协会重点关注的是患者在治疗过程中积极地与专家进行配合所展现出的伙伴关系的重要性。

第三个项目始于 1993 年,该项目从示范阶段持续发展为温哥华/里士满健康委员会的全城推广项目。该项目起先是由温哥华市老年咨询委员会下面的健康小组提出的倡议。该健康小组得到不列颠哥伦比亚省卫生署的持续关爱项目中的子项目——社区合作项目资金的资助。这个项目的重点是在严格限制预算下的服务配送。它的目标定位于无法获得传统的诊所式医疗服务的老年人。针对老年人的项目配送在设计上根据不同老年人群体的相对独立性和活动能力的不同而变化。标准一:服务是教育性的,通过远程视频传送到老年人社区中心或是为老年人独立生活设计的房子里。标准二:服务涉及教育、检查、诊断以及其他成人中心或个人护理中心所提供的现场康复服务。标准三:服务项目在养老机构内部持续提供,包括一套全程的听觉服务,以及后期的反馈。这个项目的特点是人员组合使用的效率,包括听力学家、听力学外展工作者、定期保健机构人员以及志愿者。加拿大重听协会"再次听到"项目通过志愿者和整合汉密尔顿的听力学家运营计划的关键特征,已经具有消费者运营的特征了。到目前为止的结果表明,这个组合能够使用有限的资源帮助到大量有听力障碍的老年人(Hoek,Paccioretti,Pichora-Fuller,McDonald,& Shyng,1997)。

三个项目都例证了生态的听觉康复方法,但是汉密尔顿项目描述得更为详细,因为它包含了一个正式的项目评估组合研究。之所以说这些项目在生态方向上取得了进展,是因为它们与传统诊断听觉康复的设定不同,干预策略和技巧也更加多变。项目的新奇来自新计划评估的需要。在最近对老年人干预研究的回顾中,Schultz 和 Martire(1998)指出,在过去十几年里,尽管有大量的干预研究,但是绝大多数研究仍然瞄准个体的健康水平问题。他们建议未来的研究应该把对环境的评估和研究放在同个体同样的高度上。他们进一步提出了关于研究实践过程中的评估需要。针对这些原因,我们需要详细说明一下在生态方向的听力康复项目中,评估在理论原则方面所面临的问题。

对生态康复项目的评估

项目有两个主要的目标:(a)判定项目是否扩大了居民的沟通范围,是否提高了居民沟通的有效性;(b)判定特定行为或环境发生了怎样的变化,使得观察到的沟通功能得到改善。有效的项目在总体结果中应该包括居民在要求沟通的活动中参与氛围有积极的变化,以及这种沟通的有效性的积极变化。在这里,项目的总体评估应该包含使用助听器或是助听装置后的特殊变化,居民和工作人员在使用和护理这些装置时的技巧,居民和工作人员对补偿性沟通技巧的使用能力。项目的设计以及成果测量是以检测总体的和具体的结果为目的的。

研究的设计

这个设计由两个阶段组成,每一阶段持续一年。在第一阶段,测量需要进行两次,时间间隔六个月,将两次的研究结果进行比较,以确定在没有干预的情况下每六个月的时间内数据的变化。在第二阶段,用同样的测量工具对同样的被试进行两次以上的测量,依然间隔六个月。使用这种设计,能保证数量的变化是来自相同的被试和地点。设计这样的测量频率可以使得基线以及评估期内的季节性数据变化得以区分。我们首先在一个可比的、无干预的前段项目过程中寻找是否有正向的变化(无论这种变化是改善还是恶化)。鉴别居民的沟通体验在没有进行处理的状态下如何变化是非常重要的,因为如果没有做出这种鉴别,居民日后在项目中展现出的健康以及能力水平的正面变化就很容易被认为是稳定的,而非在沟通体验基础上做出的改善。此外,通过对比第一阶段检测出的变化(变化产生的原因可能只是由于看见学者们进入养老院里研究)以及第二阶段检测出的变化,可以成功地控制霍桑效应(Suter & Lindgren,1989,pp.256)。因为这个项目旨在改变整个机构中的居民、员工的行为以及沟通环境,当项目被引入后,在同一机构中分离出一个完全没有被项目影响的控制组是不可行的。同时,若用另一个养老机构作为对照组,则需要控制太多的对象、地点变量,所以我们否定了这个比较设计。另外一个对评估的控制在于负责测量的声学专家(Robertson)同负责提供服务的声学专家(Jennings)不是同一人,这使得两个声学专家在工作时不会被彼此得出的结论所影响。

居民参与者。除去无法流利地使用英语的居民、拥有除听力障碍以外的沟通障碍的居民、需要接受高度照料的居民,机构所有的居民都被邀请参与到项目中。居民被两种方法筛选:图表回顾以及护理护士的问卷调查。基于图表中的信息,362 位居民中的 110 位被认为对这个项目是合适的。其中,95 人被他们的护理护士认为可能从这个项目中受益。

听力测定的阈值没有在选定合适者的过程中被考虑,有以下几个原因:
(a)养老机构中伴有的临床测试显示有听力损失的老年人比例已经高达
90%(Schow & Nerbonne,1980);(b)即使没有在临床测试阈值内显示
出有听力损失的老人,在日常生活中也会有困难的听力体验;(c)除了助
听器以外,这个项目还提供了一个广泛的治疗方案,有利于任何程度的
听力损失。

在 95 名被邀请参与这个项目的合格的居民中,78 名居民同意参与
项目。拒绝参与的原因包括疾病、认为自己太老、认为自己没有障碍、缺
乏兴趣、怀疑相关成本、不愿意签署任何文件、家庭的建议以及对现有的
听觉服务足够满意等。在 78 名同意参与的居民中,48 人在第二年年底
退出研究,剩下的 30 人完成了评估。在退出的居民中,将近有一半人
(21 人)在前 6 个月退出,很少有人(3 人)在后 6 个月退出。大约 3/4 的
人退出的原因与这个项目本身无关(21 人由于糟糕的精神状况或是身
体健康变化,9 人死亡,3 人从养老机构中搬走),只有不到 10% 的人因
为评估太苛刻而退出。一些退出的人仍然接受服务,即使他们没有继续
参与之前的评估。虽然理论上只有之前评估中的参与者可以加入康复
计划,但整个康复计划仍然对养老机构中的所有居民开放。因此,从试
验角度而言,接受评估的居民不能代表机构中的所有人群,甚至不能完
全代表接受康复计划的人群。总而言之,完成评估的 30 人拥有相对更
好、更稳定的健康状况。

评估小组的大多数人(16 人)除了听觉损失外没有其他的健康问
题。至少 1/3 的人(9 人)有明显的视觉缺陷,他们中的大部分人(6 人)
甚至完全失明。其他还存在的伴随听觉损失但是并没严重到足以干预
影响项目参与的慢性病包括帕金森病(2 人)、多发性硬化(1 人)、焦虑
(1 人)和抑郁(1 人)。评估小组的一些成员在项目进行中经历了健康上
的波动,但是这些都没有让他们退出研究。

标准化迷你心理状况测试(SMMSE；Molloy，Alemayehu，& Roberts，1991)被用来筛选认知缺陷以及监测认知功能的变化。总体来说，被评估小组在这个测试中是比较特殊的，因为他们在测试中的表现很好(平均分数 27/30)，且这个结果在项目的整个过程中都趋于稳定。相反，至少 1/4 的退出者在心理健康上发生了改变，几乎所有人(10/11)在标准化迷你心理状况测试中分数降至 21 分或是更少。这似乎表明，声学康复项目中居民要学习复杂的新技能、进行自创活动等，认知功能必须达到最低等级(标准化迷你心理状况测试对应分数 23/30)。也就是说，这个评估方法并不适用于评估认知功能处于更低等级的被试在同样结构的项目中的情况(讨论见 Shultz & Mowry，1995)。

在这个研究项目的一开始，30 位完成评估的人员的平均年龄是 85 岁(从 68 岁到 94 岁)。当然，评估群体的大多数(26 人)是女性。项目开始时，他们在机构的居住期限为 0～26 年，有一半以上居住在这里超过 6 年。事实上，许多人在这个机构中已经居住多年，社区结构稳定且人员之间非常熟悉。根据 Lubinski(1984)的观点，老年人之间沟通成功的先决条件是老年人双方必须同时拥有沟通技能以及沟通的动力，外在的环境必须有助于沟通。机构中被不断鼓励的社交互动完全满足了这个先决条件。

为了检测被评估小组中每一位居民的听力状况，我们在前项目过程中进行了听力敏度测验。即使没有噪声背景，单词辨别测验分数也只有 2/3(74%)的人显示正常(分数低于 80%)。根据一般经验，一个人只要在纯音阈限的音域中即在 2000 赫兹拥有超过 40 分贝的听力损失，就需要佩戴助听器。以此作为基准来看，评估小组中有一半的人被认定为是需要佩戴助听器的候选人；另外一半被评估者认定为虽然听力损失超过 2000 赫兹，但是在低频有着很好的听力水平。实际上，评估群体中的一半人(16 人)在这个项目的开始就有助听器。拥有助听器的人中，15 人经常使用助听器，其中大多数人长时间或是每天戴着助听器。需要说明的是,评估小组不具有典型性,因为在项目前评估小组中助听器的使用率与普及程度比先前研究的更高,之前的研究认为在养老机构中的老年人拥有助听器的数量只占老年人总体的4%~10%(Schow,1982;Thibodeau & Schmitt,1988),且其中只有一半的人每天都戴着助听器(Parving & Phillip,1991)。

在项目的开始,居住区的一些公共电话配备了电话听筒音量的控制器,只有4位评估小组的成员使用过它们。除此之外,没有其他公共助听装置是可使用的(公共助听装置的综述见 Pichora-Fuller,1997a)。评估小组中的9位居民在私人电话中安装了音量控制器。此外,项目前期唯一存在的私人助听装置是电视机上配备的插入式耳机,但很少有人使用;以及一套一对一沟通使用的通话装置,但只使用过一次。

员工参与者。听力康复项目是面向所有员工的,他们中的一部分人参与正常的评估项目。每个评估时段,参与评估的居民指认出他们最常沟通的员工,这些员工在雇主的同意下参与评估。员工参与者涉及护理、饮食、娱乐、家政、管理等部门。第一阶段评估了100名员工。随着评估小组成员数量的减少,最后作为沟通伙伴而参与评估的员工数量相应下降。因此,最后的相关评估结果只包含全程参与评估的员工数目($n=30$)。

结果测量

一系列的结果量表测量了在一定范围内干预的影响、日常活动沟通的品质、通过居民和员工改变他们的沟通体验所获得的技能。这些测量包括与听觉情境相关的问卷调查、使用助听器和助听装置的技能测试以及一些关于发现问题来源并寻找解决办法的情境测试。

有关听觉情境的问卷调查。因为现存的问卷调查对于这项评估过于空泛,我们设计了一个针对被试所处的机构对听力功能的看法的问卷(Pichora-Fuller & Robertson,1994,1997)。在试点研究中,举行了两次会议,每次有15位参与者:5位有听力损伤的居民,5位被员工认为有良好听力的居民,以及 5 位员工。参与者被问到:"在日常生活中,什么时候听力对居民来说是最重要的?"4 位专家(2 位听力学家,1 位同老年患者一起工作的言语病理学家,1 位在机构中负责治疗的护士)研究了参与者提供的情境列表。最后,在评估中确定了 33 种情境(参考表 3.1)。

表 3.1   被认为是重要的听觉情境

初级情境	补充情境
同熟人谈话	同陌生人谈话
同耳背的人谈话	在会客室谈话
在餐厅进餐	在日常活动中和员工谈话
在病房进餐	同护士谈论药物
通电话	非正式的/小组讨论
在教堂	听现场音乐
在会议中	在维拉库尔酒吧进餐
在练习项目期间	打纸牌
参与治疗	玩宾果游戏
在日光浴室喝茶	打保龄球
在礼堂喝茶	在美容院
在糖果店喝茶	远足期间
在看电影	听公共地址的系统消息
在看电视	在消防演习时期
听电台的脱口秀	通过声音判断对方是谁
听磁带音乐	意识到有人在接近
听磁带读物	

另一项问卷调查旨在通过居民的自我报告得知听觉在这些情境中的广度和质量。问卷调查由 9 个问题组成:4 个关于沟通广度的,3 个关于沟通质量的,2 个关于听力补偿和从中获得的益处的。评估的听力学

家在居民觉得舒适便利的时间、地点进行采访,提出问题并标注回复。9 个问题全部是关于 33 种情境中的 11 种(初级情境)。关于另外 16 种情境(补充情境),只根据沟通广度提出了两个问题。

技能和关于设备的知识。对辅助装置的处理能力,是通过评估被试操作以及保养助听器和相关助听设备的能力来进行测量的(Pichora-Fuller & Robertson,1997)。居民参与针对自己的助听器与听力辅助设备的 4 个阶段的测试,与他们沟通的员工参与第一个和最后一个阶段的评估。

情境测试。关于情境测试的设计(参考 Koury 和 Lubinski 在 1991 年的行为意图测试),我们旨在测量居民和员工可能遇到的沟通问题,以及在这些问题之下可能在特定情境中通过信息量、发声者、听者以及环境中所找到的解决办法(Robertson,Pichora-Fuller,Jennings,Kirson,& Roodenburg,1997)。我们认识到,个体间的相互作用在特定情况下可以创建一个与问题和观点相关的独特环境。我们也非常希望设计出可以捕捉到机构内特有的生态学变化的参量模式。测试中描述的 50 种可能的情境以在最初的两个月内对机构中的生活观察作为构建基础。以下是情境生成的例子:"一组居民正在玩牌,一位居民因为很难明白规则失去玩牌的兴趣。""一位居民躺在床上感觉关节疼痛,他打电话给护士想要止疼药。护士向这位居民解释他还没到服用止疼药的时候,但是这位居民表示无法理解。"

在每一次评估中,听力学家对参与者在 6 种不同的情境中识别可能的沟通问题和可能的解决方案的能力进行评估。这 6 种情境是随机挑选的,没有针对每一位参与者而进行更换,因此在评估第四阶段的最后,每位居民已经被询问了总共 24 种不同的情境。参与者被问到:"首先,列举出所有你认为对居民理解造成困难的因素,然后列举所有有助于解决这些问题的办法。"评估的听力学家大声朗读了每种情境,然后给参与者一个典型性的情境描述,随后参与者在没有提示的情况下被给予一定的时间做出回答。当参与者停止回答时，评估的听力学家会问："你还可以想到其他的事情吗？还能想到任何关于居民的事情吗？还能想到任何有关他人的事情吗？还能想到关于这种情况的任何事情吗？"

每一次回复会立即被区分为是问题还是解决方案。在分析期间，问题和解决方案会被分类。所有的问题会根据问题来源要素分类进 4 个范围：演讲者、听众、环境、信息。对于解决方案，根据问题的解决者被归为 5 类：演讲者、听众、第三方、说话者和听众的合作组合以及含糊不清的执行者。将问题和解决方案各自分类是必要的，因为同一问题可以通过不同的解决者来解决。例如，如果听众使用修复策略引导演讲者说得更加清晰，那么演讲者吐字不清的问题将会得到解决；环境中的背景噪声可能由听众、演讲者、演讲者和听众一起或是第三方采取行动解决。我们统计了每种分类中的问题和解决方案，且比较了居民和员工做出的回复。

结果

这个项目对活动中居民参与的范围和质量有着重大、积极的影响（Pichora-Fuller & Robertson，1994）。居民参与活动的次数有显著的增长。居民和熟人谈话、做礼拜、参加会议所花费的时间（小时/月）也有明显的增长。居民汇报了当他们接电话时、同耳背的人聊天时、做礼拜时听力体验的提高程度。居民对电话沟通的满意程度也有显著的增长。总的来说，居民汇报了他们在参与可选择性活动（例如，参加会议）时所感受到的沟通能力增强，尽管他们对必需性活动带来的挑战性沟通环境（例如，食堂或是教堂）表现出较低的满意度。我们建议居民如果认为活动是必需的，他们要坚持参加发生在听力困难情境下的活动。同时他们可以选择参加能使他们满意的沟通活动，避免参加过于具有挑战性和令人不满意的活动。理解或沟通满意程度的改变可以用居民对活动的持续参与度来测量，但是重新参与之前放弃的活动是关于居民项目影响的更重要的一个指标。

　　这个项目对沟通的范围以及质量的积极影响同时表现在项目的技术、行为两个方面。居民和员工对助听装置的了解更多,使用量也有了巨大的增长(Pichora-Fuller & Robertson,1997)。同时,居民、员工操作助听器和助听装置的技能也有显著的提高。尤其是在教堂和会议室中对广播系统的使用,可能说明结果中居民报告在这些情境中沟通满意度提高的原因。以下方面在前项目时期没有观察到变化,在项目执行后得到了很好的改善:居民操作助听器的能力;员工操作助听器的能力;居民和员工的技能以及各种各样能够被用于不同沟通需要的助听装置的相关知识,如对来自电话和电视的声音的倾听、在大的房间里倾听,又如在教堂中或是一对一的沟通。居民操作更难处理的耳背式助听器的技能显示了积极的变化,在项目前期这种技能在降低(也见 Upfold,May,& Battaglia,1990)。值得一提的是,之前说过在前项目时期,大部分被评估者就已经拥有助听器,因此项目没有观察到使用人数的明显增多,但助听器使用能力提高了。总体而言,推动居民使用以前的设备和使用新设备是一样成功的。

　　情境测试的结果表明,居民和员工沟通行为的改变也有助于拓展居民的眼界,提高其参与活动的质量。对比居民和员工在第一次和最后一次评估中所获得的结果,由员工总结的问题或解决方案的总量都没有增加,由居民总结的问题或解决方案的总量有所增加,指定代理人负责的解决方案的总量也有变化。重要的是,与前期项目的结果相比,围绕代理人而构思出的问题和解决方案都显示出,居民学会了更好地处理日常的沟通问题,并且员工也意识到他们拥有更强的控制能力(Robertson et al.,1997)。

　　总而言之,研究结果显示听觉康复的生态途径对居民在必要活动中的参与度有着积极的影响。这些影响可归因于技术-环境以及行为干预的组合,二者都由居民和他们最常沟通的伙伴员工共同实施。这些影响超越了助听器的已知益处,这些生态途径提供了一个支持性、社交性和生理性的环境,促进、强化、提高了活动的参与性。

总　结

这项研究对沟通的贡献在于改善了老年人的日常听觉经历,并提高了声学专家和老年听力损失患者之间的沟通质量。新方法取得的最大成果是成功地统一了之前声学专家与老年人对"听力损失"这一概念不一致的理解。声学专家的专业知识使得他们对老年性听力损失患者有明显的主观偏见,有听力损失的成年人和他们的沟通伙伴则因为他们的日常听觉体验而持有不同的观点。我们经常看到,声学专家和老年听力损失患者由于各自的观点不同而无法进行有效的沟通,无法共同达到康复性治疗的目的。与传统的治疗手段相比,新的健康促进方法开始为声学学家、个人、社区或参与活动的听力损失患者之间提供"对话"的机会(Crabtree & Miller,1994)。这个对话的机会旨在确定听力损失患者的真正需求以及确定康复计划的合理方向(Green & Kreuter,1991)。只有在争取了患者个人或群体的意见之后,才能确定健康专家的技术知识是否迎合了患者的真正需求。项目的最终目的是将技术、行为和环境改变的组合用于改善听力损失患者的日常听觉体验。

参考文献

Abrahamson,J. (1995). Effective and relevant programming. In P. B. Kricos & S. A. Lesner (Eds.), *Hearing care for the older adult*: *Audiologic rehabilitation* (pp. 75 – 112). Boston: Butter-worth-Heinemann.

Baruch,G. K.,Biener,L.,& Barnett,C. R. (1987). Women and gender in research on work and family stress. *American Psychologist*,42,130–136.

Binnie, C. A. (1994). The future of audiological rehabilitation: Overview and forecast. *Journal of the Academy of Rehabilitative Audiology Monographs*, 27, 13—24.

Borg, E. (1998). Audiology in an ecological perspectiv-Development of a conceptual framework. *Scandinavian Audiology*, 27(Suppl. 49), 132—139.

Bredberg, G. (1968). Cellular pattern and nerve supply of the human organ of Corti. *Acta Otolaryngologica Supplement*, 236, 1—135.

Bregman, A. (1990). *Auditory scene analysis: The perceptual organization of sound*. Cambridge, MA: MIT Press.

Brink, R. H. S. van den, Wit, H. P., Kempen, G. 1. J. M., & Heuvelen, M. J. G. van (1996). Attitude and help-seeking for hearing impairment. *British Journal of Audiology*, 30, 313—324.

Burgio, L. D., & Lewis, T. (1999). Functional analysis and intervention in geriatric settings. In A. Repp & R. Horner (Eds.), *Functional analysis of problem behavior: From effective assessment to effective support* (pp. 304—317). New York: Brooks/Cole.

Burgio, L. D., Scilley, K., Hardin, J. M., Hsu, C., & Yancey, J. (1996). Environmental "white noise": An intervention for verbally agitated nursing home residents. *Journal of Gerontology: Psychological Sciences*, 51B, 364—373.

Burgio, L. D., & Stevens, A. B. (1998). Behavioural interventions and motivational systems in the nursing home. *Annual Review of Gerontology and Geriatrics*, 18, 284—320.

Cariaga, J., Burgio, L. D., Flynn, W., & Martin, D. A. (1991). A controlled study of disruptive vocalizations among geriatric patients residing in nursing homes. *Journal of the Amencan Geriatrics Society*, 39, 501—507.

Carson, A. J. (1997). Evaluation of the To Hear Again project. *Journal of Speech-Language Pathology and Audiology*, 21, 160—166.

Carson, A. J., & Pichora-Fuller, M. K. (1997). Health promotion and audiology: The community-clinic link. *Journal of the Academy of Rehabilitative Audiology*, 30,29—51.

CHABA (Committee on Hearing, Bioacoustics, and Biomechanics). (1988). Speech understanding and aging. *Journal of the Acoustical Society of America*, 83, 859—895.

Chermak, G. D., & Musiek, F. E. (1997). *Central auditory processing disorders: New perspectives*. San Diego, CA: Singular.

Chmiel, R., & Jerger, J. (1996). Hearing aid use, central auditory disorder, and hearing handicap in elderly persons. *Journal of the American Academy of Audiology*, 7, 190—202.

Cooper, J.C., Jr., & Gates, G.A. (1991). Hearing in the elderly—The Framingham Cohort 1983—1985: Part Ⅱ. Prevalence of central auditory processing disorders. *Ear and Hearing*, 12, 304—311.

Crabtree, W. L., & Miller, B. F. (1994). Clinical research. In N. K. Denzin & Y. S. Lincoln (Eds.), *Handbook of qualitative research* (pp. 340—360). Thousand Oaks, CA: Sage.

Dahl, M. O. (1997). To Hear Again: A volunteer program in hearing health care for hard-of-hearing seniors. *Journal of Speech-Language Pathology and Audiology*, 21, 153—159.

Erber, N. P. (1988). *Communication therapy for hearing-impaired adults*. Victoria, Australia: Clavis.

Erber, N. P., Lamb, N. L., & Lind, C. (1996). Factors that affect the use of hearing aids by older people: A new perspective. *American Journal of Audiology*, 5, 11—18.

Erdman, S. A. (1994). Self-assessment: From research focus to research tool. *Journal of the Academy of Rehabilitative Audiology Monographs*, 27, 67—90.

Erdman, S. A., & Demorest, M. E. (1998a). Adjustment to hearing impairment: I. Description of a heterogeneous clinical population. *Journal of Speech, Language, and Hearing Research*, 41, 107—122.

Erdman, S. A., & Demorest, M. E. (1998b). Adjustment to hearing impairment: Ⅱ. Audiological and demographic correlates. *Journal of Speech, Language, and Hearing Research*, 41, 123—136.

Fitzgibbons, P. J., & Gordon-Salant, S. (1996). Auditory temporal processing in elderly listeners. *Journal of the American Academy of Audiology*, 7, 183—189.

Gabbard, S. A. (1994). AARP's report on hearing aids. *Audiology Today*, 6, 15.

Gagné, J.-P., Hétu, R., Getty, L., & McDuff, S. (1995). Towards the development of paradigms to conduct functional evaluative research in audiological rehabilitation. *Journal of the Academy of Rehabilitative Audiology*, 28, 7—25.

Garstecki, D. C., & Erler, S. F. (1995). Older women and hearing. *American Journal of Audiology*, 4, 41—46.

Garstecki, D. C., & Erler, S. F. (1998). Hearing loss, control, and demographic factors influencing hearing aid use among older adults. *Journal of Speech, Language, and Hearing Research*, 41, 527—537.

Getty, L., & Hétu, R. (1994). Is there a culture of hard-of-hearing workers? *Journal of Speech-Language Pathology and Audiology*, 18, 267—270.

Getty, L., Gagné, J.-P., & McDuff, S. (1996, June). *Growing old with a hearing loss: What will make you seek hell?* Paper presented at the Academy of Rehabilitative Audiology, Summer Institute, Snowbird, UT.

Gilhome Herbst, K. R., Meredith, R., & Stephens, S. D. G. (1991). Implications of hearing impairment for elderly people in London and in Wales. *Acta Otolaryngologica, Supplement*, 476, 209—214.

Giolas, T. G. (1990). "Measurement of hearing handicap" revisited: A 20-year perspective. *Ear and Hearing*, 11(Suppl. 5), 2—5.

Gitlin, L. N. (1998). Testing home modification interventions: Issues of theory, measurement, design, and implementation. *Annual Review of Gerontology and Geriatrics*, 18, 190—246.

Goffman, E. (1963). *Stigma: Notes on the management of spoiled identity*. New York: Simon & Schuster.

Green, L. W., & Kreuter, M. W. (1991). *Health Promotion Planning: An educational and environmental approach* (2nd ed.). Mountain View, CA: Mayfield.

Grose, J. H. (1996). Binaural performance and aging. *Journal of the American Academy of Audiology*, 7, 168—174.

Haber, D. (1994). *Health promotion and aging*. New York: Springer.

Hallberg, L., & Carlsson, S. (1991). A qualitative study of strategies for managing hearing impairment. *British Journal of Audiology*, 25, 201—211.

Hétu, R., Jones, L., & Getty, L. (1993). The impact of acquired hearing impairment on intimate relationships: Implications for rehabilitation. *Audiology*, 32, 363—381.

Hodgson, M. R. (1994). How the acoustical environment may alte rhandicap. *Journal of Speech-Language Pathology and Audiology*, 18, 220—222.

Hoek, D., Paccioretti, D., Pichora-Fuller, M. K., McDonald, M. A., & Shyng, G. (1997). Community outreach to hard-of-hearing seniors. *Journal of Speech-Language Pathology and Audiology*, 21, 199—208.

Holmes, A. (1995). Hearing aids and the older adult. In P. B. Kricos & S. A. Lesner (Eds.), *Hearing care for the older adult: Audiologic rehabilitation* (pp. 59—74). Boston: Butterworth-Heinemann.

Humphrey, C, Gilhome Herbst, K., & Faruqi, S. (1981). Some characteristics of hearing-impaired elderly who do not present themselves for rehabilitation. *British Journal of Audiology*, 15, 25—30.

Hussian, R. A., & Davis, R. L. (1985). *Responsive care: Behavioral interventions with elderly persons*. Champaign, IL: Research Press.

ICIDH-2: International classification of functioning and disability (1999). [Beta-2 draft, full version]. Geneva, Switzerland: World Health Organization.

Jaworski, A. (1993). *The power of silence: Social and Pragmatic perspectives*. Newbury Park, CA: Sage.

Jaworski, A. (1998). Talk and silence in The Interrogation. *Language and Literature*, 7, 99—122.

Jaworski, A., & Stephens, D. (1998). Self-reports on silence as a face-saving strategy by people with hearing impairment. *International Journal of Applied Linguistics*, 8, 61—80.

Jennings, M. B., & Head, B. (1994). Development of an ecological audiologic rehabilitation program in a home-for-the-aged. *Journal of the Academy of Rehabilitative Audiology*, 27, 73—88.

Jennings, M. B., & Head, B. (1997). Resident and staff education within an ecological audiologic rehabilitation program in a home for the aged. *Journal of Speech-Language Pathology and Audiology*, 21, 167—173.

Kricos, P. B. (1995). Characteristics of the aged population. In P. B. Kricos & S. A. Lesner (Eds.), *Hearing care for the older adult: Audiologic rehabilitation* (pp. 1—20). Boston: Butterworth-Heinemann.

Koury, L. N., & Lubinski, R. (1991). Effective in-service training for staff working with communication-impaired patients. In R. Lubinski (Ed.), *Dementia and communication* (pp. 279—289). Hamilton, Ontario: B. C. Decker.

Kyle, J. G., Jones, L. G., & Wood, P. L. (1985). Adjustment to acquired hearing loss: A working model, In H. Orlans (Ed.), *Adjustment to adult hearing loss* (pp. 119—138). San Diego, CA: College-Hill Press.

Lesner, S. A., & Kricos, P. B. (1995). Audiologic rehabilitation assessment: A holistic approach. In P. B. Kricos & S. A. Lesner (Eds.), *Hearing care for the older adult: Audiologic rehabilitation* (pp. 21—58). Boston: Butterworth-Heinemann.

Levitt, H. (1993). Digital hearing aids. In G. A. Studebaker & I. Hochberg (Eds.), *Acoustical factors affecting hearing aid performance* (2nd ed., pp. 317—335). Boston: Allyn & Bacon.

Lubinski, R. (1984). The environmental role in communication skills and opportunities of older people. In C. Wilder & B. Weinstein (Eds.), *Aging and communication: Problems in management* (pp. 47—57). New York: Haworth.

Lutman, M. E. (1991). Hearing disability in the elderly. *Acta Otolaryngologica, Supplement* 476, 239—248.

Marsiske, M., Klumb, P., & Baltes, M. M. (1997). Everyday activity patterns and sensory functioning in old age. *Psychology and Aging*, 12, 444—457.

McKellin, W. (1994). Hearing and listening: Audiology, hearing and hearing impairment in everyday life. *Journal of Speech-Language Pathology and Audiology*, 18, 212—219.

Molloy, D. W., Alemayehu, E., & Roberts, R. (1991). A Standardized Mini-Mental State Examination (SMMSE): Its reliability compared to the traditional Mini-Mental State Examination (MMSE). *The American Journal of Psychiatry*, 148, 102—105.

Mulrow, C. D., Aguilar, C., Endicott, J. E., Tuley, M. R., Velez, R., Charlip, W. S., Rhodes, M. C., Hill, J. A., & DeNino, L. A. (1990). *Quality-of-life changes and hearing impairment. Annals of Internal Medicine*, 113, 188—194.

Nespoulous, J.-L. (1996). Commentary on "The analysis of conversational skills of older adults: A review of approaches" by Garcia & Orange. *Journal of SPeech-Language Pathology and Audiology*, 20, 136—137.

Noble, W. (1983). Hearing, hearing impairment, and the audible world: A theoretical essay. *Audiology*, 22, 325—338.

Palmer, C. V., Adams, S. W., Bourgeois, M., Durrant, J., & Rossi, M. (1999). Reduction in caregiver-identified problem behaviors in patients with Alzheimer Disease post-hearing-aid fitting.*Journal of Speech ,Language ,and Hearing Research* ,42,312—328.

Parving, A., & Phillip, B. (1991). Use and benefit of hearing aids in the tenth decade—and beyond.*Audiology*, 30, 61—69.

Peters, C., Potter, J., & Scholer, S. (1988). Hearing impairment as a predictor of cognitive decline in dementia. *Journal of the American Geriatncs Society*, 36, 981—986.

Phillips, D. P. (1995). Central auditory processing: A view from auditory neuroscience. *The American Journal of Otology*, 16, 338—352.

Pichora-Fuller, M. K. (1994). Introduction to Psycho-social impact of hearing loss in everyday life: An anthropological view [Special issue]. *Journal of Speech-Language Pathology and Audiology*, 18, 209—211.

Pichora-Fuller, M. K. (1997a). Assistive listening devices for the elderly. In R. Lubinski & D. J. Higginbotham (Eds.), *Communication technologies for the elderly: Vision, hearmg, and speech* (pp. 161—202). San Diego, CA: Singular.

Pichora-Fuller,M. K. (1997a).Assistive listening devices for the elderly.In R.Lubinski & D. J. Higginbotham(Eds.),*Communication technologies for the elderly:Vision ,hearing , and speech*(pp.161—202).San Diego,CA:Singlar.

Pichora-Fuller, M. K. (1997b). Language comprehension in older listeners. *Journal of Speech-Language Pathology and Audiology*, 21, 125—142.

Pichora-Fuller, M. K. (1999). Acoustic ecology: Concept and case study. *Canadian Acoustics*, 27(3), 120.

Pichora-Fuller, M. K., Johnson, C. E., & Roodenburg, K. E. J. (1998). The discrepancy between hearing impairment and handicap: Balancing transaction and interaction in conversation [Special issue on intergenerational and aging issues]. *Journal of Applied Communication Research*, 26, 99—119.

Pichora-Fuller, M. K., & Robertson, L. F. (1994). Hard of hearing residents in a home for the aged. *Journal of Speech-Language Pathology and Audiology*, 18, 278—288.

Pichora-Fuller, M. K., & Robertson, L. (1997). Planning and evaluation of a hearing rehabilitation program in a home-for-the-aged: Use of hearing aids and assistive listening devices. *Journal of Speech-Language Pathology and Audiology*, 21, 174—186.

Plomp, R. (1978). Auditory handicap of hearing impairment and the limited benefit of hearing aids. *Journal of the Acoustical Society of America*, 63, 533—549.

Ramsdell, D. (1960). The psychology of the hard of hearing and deafened adult. In H. Davis & S. Silverman (Eds.), *Hearing and deafness* (pp. 435—446). New York: Holt, Rinehart, & Winston.

Regional Municipality of Hamilton-Wentworth and Hamilton-Wentworth District Health Council. (1988). *Services of Seniors study—Mapping the way to the future for the elderly: Report of findings and recommendations.*

Robertson, L., Pichora-Fuller, M.K., Jennings, M.B., Kirson, R., & Roodenburg, K. (1997). The effect of an aural rehabilitation program on responses to scenarios depicting communication breakdown. *Journal of Speech-Language Pathology and Audiology*, 21, 187—198.

Ross, M. (1997). A retrospective look at the future of aural rehabilitation. *Journal of the Academy of Rehabilitative Audiology*, 30, 11—28.

Rousey, C. (1976). Psychological reactions to hearing loss. *Journal of Speech and Hearing Disortiers*, 36, 382—389.

Ryan, E. B., Giles, H., Bartolucci, G., & Henwood, K. (1986). Psycholinguistic and social psychological components of communication by and with the elderly. *Language and Communication*, 6, 1—24.

Schafer, R. M. (1993). *Voices of tyranny—Temples of silence*. Indian River, Ontario: Arcana Editions.

Schafer, R. M. (1994). *The soundscape: Our sonic environment and the tuning of the world*. Rochester, VT: Destiny Books.

Schneider, B. A. (1997). Psychoacoustics and aging: Implications for everyday listening. *Journal of Speech-Language Pathology and Audiology*, 21, 111—124.

Schneider, B. A., & Pichora-Fuller, M. K. (2000). Implications of perceptual deterioration for cognitive aging research. In F. I. M. Craik & T. A. Salthouse (Eds.), *The handbook of cognitive aging* (2nd ed., pp. 155—219). Mahwah, NJ: Lawrence Erlbaum Associates.

Schow, R. L. (1982). Success of hearing aid fittings in nursing homes. *Ear and Hearing*, 3, 173—177.

Schow, R. L, & Gatehouse, S. (1990). Fundamental issues in self-assessment of hearing. *Ear and Hearing*, 11(Suppl. 5), 6—17.

Schow, R. L, & Nerbonne, M. A. (1980). Hearing levels among elderly nursing home residents. *Journal of Speech and Hearing Disorders*, 45, 124—132.

Schultz, R., & Martire, L. M. (1998). Intervention research with older adults: Introduction, overview and future directions. *Annual Review of Gerontology and Geriatrics*, 18, 1—16.

Shultz, D., & Mowry, R. B. (1995). Older adults in long-term care facilities. In P. B. Kricos & S. A. Lesner (Eds.), *Hearing care for older adults: Audiologic rehabilitation* (pp. 167—184). Boston: Butterworth-Heinemann.

Smedley, T. C, & Schow, R. (1994). Frustrations with hearing aid use: Candid observations from the elderly. *Hearing Instruments*, 43, 21—27.

Stach, B., Spretnjak, M. L, & Jerger, J. (1990). The prevalence of central presbycusis in a clinical population. *Journal of the American Academy of Audiology*, 1, 109—115.

Stephens, S. D. G., & Hétu, R. (1991). Impairment, disability and handicap in audiology: Towards a consensus. *Audiology*, 30, 185—200.

Suter, W. N., & Lindgren, H. C. (1989). *Experimentation in psychology*. Boston: Allyn and Bacon.

Swan, I. R. C., & Gatehouse, S. (1990). Factors influencing consultation for management of hearing disability. *British Journal of Audiology*, 24, 155—160.

Thibodeau, L. M., & Schmitt, L. (1988). A report on the condition of hearing aids in nursing homes and retirement centers. *Journal of the American Academy of Rehabilitative Audiology*, 21, 113—119.

Thomas, A. J., & Gilhome Herbst, K. R. (1980). Social and psychological implications of acquired hearing loss for adults of employment age. *British Journal of Audiology*, 14, 76—85.

Truax, B. (Ed.). (1978). *Handbook for acoustic ecology*. Vancouver, British Columbia: A.R.C. Publications.

Truax, B. (1984). *Acoustic communication*. Norwood, NJ: Ablex.

Uhlmann, R., Larson, E., & Koepsell, T. (1986). Hearing impairment and cognitive decline in senile dementia of the Alzheimer's type. *Journal of the American Geriatrics Society*, 34, 207—210.

Uhlmann, R. F., Larson, E. B., Rees, T. S., Koepsell, T. D., & Duckert, L. G. (1989). Relationship of hearing impairment to dementia and cognitive dysfunction in older adults. *Journal of the American Medical Association*, 261, 1916—1919.

Upfold, L. J., May, A. E., & Battaglia, J. A. (1990). Hearing aid manipulation skills in an elderly population: A comparison of ITE, BTE, and ITC aids. *British Journal of Audiology*, 24, 311—318.

Villaume, W. A., Brown, M. H., & Darling, R. (1994). Presbycusis, communication, and older adults. In M. L. Hummert, J. M. Weiman, & J. F. Nussbaum (Eds.), *Interpersonal communication in older adulthood* (pp. 83—106). Thousand Oaks, CA: Sage.

Watson, C., & Crowther, J. A. (1989). Provision of hearing aids: Does specialist assessment cause delay? *British Medical Journal*, 299, 437—439.

Willott, J. F. (1991). *Aging and the auditory system: Anatomy, physiology, and psychophysics*. San Diego, CA: Singular.

Willott, J. F. (1996). Anatomic and physiologic aging: A behavioral neuroscience perspective. *Journal of the American Academy of Audiology*, 7, 141—151.

World Health Organization (WHO). (1980). *International classifications of impairments, disabilities, and handicaps: A manual of classification relating to the consequences of disease*. Geneva, Switzerland: Author.

World Health Organization (WHO). (1986). *Ottawa Charter for Health Promotion*. Copenhagen: Author.

World Health Organization（WHO）. (1998). *Towards a common language for functioning and disablement*：*ICIHD—2—The international classification of impairments，activities，and participation*. Geneva，Switzerland：Author.

（译者：李瑛楠　李傲）

4 利用支持小组改善照顾者的健康

Teri A. Garstka　堪萨斯大学

Philip McCallion　纽约州立大学奥尔巴尼分校

Ronald W. Toseland　纽约州立大学奥尔巴尼分校

　　美国人口的老龄化和由慢性疾病带来的高额医疗开销激发了临床的项目开发和政策的兴趣，使得非正规的老年病患照顾者群体得到了实际且高效的支持。老年人获得的非正规照顾主要是由家人和朋友提供的（National Alliance for Caregiving and American Association of Retired Persons，1997），正是他们的帮助确保了虚弱的老年人得以继续社区生活（Smith，Tobin，Robertson-Tchabo，& Power，1995）。研究证明，老年人拥有可以提供可靠支持和关心的人，如配偶或成年子女照顾者，其寄居风险会有所降低（Beisecker，Wright，Chrisman，& Ashworth，1996；Lee & Tussing，1998；Mittelman，Ferris，Shulman，Steinberg，& Levin，1996；Pearlman & Crown，1992）。

　　大多数关于护理干预的研究只强调护理的积极方面，对消极方面只是轻描淡写。在一篇关于护理的文献综述里，Kramer（1997）提出，护理的积极方面包括促进照顾者对自己身心健康状况的了解和预测。但也有研究表明，护理也会为照顾者带来一些生理问题（如睡眠不足、疲劳、背部问题和其他身体疾病）、心理问题（如抑郁、焦虑、担心、愧疚和不确定）和社会问题（如孤立、工作冲突、缺乏愉快的社交活动和家庭冲突）

(Toseland & Rossiter, 1989; Toseland, Smith, & McCallion, 待发表)。如果照顾者遭遇这些问题,他们的护理质量可能会受到影响。因此,如何帮助照顾者定位他们需要的资源和服务,帮助他们利用积极的方法和策略增强应对护理重负的能力,这一研究日益成为关注点。

支持小组项目为照顾者提供了一种能够缓解他们的压力和改善他们的心理健康状况的方法。支持小组对护理具有潜在的积极影响,照顾者的健康状况和社会支持之间的联系促进了对这种潜在影响的长远考虑。Given(1998)在他的一项研究中强调,进一步仔细研究照顾者的健康状况和社会支持之间的联系是非常有必要的。尽管已有一些干预照顾者的有效方法,如基于行为的干预(Gallagher-Thompson,1994a)或个体咨询(Toseland, Rossiter, Peak, & Hill, 1990; Toseland & Smith, 1990),而本章所要强调的是基于支持小组的干预方法。本章的主旨在于梳理家庭照顾者的健康问题,并对互助小组和心理教育小组如何促进健康老化进行讨论。

尽管支持小组能为护理带来积极影响,但众所周知,很多照顾者并没有参加这样的小组(Krizek, Roberts, Ragan, Ferrara, & Lord, 1999)。一些小组的组员出勤率不高,并且没有履行相应的义务(Atkinson & Fischer, 1996; Martichuski, Knight, Karlin, & Bell, 1997; Stevens & Duttlinger, 1998)。另外,参与支持小组并不一定会让所有组员受益(Galinsky & Schopler, 1994)。因此,本章也会介绍支持小组中专业人员的作用——介绍照顾者加入小组,提高照顾者的出勤率,帮助照顾者在团体中获得积极体验,并且确保照顾者在他们需要的时候支持小组随时随地向他们开放。

照顾者的健康

照顾者的健康是护理体系中重要的组成部分,因为照顾者与患者之间常常是相互依赖的关系,进行照顾的过程对护理双方都会产生影响(见 Edwards 在第 9 章中关于患者的讨论)。例如,照顾者可能会发现自己并不具备患者所需要的信息或资源,这样的情况就会给照顾者带来压力,从而对他们的健康造成不利影响。Gallant 和 Connell(1998)曾对照顾患有老年痴呆症的配偶的护理需求与照顾者自身的健康行为之间的关系进行了研究。研究结果显示,照顾行为对照顾者的相关健康行为,如锻炼、睡眠、体重维持等具有负面影响。具体而言,因护理带来的客观压力和抑郁症状会对有益于健康的活动产生负面影响。

照顾者对他们自身情况的评价与其他消极的健康状况相关联。例如,Schulz 等人(1997)发现,那些报告称因照料配偶而处于极大的身心压力下的老年人认为自己的健康状况在许多方面(如心血管健康方面)都很糟糕。照顾者对患者的健康状况的评价方式会影响他们对健康保健服务利用的程度以及他们如何很好地承担作为照顾者的责任。另外两篇文献通过总结得出:对高度残疾的患者的照顾,会对照顾者和患者双方的健康状况产生不利的影响(McCallion, Toseland, & Diehl, 1994; Toseland, Smith, & McCallion, 1995)。

尽管很清楚,任何一个家庭成员对老年人的照顾都需要协调心理与生理的要求,但这种压力的本质和水平来自照顾者与患者的关系。配偶是最大的照顾者群体(Biegel, Sales, & Schulz, 1991; McCallion, Toseland et al., 1994; Toseland & Rossiter, 1992),与非配偶的照顾者相比,他们通常具有更高水平的抑郁(Schulz, Tompkins, & Rau, 1988)。除了照顾配偶的健康,配偶照顾者可能还不得不接管支付账单、家庭维修以及原先由体弱的配偶所负责的工作。丧偶老年人的大部分照顾工作大都由成年子女负责(Cantor，1994)。年轻照顾者所承受的压力与配偶照顾者的压力是不同的,年轻照顾者需要同时兼顾照顾自己家庭的责任和照顾年老父母的责任。

总而言之,照顾者的健康可能会因为照顾一位年老的家庭成员或配偶而受到负面影响。然而,这样的负面影响有可能通过对以下一些因素的认知而得到缓解:对护理压力和护理紧张的感知;对患者病情的严重程度的主观评价;照顾者与患者之间的关系。例如,一份关于阿尔茨海默病患者的家庭照顾者的研究报告称,与进行较多的消极评价相比,如果积极评价压力源、使用积极的应对方法和提供更高水平的社会支持,随着时间的推移,家庭照顾者会更倾向于报告更佳的心理和生理健康状况(Goode，Haley，Roth，& Ford，1998)。支持小组干预能帮助照顾者改变他们对所处状况的评价,改善或提高他们的社会支持经历,增加可供照顾者在压力状况下使用的应对方法(Peak，Toseland，& Banks，1995)。

社会支持和护理

社会支持对护理双方在慢性疾病的应对方面都有积极的影响(Rapp，Shumaker，Schmidt，Naughton，& Anderson，1998)。多种形式的社会支持可以分成两大类,分别是工具性支持和情绪性支持。工具性支持包括以任务为导向的日常需要的帮助,如家务劳动、购物或交通运输。情绪性支持可以在面对压力或疾病期间,以倾听、提供建议或提供见解和帮助的形式进行支持。因为照顾者和患者经常报告称缺少社会支持(Biegel，Sales，& Schulz，1991),所以给予和接受的支持的类型和数量可能会影响照顾者解决自身问题的程度。

Rapp 等人(1998)发现,照顾者建立和维护支持关系的方式与幸福指数显著相关。尤其是照顾老年痴呆症患者的老年人,如果他们能够创造社会关系且成为社会关系中的一部分,那么他们会感觉自己更健康、更少抑郁,感受到护理的益处和更高的生活质量。社会支持也关系到日常活动和残疾所带来的失能风险的降低(Mendes de Leon et al.,1999),这说明具有健康的社会关系的老年照顾者也许能更好地照顾自己以及他们心爱的人。

相反地,不充分的社会支持会对护理造成消极影响。不充分的社会支持通常与心理困扰或残疾相关,常会引发下列现象:医疗服务使用的增加(Kouzis & Eaton, 1998;Melamed & Brenner, 1990)、寄居风险的增加(Hyduk,1996)、健康状况的恶化(Choi & Wodarski,1996)、医疗建议的坚持执行程度的下降(Christensen et al., 1992;Sherbourne, Hays, Ordway, DiMatteo, & Kravitz, 1992)、免疫功能的降低(Kiecolt-Glaser, Dura, Speicher, Trast, & Glaser, 1991)、不良应对行为的负面结果(Manne & Zautra,1989)和寿命缩短(Blazer, 1982;Dalgard & Lund-Haheim, 1998;Fuhrer et al., 1999)。因此,充分的社会支持对保持照顾者和患者的健康及减少他们对医疗服务的使用是至关重要的。

针对照顾者的支持小组

照顾者是具有不同背景的个体,他们需要不同的社会支持,这样的支持可以由不同的团体小组来满足。例如,娱乐小组为个体提供非正式的社交平台,但是它对护理过程不进行直接干预。对于一些照顾者来说,与同龄人交往,并做一些与护理无关的事情是有益的。同时,其他照顾者则需要一个能够更直接针对自己护理需求的小组(McCallion & Toseland,1995)。互助小组和心理教育小组是尤其针对护理且被广泛应用的两种支持小组形式(McCallion & Toseland,1995)。

互助小组

互助小组至少在三个方面与其他支持小组存在不同:(a)这种支持小组通常由在护理方面有经验的非专业人士,而非专业人士带领;(b)小组通常是长期的;(c)小组成员可以根据自己的需要和护理情况灵活参加。在某种程度上,小组的正式程度决定了讨论的氛围和内容。正如Toseland(1995)、McCallion 和 Toselad(1995)所描述的,互助小组也许会被构建得非常不正式。互助小组中的照顾者彼此理解、投以同情、交流信息和互相帮助。在这样的小组中,心理亲近的成员会分享经历,这些经历也许是非照顾者所不能理解的。通过成员之间的互动,关于同理倾听、给予与接收意见、分享有效应对策略和鼓励希望等小组规范得以建立。总体而言,通过此类型的小组而促成的社会交往能够帮助克服护理被孤立的状况。

在互助小组中发生的一个有益的心理过程是同类比较。在Festinger(1954)的同类比较理论中,他提出,人类趋向通过与他人对比的方式来评价自己的能力和生活状况。老年照顾者的支持小组为这些同类比较和自我评价提供了环境。向下同类比较是自我评价过程的一部分(Wills,1981),并应用于应对过程以达到自我增强的目的(Michinov & Monteil,1997)。在这样的比较中,人们可以在得知"其他照顾者遇到的状况更为糟糕"的前提下评估自己的护理状况。

向下同类比较能够增加主观幸福感(Tobin,1999;VanderZee et al.,1996)。比如,当癌症病人将自己与一位更不幸的人对比时,93%的人感觉自己比其他癌症病人应对得更好,96%的人认为自己比其他癌症病人更健康(Taylor,Falke,Shoptaw,& Lichtman,1986)。同样地,Tobin(1999)提到,高龄老人倾向利用向下同类比较来维持他们的幸福感和自我形象,用以很好地应对老龄化。其他类型的同类比较,如与自己状况相似的人比较,也可能对照顾者有益(Pillemer & Suitor,1996)。

例如,癌症病人报告称,由于有较好的应对者和长期生存者当作榜样,他们会备受鼓舞、保持乐观和充满希望(Taylor, Aspinwall, Guiliano, & Dakof, 1993)。

互助小组中的照顾者可以使用同类比较。例如,一位照顾者,她的丈夫有中度心脏疾病,她将自己的情况与其他配偶患有癌症的照顾者进行对比,结果显示,这种向下同类比较会使这位照顾者觉得目前的情况比较幸运。小组内成员分享护理过程中的信息量为这样的比较提供了丰富的机会。其实,小组的构建就是要确保照顾者去比较和对比他们的护理经历。这样的比较的益处(例如,感觉相对幸运、缓解、鼓舞、乐观)是互助小组目的的一部分,并可以影响小组成员的感受。因此,一个互助小组为其成员提供了一个灵活构建的氛围,在这里小组成员能够交换信息和得到支持,从而进行比较。

互助小组最适合于那些主要想寻找一个场所来发泄他们的情感和分享他们的经历的照顾者。互助小组的灵活性和亲密性是吸引照顾者的核心元素。同时,组织和开展互助小组成本较小,且照顾者可以由在护理方面有经验的非专业人士(不必是专业人员)组织。

心理教育小组

相对于互助小组,心理教育小组具有结构化的议程,小组的目标是为照顾者提供应对护理压力的有效策略。虽然这些压力源的产生可能与护理情况本身有关,但它们通常由于缺乏沟通、家庭冲突、关系紧张以及财政困难等长期存在的问题而恶化。心理教育小组中需要关注的部分是理解患者的体验:鼓励患者更好地利用非正式和正式的支持,提高患者同照顾者的配合能力,积极关注照顾者自身的健康需求,促进互动从而改善家庭关系,以及教授家庭护理和行为管理技能(McCallion, Toseland, & Diehl, 1994)。尽管心理教育小组中照顾者彼此情况相似,但他们的问题往往是独特的、因人而异的。因此,心理教育小组会议着眼于小组各个成员轮流展示他们的问题，并获取反馈。

　　与互助小组相比，心理教育小组的每次会议都有明确的议程，更倾向于关注具体的目标，具有结构性和阶段性成果目标要求。一个针对配偶患有慢性疾病的照顾者的心理教育小组应该包括四个要素：教育、情绪应对策略、问题应对策略、支持（Toseland，McCallion，Smith，&Bourgeois，待发表）。对家庭成员患有各种慢性疾病的照顾者的干预使用了这四个要素，且这样的干预是有效的（见 Labrecque，Peak，&Toseland，1992；Toseland，1990；Toseland，Rossiter，&Labrecque，1989a，1989b；Toseland，Rossiter，Peak，&Smith，1990；Toseland，Labrecque，Goebel，&Whitney，1992；Toseland et al.，1995）。这些要素的内容和方法将在下面详述。需要说明的是，心理教育小组也可能会包含另外的要素。根据参与者的需要，一些小组可能会更注重于某一个要素。

　　教育要素。尽管互助小组可能会涉及健康方面的教育信息，但心理教育小组更倾向于将传授这类信息作为小组课程中正式的一部分。小组会议可能有一个教育演示的计划表，包括解决会议参与者提出的议题、进行质疑和讨论、记录关键信息以及联系方式和地址等额外信息。心理教育小组的教育要素能够为照顾者提供他们所需的有益信息，包括健康老化过程、护理理论、应对策略、针对具体疾病的信息以及其他信息。一次针对中风幸存者家属的干预功效的调查发现，为照顾者提供中风以及后遗症的相关信息会减少照顾者的健康问题（Korner-Bitensky，Tarasuk，Nelles，&Bouchard，1998）。

　　情绪应对策略要素。情绪应对策略要素包含几种策略，如教诲式教学法、放松技术、认知重建、自我监督和自我指导。压力接种训练（SIT）由 Meichenbaum 和他的学生提出（Meichenbaum，1977，1985；Meichenbaum & Cameron，1983），并已经成功地应用于照顾者干预项目中（Barusch & Spaid，1991；Labrecque et al.，1992；Toseland et al.，1989b；

Zarit,Anthony,& Boutselis,1987)。这种方法也被那些患有慢性疾病的个体所使用(Benjamin,1989;Blamchard,1993;Sorbi & Tellegen,1988)。

情绪应对策略要素的目的是为照顾者提供策略,帮助他们理解自己面对护理压力时的情绪反应,以及为他们提供有效的调节情绪的方法。放松技术是情绪应对策略要素的一部分,可能需要进行专门的学习。例如,Toseland等人(1992)曾在他们的小组干预过程中开展了深呼吸的技巧的学习。通过深呼吸,小组成员有意识地改变他们对压力的惯常反应和认知过程,从而采用一个更有计划和更有效的应对反应。通过鼓励情绪的稳定,放松技术也能帮助小组成员更有效地管理他们的压力反应。

问题应对策略要素。问题应对策略要素包括很多不同的认知重建策略,以便对压力情形进行更有效的评价,从而提出更有效的应对方法。例如,自我对话、观点取替和认知自我指导策略(Goldfried,1980;Heinrich & Schag,1985;Meichenbaum,1985;Meichenbaum & Cameron,1983),用以帮助照顾者更早地识别压力信号,并根据这些信号做出对压力源的适应性认知和应对反应。例如,自我内心对话或适应性自我对话有助于改变认知过程,从而激发有结构的、合理的应对风格。

使用逐步解决问题的方法,而不是从理论上讨论问题,被证明是一种有效解决具体问题的方法(Toseland,1977,1990,1995;Toseland & Rivas,1998;Toseland,Sherman,& Bliven,1981)。利用一个结构化的治疗方案来解决问题,主要是让小组成员:(a)明确具体的紧急问题;(b)评估有助于或有碍于问题解决的因素;(c)总结出可以长期解决问题的方法;(d)评估问题解决方案的潜在优点和缺点;(e)讨论、指定和从认知或行为上演练行动计划;(f)监控与评估行动计划(Toseland,1988;Toseland & Smith,1900;Smith,& Toseland,1991)。

Gallagher 和他的同事提出，一心关注问题可能会增强照顾者的失控感而非控制感（Gallagher-Thompson，1994a，1994b；Gallagher，Lovett，& Zeiss，1989）。为了避免这样的倾向，研究者建议问题应对策略的重点应该在关注学习和适应上，而不是纠缠于障碍和困难。

支持要素。 由小组领导者和其他小组成员提供的支持也是心理教育小组的重要成分。小组领导者应该努力在小组成员中营造一种支持性环境。前人研究发现，小组成员间的互相帮助和支持被认为是小组干预最有效的方法之一（Toseland & Rivas，1998；Toseland & Siporin，1986；Yalom，1985）。例如，成人照顾者报告称，有机会表达因照顾父母而压抑的情感和情绪是心理教育小组最有效的因素之一（Toseland，Rossiter，Peak，& Hill，1990）。因此，互助小组显示出的一个特别的好处，即为照顾者提供来自他人的帮助，这也是心理教育小组的一个要素。

加入哪一个支持小组呢？

照顾者的具体需求可以帮助判断加入互助小组还是心理教育小组对其更为有益。然而，如果需要充分地解决影响照顾者健康状况的具体问题，加入互助小组可能不太合适。与互助小组相比，心理教育小组利用针对问题解决的方法提供了一种更加结构化的环境，且提供具体的议程、信息和计划表。不过，心理教育小组需要投入更多的时间、精力和资金。因此，心理教育小组应该针对那些更需要解决个人护理问题且带有具体目标、能得益于焦点小组的照顾者。

老年人照顾者的支持小组的有效性

很多研究者都曾对互助小组和心理教育小组的有效性进行了检验。文献指出，支持小组能够减少与护理相关的生理、社会和心理方面的问题(Bourgeois,Schulz, & Burgio,1996；McCallion, Diehl, & Toseland, 1994；McCallion, Toseland, & Diehl, 1994；McCallion & Toseland, 1996；Toseland & McCallion, 1997)。当照顾者遇到社会问题,如孤立或低水平的社会支持时,相较于个体咨询,支持小组会更有效(Toseland, Rossiter, Peak, et al., 1990；参见 Knight, Lutzky, & Macofasky-Urban, 1993)。小组干预也对那些不愿意参加一对一咨询或家庭咨询的照顾者更为有效(McCallion,Toseland, & Diehl,1994)。

互助小组 vs 心理教育小组

大量研究曾对不同类型的支持小组干预进行了对比(Haley, Brown,& Levine, 1987；Ingersoll-Dayton, Chapman, & Neal, 1990；Lovett & Gallagher, 1988；Montgomery & Borgatta, 1989)。总的来说,这些研究发现,与不做任何治疗相比,小组干预具有显著效果,但是不同的小组干预方式常得到相同的效果。Toseland 和他的同事(Toseland, Rossiter, Peak, et al., 1990)曾进行了这样一个研究,实验组是由专业人士领导的心理教育小组和由同伴领导的互助小组,控制组仅仅得到适当时间的休息,之后对实验组和控制组进行比较。研究发现,两种小组干预中的参与者都报告称在心理功能、个人变化、支持网络规模和社区资源知识领域有较大的改善。同时,对于大多数照顾者而言,由同伴领导的支持小组与由专业人士领导的心理教育小组的效果差不多一样。然而,由同伴领导的互助小组在扩大参与者非正式支持网络方面略显优势,平均四个人加入社交网络,而心理教育小组是平均三个人。回放会话磁带发现,社交、分享个人经历和发泄情感的现象在互助小组中更普遍。也就是说,这样的沟通行为对小组成员的社交网络产生了积极影响(Smith et al., 1991；Toseland, Rossiter, Peak, et al., 1990)。

其他研究也支持互助小组的这些优点。Gonyea 和 Silverstein (1991)曾对 376 名护理阿尔茨海默病患者且加入由同伴领导的互助小组的照顾者与 75 名对照者进行比较。研究发现,在前 12 个月中,参加互助小组的照顾者更倾向于利用社区支持服务,且他们对社区支持服务的使用程度与他们待在支持小组的时间长度和参加小组会议的次数呈正相关。Gonyea 和 Silverstein 推测,由同伴领导的互助小组可能起着社交活动代理、扩充照顾者服务知识的作用,并使他们对社区支持服务的使用合理化。

尽管社交网络规模的扩大离不开互助小组,但 Toseland、Rossiter、Peak 和 Hill(1990)发现,由专业人士领导的心理教育小组在改善照顾者的心理机能方面比互助小组更有效。与互助小组相比,心理教育小组中的参与者的紊乱症状在绝对数量上有更大的减少,且幸福感有更大的改善(由 Bradburn 情感平衡量表测量)。这些参与者也在个人变化测量方面表现出较大的改善。根据对会话磁带的分析得出,与互助小组的非专业领导者相比,心理教育小组的专业领导者方法更加结构化,能更成功地让照顾者将注意力放在护理问题上,更倾向于帮助照顾者根据特定问题制订计划。然而,Toseland 和他的同事指出,一部分照顾者在心理教育小组中会对正式结构和专业人员的积极领导力进行反抗。

支持小组干预的时间长度

另一个常见的问题是:长期小组干预与短期小组干预的相对价值是什么? 支持此研究的证据是模棱两可的。适度的治疗即使对于短期小组来说也是有益的(Brahce,1989;Gray,1983;Greene & Monahan,1989;Haley et al.,1987;Montgomery & Borgatta,1989;Zarit et al.,1987)。前人很少对长期小组进行研究。不过,研究证明,长期小组干预尤其能够有效减少患者的长期住院和门诊医疗费用(Peak et al.,1995)。例如,Mittelman 等人(1993,1995,1996)曾进行了长期干预,他们联合了个人、家庭和一个小组,最后发现患者的住院率减少。支持小组的干预也能产生持久的影响。Whitlatch、Zarit、Goodwin 和 Von Eye

(1995)发现,在此后一年的干预中,一个针对照顾者进行的支持小组干预项目降低了患者的疗养院安置率。

总 结

总的来说,研究表明,支持小组对家中有虚弱的老年成员的老年照顾者来说有一些积极影响。通过为照顾者提供情感支持,以及训练其如何有效地管理和解决护理中出现的问题,支持小组能够影响照顾者对护理过程的感受体验。对于充满压力的老年照顾者而言,心理教育小组也许是最好的选择,能充分满足他们的需要,因为小组为他们展示了一种问题解决的方法,教授有效的应对策略和放松技术,展现关于护理过程的信息,并提供一种鼓励社会支持的氛围。

发展、实施和维护支持小组的实践性问题

应用研究者和实践者可能都要参与支持小组的发展、实施和维护。互助小组和心理教育小组中的专业人员所扮演的角色以及他们的关注点是不一样的。本节第一部分和第二部分分别对专业人员促进互助小组和心理教育小组发展与实施的方式进行讨论。

互助小组

互助小组带来的一个好处是照顾者能够选择适合自己的方式接受支持,而不必被迫适应一个较正式的由专业者指导的小组治疗程序(Cole, Griffin, & Ruiz, 1986)。事实上,专业人员可能会以多种形式参与互助小组。尽管互助小组的成功取决于参与小组的照顾者是否可以承担发起和维持小组的大部分责任,但 Toseland 和他的学生还是列出了几种可能有助于专业人员推动互助小组成功的方法(Toseland & Hacker, 1982, 1985)。一位专业者可能需要涉及以下活动:(a)提供物

质支持,如代理资金和会议场所;(b)将社区资源和服务与照顾者联结起来,并为小组引进成员;(c)通过提供信息、指导、专业知识和技术援助的方式对小组成员进行咨询;(d)发起或发展小组直到小组成员可以担负起小组的全部责任;(e)在鼓励小组成员负责会议议程或要讨论的问题时,对小组进行领导。在促进小组成长和发展过程中,专业人员应该铭记的是:互助小组具有区别于其他工作服务型小组的特点。互助小组常常是不间断的、长期性的小组,它们为照顾者提供一种能够供他们在护理"事业"中长期依靠的资源,这种资源可以持续很多年。尽管一些支持小组决定取消会员制度,但事实上参与者已经可以根据自己的需求灵活自由地参与或退出小组。

互助小组的会议就是成员之间的来回互动。小组成员根据自己的节奏,分享他们在生活中已经恢复、适应和提高的应对能力。会议期间,成员们被鼓励投入情感地倾听、互相支持、提供和接收有关有效应对策略的建议,以及互相给予希望。通过彼此的鼓励,采取维持和增强自己应对策略的必要步骤,互相成为有效应对的榜样。照顾者也有机会展示他们的智慧和经验,在帮助他人的过程中发挥有用和有意义的作用。互助小组以最小的结构来促进这些活动的开展。

互助小组成员之间常常有与小组的重点不相关的高水平的互动,如交换孙子或孙女的照片和轶事。这类互动也很重要,常常发生于小组会议期间和结束后,它有助于成员间社会支持的建立。互助小组是为了促进和重视这样的互动而构成的(McCallion & Toseland,1995)。

心理教育小组

与互助小组相比,专业人员在心理教育小组中扮演了一个更积极的角色。同样,参与的照顾者也有自己的角色。这一点在将小组建设为允许不同文化的照顾者加入时尤为重要。来自几项研究的定性数据表明,小组所处的位置、小组领导者的选择、会议的时间和议题的范围应由潜

在的小组成员信息决定（Henderson，Gutierrez-Mayka，Carcia，&
Boyd，1993；Toseland & Rivas，1998）。为了创造和保持心理教育小
组的生存能力，专业人员需要依照四个步骤来进行小组的建设：(a)招募
小组成员；(b)追踪小组成员并保持联系；(c)计划和实施小组；(d)小组
发展和领导者培训。这些步骤很有可能提高照顾者的出勤率和回头率。

　　小组成员招募。 对于任何小组干预来说，发现潜在的小组成员是最
基本的工作。面对面的联系是最有效的招募方法，但是与电话、邮件或大
众传媒联系方式相比，需要投入更多的时间和金钱。通常，相较于单一的
方法，多元方法能招募到更多的潜在成员。在某种程度上，小组的性质会
决定招募的确认和联系方式。例如，如果一个健康维护组织投资了一个
小组，那么参与者可能会通过书信的方式和基础医疗医生的转介获得会
员资格，正如 Toseland 等人曾使用过的(新闻报道)。通过书信的方式招
募潜在的小组成员时，应该解释小组的目的，包括加入小组的标准(例如，
55 岁以上，护理患有慢性疾病的配偶，等等)，以及小组的性质。其他招募
的方法会根据小组要招募的人数和小组环境而定。例如，根据一个区域
的患有老年痴呆症的地址姓名录打电话给合格的参与者，或者在社区活
动中建立一个信息亭，这些都是招募成员很好的方式。一些照顾者可能
不愿意请求帮助，也可能认为没有时间去参加会议。然而，这些可能正是
重大压力下照顾者的反应，同时他们也是最能够从小组参与中获益的群
体。对于这一部分照顾者，则需要采用更为灵活多变的招募策略。

　　如何鼓励具有多元民族和文化背景的照顾者参与到小组之中是值
得关注的。Aponte 和 Crouch(1995)提出，具有多元文化背景的照顾者
数量正在急速增长。通常，具有多元文化背景的照顾者的第一选择取决
于大家庭的支持。如果缺少这样的支持，由于照顾者对正式组织的不信
任，或者自身存有的自己应该照顾"自己"的文化信念，他们可能会不愿
意利用支持小组(Lockery，1991；Sakauye，1989；Sung，1995)。而且，
由于一些不利因素的存在，如历史歧视、法律地位问题和排斥，一些少数

民族家庭可能并不知道有类似支持小组这样的资源存在。也就是说,社会中最需要接受帮助的人群却得到了最少的资源(Gratton & Wilson,1988;Johnson,1995;McCallion,Janicki, & Grant-Griffin,1997)。集中的、有文化特色的招募工作有助于具有多元民族和文化背景的照顾者的参与。

Ramos、Toseland、Ramos、Aquino 和 Roff(1999)发现,成功招募拉丁美洲的照顾者的必要条件是对社区熟悉,这样才能在社区中与拉丁美洲人的领导者取得联系,这对建立信任和互惠很重要。例如,在招募前做一个关于护理的调查,愿意接受调查的照顾者可以在拉丁社区活动中心享受免费的电脑技能培训等服务。在这个例子中,社区内的拉丁美洲人领导者在取得语言帮助后对项目产生了兴趣,并开始帮助进行招募工作。McCallion、Janicki、Grant-Griffin 和 Kolomer(2000)也曾通过当地的多元文化机构寻找干预和进行招募。此种策略有助于支持小组创建一个新的、开放的、在文化上舒适的定位。

照顾者常常由于他们的护理责任而喘不过气来,可能没有办法将足够的资源或时间投入小组会议这样的活动中。这些障碍是可以被克服的。合理安排参加小组会议的交通,制订不影响工作或重要护理的时间表,安排临时看护,提供一个容易到达且熟悉的地点,以上这些都能促进小组会议的参与率。通过对小组成员和未参与的人员进行访问得知,加入支持小组最大的障碍就是:所需要花费的时间和照顾者认为不能使患者无人照顾或交给他人照顾(McCallion et al.,2000;Ramos et al,1999)。只有领导者提前帮助照顾者解决这些问题,才能成功确定一个小组的成员并确保会议的出勤率。

小组的效益应该详细地告知给潜在成员。在与潜在成员的最初的联系中,专业人员必须承认和谈及护理经历的积极和消极方面,将其作为介绍支持小组的基础。对有关支持服务和资源的信息需求也能成为招募许多照顾者的出发点。突出小组成员分享的经验、信息和策略是小组会议的一部分,领导者可以传达参与支持小组的益处(比如,支持、问题解决、社区资源知识、健康信息等)。

追踪和留住小组成员。一个支持小组一旦形成,追踪和留住它的成员就很重要。如果心理教育小组具有长期性或同一时间有多个小组,那么追踪和留住小组成员就更为重要了。之前由健康维护组织启动的一个持续 12 个月的心理教育小组,其经验表明,定期更新小组成员的信息(例如,变换的地址、联系方式、护理情况等),有助于小组领导者促进成员参与的持续性(Toseland,et al.,待发表)。例如,对于一些成员来说,他们负责的患者在身体健康方面的变化会对其继续参加小组有限制作用。小组领导者对这方面信息的掌握有助于帮助照顾者继续参加小组。通过持续地更新成员信息,领导者也能够处理一些事件,如患者的死亡、转为住院治疗的情况,或者照顾者个人健康的显著变化。

通过电话和邮件与照顾者保持联系,有助于追踪每位照顾者的需求。同时,会议前领导者与照顾者的联系,可以提醒照顾者安排时间,鼓励照顾者参与会议。来自健康维护组织的有趣的数据显示,小组活动过程中多次出现照顾者决定中断小组参与或者遗漏某个重要会议的情况。这时,小组领导者会联系他们并向他们宣传继续参加小组的好处。小组领导者报告称,向参与者强调每个成员为小组做出的重要贡献,以及强调潜在成员对其他照顾者的帮助,同样有助于提高照顾者继续参与的程度。

计划和实施一个支持小组。通常,支持小组的领导者依靠主办方为会议提供举行地点,这可能意味着支持小组在会议的地点和时间两方面都处在被动地位。错误的会议地点和时间会影响会议的出勤率,因此,应该尽可能地为支持小组提供方便可用的会议室,著名建筑、社区中心或健康中心是不错的选择。如果在一个不熟悉的或很难寻找的场所举行会议,安全和交通问题会降低会议的出勤率。舒适、安静和隐秘的会议环境(如会议室或小的活动室)可以为小组成员带来积极体验。建筑和会议室内的设置应该满足老年人的需求。临近的停车位置、配备便利设备的洗手间、舒适的椅子、摆放纸或册子的桌子和具有最小使用障碍的楼梯等设备，都可以促进照顾者的参与。

领导者也需要明白，参与者的时间是宝贵的。确定合适的会议时间，并且保证该时间内会议室是可用的，有助于照顾者的参与。为照顾者提供一个未来会议的时间表，有利于照顾者对他们的护理提前进行计划。会议前以电话或明信片的方式提醒小组成员会议的时间，也利于提高会议的参与率。同时，在计划小组会议时，气候、假期和度假也应该被考虑进去，还要为不得不推迟的会议制订延期计划，并在第一时间告知小组成员。

领导者应该在会议前为每一次会议制订出具体议程。其实，制订一份包含每次会议时间表和议程及活动的手册可以确保干预会议的持续性和连贯性。此外，领导者应该使所有的信息和材料公用化，如为小组成员提供的活动手册、问题识别手册、相关健康信息和社区资源列表。这些方法为参与者遵循建议的策略和方法提供了可能，从而使他们愿意返回小组中参与后续的会议。

对于心理教育小组来说，理想的领导者需要熟悉和了解团体动力以及虚弱的老年人和他们的照顾者的健康护理需要。在启动一个小组之前，领导者应该阅读相关方面的材料，如程序手册，并开始进行关于如何展现干预的关键部分（例如，问题解决策略）和如何领导练习（例如，放松技术）等方面的自我培训。另外，小组领导者应该明确老年人所在的社区可以提供的项目和资源，以便将成员们可能需要的服务介绍给他们。

在支持小组活动的过程中，领导者应该及时与小组成员讨论他们的具体问题，并确保问题解决的方向可以满足成员的具体需求。此外，小组领导者应该定期检查干预协议是否被很好地遵守。会议录音对于小组领导者来说是一种很好的资源，可以用来检察自己的领导能力和发现那些被自己在会议中忽略掉的照顾者的问题。录音带的使用也有助于小组领导者的外部监管。尽管录像能带来更丰富的资料来源,但在技术上的实现会更难,也更具有干扰性。无论使用哪一种记录方法,都应该与参与者讨论录音/录像资料的储存和使用问题。当然也应该在进行录音或录像前获得小组成员的书面同意。

总　结

确保支持小组给照顾者带来积极影响的关键在于小组为成员提供重要的益处。对于互助小组来说,这些益处包括为照顾者提供一个发泄情感的出口,因为互助小组的环境更易于互相理解和分享。照顾者经常报告称,参加互助小组最大的益处是他们可以从彼此或领导者那里获得肯定和鼓励(Toseland,Rossiter,Peak,& Hill,1990)。确实,互助小组中形成的关系经常在会议之外仍然保持。

心理教育小组的益处在于为患者和照顾者提供实际的卫生和服务信息,以及平衡自身健康的必要技能,并帮助照顾者对他们的情况进行更积极的评估。心理教育小组最核心的工作是为鉴定问题的过程提供实践性的指导,并试图为找到的问题寻求实际的、积极的解决方案。为了确保互助小组和心理教育小组的成功,需要格外关注在为照顾者提供服务的过程中出现的现实问题和后勤问题。随着老年人的护理越来越深入地融入家庭生活,在保护和鼓励老年人以及他们的照顾者维持自立和健康的过程中,社区互助小组和心理教育小组会继续发挥重要的作用。

参考文献

Aponte, J. F., & Crouch, R. (1995). The changing ethnic profile of the United States. In J. F. Aponte, R. W. Rivers, & J. Wohl (Eds.), *Psychological interventions and cultural diversity* (pp. 1—18). Boston: Allyn & Bacon.

Atkinson, S. J., & Fischer, J. L. (1996). Factors affecting co-dependent's support group attendance. *Alcoholism Treatment Quarterly*, 14, 11—20.

Barusch, A., & Spaid, W. (1991). Reducing caregiver burden through short-term training: Evaluation findings from a caregiver support project. *Journal of Gerontological Social Work*, 17, 7—33.

Beisecker, A. E., Wright, L. J., Chrisman, S. K., & Ashworth, J. (1996). Family caregiver perceptions of benefits and barriers to use of adult day care for individuals with Alzheimers disease. *Research on Aging*, 18, 430—450.

Benjamin, S. (1989). Psychological treatment of chronic pain: A selective review. *Journal of Psychosomatic Research*, 33, 121—131.

Biegel, D., Sales, E., & Schulz, R. (1991). *Family caregiving in chronic illness*. Newbury Park, CA: Sage.

Blanchard, E. (1993). Behavioral therapies in the treatment of headache. *Headache Quarterly*, 4, 53—56.

Blazer, D. (1982). Social support and mortality in an elderly community population. *American Journal of Epidemiology*, 115, 684—694.

Bourgeouis, M. S., Schulz, R., & Burgio, L. (1996). Interventions for caregivers of patients with Alzheimers disease: A review and analysis of content, process, and out-comes. *International Journal of Aging and Human Development*, 43, 35—92.

Brahce, C. I. (1989). The effect of a support and education program on stress and burden among family caregivers to frail elderly persons. *Gerontologist*, 29, 472—477.

Cantor, M. (1994). Family caregiving: Social care. In M. Cantor (Ed.), *Family caregiving: Agenda for the future* (pp. 1—9). San Francisco: American Society on Aging.

Choi, N. G., & Wodarski, J. S. (1996). The relationship between social support and health status of elderly people: Does social support slow down physical and functional deterioration? *Social Work Research*, 20, 52—63.

Christensen, A., Smith, T., Turner, C., Holman, J., Jr., Gregory, M., & Rich, M. (1992). Family support, physical impairment, and adherence in hemodialysis: An investigation of main and buffering effects. *Journal of Behavioral Medicine*, 15, 313—325.

Cole, L., Griffin, K., & Ruiz, B. (1986). A comprehensive approach to working with families of Alzheimer's patients. *Journal of Gerontological Social Work*, 9, 27—39.

Dalgard, O.S., & Lund-Haheim, L.(1998). Psychosocial risk factors and mortality: A prospective study with special focus on social support, social participation, and locus of control in Norway. *Journal of Epidemiology and Community Health*, 52, 476—481.

Festinger, L. (1954). A theory of social comparison processes. *Human Relations*, 7, 117—140.

Fuhrer, R., Dufoil, C., Antonucci, T. C., Shipley, M. J., Helmer, C., & Dartigues, J. F. (1999). Psychological disorder and mortality in French older adults: Do social relations modify the association? *American Journal of Epidemiology*, 149, 116—126.

Galinsky, M. J., & Schopler, J. H. (1994). Negative experiences in support groups. *Social Work Health Care*, 20, 77—95.

Gallagher, D., Lovett, S., & Zeiss, A. (1989). Interventions with caregivers of frail elderly persons. In M. Ory & K. Bonds (Eds.), *Aging and health care: Social science and policy perspectives* (pp. 167—190). London: Routledge.

Gallagher-Thompson, D. (1994a). Clinical intervention strategies for distressed caregivers: Rationale and development of psychoeducational approaches. In E. Light, G. Niederehe, & B. D. Lebowitz (Eds.), *Stress effects on family caregivers of Alzheimer's Patients* (pp. 261—277). New York: Springer.

Gallagher-Thompson, D. (1994b). Direct services and interventions for caregivers: A review and critique of extant programs and a look ahead to the future. In M. H. Cantor (Ed.), *Family caregiving: Agenda for the future* (pp. 102—122). San Francisco: American Society on Aging.

Gallant, M. P., & Connell, C. M. (1998). The stress process among dementia spouse caregivers: Are caregivers at risk for negative health behavior change? *Research on Aging*, 20, 267—297.

Given, B. A., & Given, C. W. (1998). Health promotion for family caregivers of chronically ill elders.*Annual Review of Nursing Research*, 16, 197—217.

Goldfried, M., & Goldfried, A. (1980). Cognitive change methods. In F. Kanfer & A. P. Goldstein (Eds.),*Helping people change—A textbook of methods* (2nd ed., pp. 97—130). New York: Pergamon.

Gonyea, J. G., & Silverstein, N. M. (1991). The role of Alzheimer's disease support groups in families' utilization of community services. *Journal of Gerontological Social Work*, 16, 43—55.

Goode, K. T., Haley, W. K., Roth, D. L., & Ford, G. R. (1998). Predicting longitudinal changes in caregiver physical and mental health: A stress process model. *Health Psychology*, 17, 190—198.

Gratton, B., & Wilson, V. (1988). Family support systems and the minority elderly: A cautionary analysis.*Journal of Gerontological Social Work*, 13, 81—93.

Gray, V. K. (1983). Providing support for home caregivers. In M. A. Smyer & M. Gatz (Eds.),*Mental health and aging* (pp. 197—214). Beverly Hills, CA: Sage.

Greene, V., & Monahan, D. (1989). The effect of a support and education program on stress and burden among family caregivers to frail elderly persons. *Gerontologist*, 29, 472—477.

Haley, W., Brown, L, & Levine, E. (1987). Experimental evaluation of the effectiveness of group interventions for dementia caregivers. *Gerontologist*, 27, 376—382.

Heinrich, R., & Schag, C. (1985). Stress and activity management: Group treatment for cancer patients and spouses. *Journal of Consulting and Clinical Psychology*, 53, 439—446.

Henderson, J., Gutierrez-Mayka, M., Garcia., J., & Boyd, S. (1993). A model for Alzheimer's disease support group development in African-American and Hispanic populations. *Gerontologist*, 33, 409—414.

Hyduk,C.A.(1996).The dynamic relationship between social support and health in older adults:Assessmentimplications.*Journal of Gerontological Social Work*,27,149—165.

Ingersoll-Dayton，B.，Chapman，N.，& Neal，M. (1990). A program for caregivers in the workplace. *Gerontologist*，30，126—130.

Johnson，T. (1995). Utilizing culture in work with aging families. In G. Smith, S. S. Tobin, B. Robertson-Tchabo, & P. Power (Eds.)，*Strengthening aging families: Diversity in practice and policy* (pp. 175—202). Newbury Park, CA: Sage.

Kiecolt-Glaser，J.，Dura，J.，Speicher，C，Trast，O.，& Glaser，R. (1991). Spousal caregivers of dementia victims: Longitudinal changes in immunity and health. *Psychosomatic Medicine*，53，345—362.

Knight，B.，Lutzky，S.，& Macofsky-Urban，F. (1993). A meta-analytic review of interventions for caregiver stress: Recommendations for future research. *Gerontologist*，33，240—248.

Korner-Bitensky，N.，Tarasuk，J.，Nelles，J.，& Bouchard，J.-M. (1998). The impact of interventions with families poststroke: A review. *Topics in Stroke Rehabilitation*，5，69—85.

Kouzis，A. C.，& Eaton，W. W. (1998). Absence of social networks, social support and health services utilization. *Psychological Medicine*，28，1301—1310.

Kramer，B. J. (1997). Gain in the caregiving experience: Where are we? What next? *Gerontologist*，37，218—232.

Krizek，C.，Roberts，C.，Ragan，R.，Ferrara，J. J.，& Lord，B. (1999). Gender and cancer support group participation. *Cancer Practice*，7，86—92.

Labrecque，M.，Peak，T.，& Toseland，R. (1992). Long-term effectiveness of a group program for caregivers of frail elderly veterans. *American Journal of Orthopsychiatry*，62，575—588.

Lee，M.，& Tussing，A. D. (1998). Influences on nursing home admission: The role of informal caregivers. *Abstract Book Association for Health Services Research*，15，55—56.

Lockery，S. (1991). Family and social supports: Caregiving among racial and ethnic minority elders. *Generations*，15，58—62.

Lovett，S.，& Gallagher，D. (1988). Psychoeducational interventions for family caregivers: Preliminary efficacy data. *Behavior Therapy*，19，321—330.

Manne, S., & Zautra, A. (1989). Spouse criticism and support: Their association with coping and psychological adjustment among women with rheumatoid arthritis. *Journal of Personality and Social Psychology*, 56, 608—617.

Martichuski, D. K., Knight, B. L., Karlin, N. J., & Bell, P. A. (1997). Correlates with Alzheimer's disease caregivers' support group attendance. *Activities*, *Adaptation*, & *Aging*, 21, 27—40.

McCallion, P., Diehl, M., & Toseland, R. (1994). Support group intervention for family caregivers of Alzheimer's disease patients. *Seminars in Speech and Language*, 15, 257—270.

McCallion, P., Janicki, M., & Grant-Griffin, L. (1997). Exploring the impact of culture and acculturation on older families caregiving for persons with developmental disabilities. *Family Relations: Interdisciplinary Journal of Applied Family Studies*, 46(4), 347—357.

McCallion, P., Janicki, M., Grant-Griffin, L., & Kolomer, S. (2000). Grandparent caregivers Ⅱ: Service need and service provision issues. *Journal of Gerontological Social Work*, 33, 63—90.

McCallion, P., & Toseland, R. (1995). Supportive group interventions with caregivers of frail older adults. In M. Galinsky & J. Schopler (Eds.), *Support groups: Current perspectives on theory and practice* (pp. 11—25). Binghamton. NY: Haworth.

McCallion, P., & Toseland, R. (1996). Supportive group interventions with caregivers of frail older adults. *Social Work with Groups*, 18, 11—25.

McCallion, P., Toseland, R., & Diehl, M. (1994). Social work practice with caregivers of frail older adults. *Research on Social Work Practice*, 4, 64—88.

Meichenbaum, D. (1977). *Cognitive behavior modification-An integration approach*. New York: Plenum.

Meichenbaum, D. (1985). *Stress inoculation training*. New York: Plenum.

Meichenbaum, D., & Cameron, R. (1983). Stress inoculation training: Toward a general paradigm for training coping skills. In D. Meichenbaum & M.E. Jaremko (Eds.), *Stress reduction and Prevention* (pp. 115—154). New York: Plenum.

Melamed, B., & Brenner, G. (1990). Social support and chronic medical stress: An interaction-based approach. *Journal of Social and Clinical Psychology*, 9, 104—117.

Mendes de Leon, C. F., Glass, T. A., Beckett, L. A., Seeman, T. E., Evans, D. A., & Berkman, L. F. (1999). Social networks and disability transitions across eight intervals of yearly data in the New Haven EPESE. *Journals of Gerontology: Social Sciences*, 54, S162—S172.

Michinov, N., & Monteil, J. M. (1997). Upward or downward comparison after failure: The role of diagnostic information. *Social Behavior and Personality*, 25, 389—398.

Mittelman, M., Ferris, S., Shulman, E., Steinberg, G., Ambinder, A., Mackell, J., & Cohen, J. (1995). A comprehensive support program: Effect on depression in spouse-caregivers of AD patients. *Gerontologist*, 35, 792—802.

Mittelman, M., Ferris, S., Shulman, E., Steinberg, G., & Levin, B. (1996). A family intervention to delay nursing home placement of patients with Alzheimer's disease. *Journal of the American Medical Association*, 276, 1725—1731.

Mittelman, M., Ferris, S., Steinberg, G., Shulman, E., Mackell, J., Ambinder, A., & Cohen, J. (1993). An intervention that delays institutionalization of Alzheimer's disease patients: Treatment of spouse-caregivers. *Gerontologist*, 33, 730—740.

Montgomery, R., & Borgatta, E. (1989). The effects of alternative support strategies on family caregiving. *Gerontologist*, 29, 457—464.

National Alliance for Caregiving and the American Association of Retired Persons (1997, June). *Family caregiving in the U.S.: Findings from a national survey* (Final Report). Bethesda, MD: The National Alliance for Caregiving. Washington, DC: The American Association of Retired Persons.

Peak, T., Toseland, R., & Banks, S. (1995). Impact of caregiver support groups on the health care costs and utilization of care recipients. *Journal of Aging and Health*, 7, 427—449.

Pearlman, D. A., & Crown, W. H. (1992). Alternative sources of social support and their impacts on institutional risk. *Gerontologist*, 32, 527—535.

Pillemer, K., & Suitor, J. (1996). "It takes one to help one": Effects of similar others on the well-being of caregivers. *Journals of Gerontology: Social Sciences*, 51, s520—s527.

Ramos, B., Toseland, R., Ramos, V., Aquino, G., & Roff, S. (1999). *Research with Latino caregivers: Recruitment strategies and instrumentation development.* Unpublished manuscript, State University of New York at Albany.

Rapp, S. R., Shumaker, S., Schmidt, S., Naughton, M., & Anderson, R. (1998). Social resourcefulness: Its relationship to social support and wellbeing among caregivers of dementia victims. *Aging and Mental Health*, 2, 40—48.

Sakauye, K. (1989). Ethnic variations in family support of the frail elderly. In M. Goldstein (Ed.), *Family involvement in treatment of the frail elderly* (pp. 63 — 106). Washington, DC: American Psychiatric Press.

Schulz, R., Newsom, J., Mittlemark, M., Burton, L., Hirsch, C., & Jackson, S. (1997). Health effects of caregiving: The caregiver health effects study: An ancillary study of the Cardiovascular Health Study. *Annals of Beheavoral Medicine*, 19, 110—114.

Schulz, R., Tompkins, C., & Rau, M. (1988). A longitudinal study of the psychosocial impact of stroke on primary support persons. *Psychology and Aging*, 3, 131—141.

Sherbourne, C., Hays, R., Ordway, L., DiMatteo, M., & Kravitz, R. (1992). Antecedents of adherence to medical recommendations: Results from the medical outcomes study. *Journal of Behavioral Medicine*, 15, 447—468.

Smith, G., Smith, M., & Toseland, R. (1991). Problems identified by family caregivers in counseling. *Gerontologist*, 31, 15—22.

Smith, G., Tobin, S., Robertson-Tchabo, E., & Power, P. (1995). *Strengthening aging families: Diversity in Practice and policy.* Thousand Oaks, CA: Sage.

Sorbi, M., & Tellegen, B. (1988). Stress-coping in migraine. *Social Science and Medicine*, 26, 351—358.

Stevens, M. J., & Duttlinger, J. E. (1998). Correlates of participation in a breast cancer support group. *Journal of Psychosomatic Research*, 45, 263—275.

Sung, K. T. (1995). Measures and dimensions of filial piety in Korea. *Gerontologist*, 35, 240—247.

Taylor, S. E., Aspinwall, L. G., Giuliano, T., & Dakof, G. (1993). Storytelling and coping with stressful events. *Journal of Applied Social Psychology*, 23, 703—733.

Taylor, S. E., Falke, R. L., Shoptaw, S. J., & Lichtman, R. R. (1986). Social support, support groups, and the cancer patient. *Journal of Consulting and Clinical Psychology*, 54, 608—615.

Tobin, S. (1999). *Preservation of the self in the oldest years*. New York: Springer.

Toseland, R. (1977). A problem solving group workshop for older persons. *Social Work*, 22, 325—326.

Toseland, R. (1988). *An action-oriented model of practice*. Unpublished treatment manual, School of Social Welfare, State University of New York at Albany.

Toseland, R. (1990). *Group work with older adults*. New York: New York University Press.

Toseland, R. (1995). *Group work with the elderly and family caregivers*. New York: Springer.

Toseland, R., & Hacker, L. (1982). Self-help groups and professional involvement. *Social Work*, 27, 341—347.

Toseland, R., & Hacker, L. (1985). Social workers' use of self-help groups as a resource for clients. *Social work*, 30, 232—239.

Toseland, R., Labrecque, M., Goebel, S., & Whitney, M. (1992). An evaluation of a group program for spouses of frail, elderly veterans. *The Gerontologist*, 32, 382—390.

Toseland, R., & McCallion, P. (1997). Trends in caregiving intervention research. *Social Work Research*, 21, 154—164.

Toseland, R., McCallion, P., Smith, T., & Bourgeois, P. (in press). Health education groups for caregivers in an HMO. *Journal of Clinical Psychology*.

Toseland, R., & Rivas, R. (1998). *An introduction to group work practice* (3rd ed.). New York: MacMillan.

Toseland, R., & Rossiter, C. (1989). Group interventions to support family caregivers: A review and analysis. *Gerontologist*, 29, 438—448.

Toseland, R., & Rossiter, C. (1992). Social work practice with family caregivers for frail older persons. In M. J. Holosko & P. A. Taylor (Eds.), *Social work practice in health care settings* (2nd ed., pp. 509—533). Toronto, Canada: Canadian Scholars Press.

Toseland, R., Rossiter, C., & Labrecque, M. (1989a). The effectiveness of peer-led and professionally led groups to support family caregivers. *Gerontologist*, 29, 465—471.

Toseland, R., Rossiter, C., & Labrecque, M. (1989b). The effectiveness of two kinds of support groups for caregivers. *Social Service Review*, 63, 415—432.

Toseland, R., Rossiter, C., Peak, T., & Hill, P. (1990). Therapeutic processes in support groups for caregivers. *International Journal of Group Psychotherapy*, 40, 297—303.

Toseland, R., Rossiter, C., Peak, T., & Smith, G. (1990). The comparative effectiveness of individual and group interventions to support family caregivers. *Social Work*, 35, 209—219.

Toseland, R., Sherman, E., & Bliven, S. (1981). The comparative effectiveness of two group work approaches for the development of mutual support groups among the elderly. *Social Work with Groups*, 4, 137—153.

Toseland, R., & Siporin, M. (1986). When to recommend group treatment: A review of clinical and the research literature. *International Journal of Group Psychotherapy*, 36, 171—201.

Toseland, R., & Smith, G. (1990). The effectiveness of individual counseling for family caregivers of the elderly. *Psychology and Aging*, 5, 256—263.

Toseland, R., Smith, G., & McCallion, P. (1995). Supporting the family in elder care. In G. C. Smith, S. S. Tobin, E. A. Robertson-Tchabo, and P. W. Power (Eds.), *Enabling aging families: Directions for practice and policy* (pp. 3—24). Newbury Park, CA: Sage.

Toseland, R., Smith, G., & McCallion, P. (in press). Supporting the "family" in family caregiving. In G. Smith, S. S. Tobin, B. A. Robertson-Tchabo, & P. Power (Eds.), *Enabling agingfamilies: Directions for practice and policy*. Newbury Park, CA: Sage.

VanderZee, K., Buunk, B., DeRuiter, J., Tempelaar, R., VanSanderen, E., & Sanderman, R. (1996). Social comparison and the subjective well-being of cancer patients. *Basic and Applied Social Psychology*, 18, 453—468.

Whitlatch, C., Zarit, S., Goodwin, P., & von Eye, A. (1995). Influence of the success of psychoeducation interventions on the course of family care. *Clinical Gerontologist*, 16, 17—30.

Wills, T. A. (1981). Downward comparison principles in social psychology. *Psychological Bulletin*, 90, 245—271.

Yalom，I. (1985).*The theory and practice of group psychotherapy* (3rd ed.). New York: Basic Books.

Zarit，S.，Anthony，C.，& Boutselis，M. (1987). Interventions with caregivers of dementia patients: Comparison of two approaches. *Psychology and Aging*，2，225—232.

（译者：汪晓蓉　李傲）

第二篇

医患沟通和成功老化

5 医生与老年患者关系的建立

Michele G. Greene　布鲁克林大学

Ronald D. Adelman　康奈尔大学威尔医学院

在现行的医疗保健体制下,为了发展有效的、相互受益的、有意义的医患关系,有众多且复杂的障碍是需要医生和患者双方去克服的。这一章简短地阐述了建立医生与老年患者关系的重要性,概述了一些众所周知的关于医生和老年患者关系的谈话,这些谈话描述了医疗保健的专业人士(特别是医生)和老年患者为增进彼此关系可能会采用的策略。同时,本章也提供了一个真实的案例来证明医生和老年患者关系的重要性。

研究人员已经清晰地证明了医患关系对患者治疗结果的影响,包括对治疗方案的依从、满意状况、健康状况、焦虑症状的减轻和是否继续治疗(Roter & Hall, 1992; Stewart, 1995)。对于医生来说,医患关系也是极其重要的。医生从自己治疗患者的工作中找到自身的价值(Suchman, Branch, & Matthews, 1995),并且,尽管专业的规范要求医生保持情感的中立(Parsons, 1951),但是医生的日常生活常被那些影响他们的事情所填充。同样地,医生精确诊断出病症的能力和照看患者的能力也都被他们与患者之间的关系所严重影响着(Lazare, Putnam, & Lipkin, 1995)。除此之外,对于一部分医生而言,涉及医疗纠纷诉讼的医患关系可能会对自己的事业产生最大的影响(Levinson, Roter, Mullooly, Dull, & Frankel, 1997)。

尽管这些由医患关系带来的结果都是重要的,一些医生和医疗保健机构的管理人员仍忽视医患关系和建立医患关系所需要进行的沟通。通常来说,当代医学更看重生物医学的治疗方法和生产力系数,而非医学的关怀维度。错误的二分法认为,医学的"科学"和医学的"艺术"是两种不同的现象。这种观点破坏了医生去践行有效的、慈悲的医学的能力。只有当医学的"科学"和医学的"艺术"相互依赖和彼此融会贯通时,广义上的治疗才能得以体现。

医生与老年患者关系的研究

尽管医生与老年患者关系的理论研究还很少(即使这个数字还在增加),但是总体的研究趋势倾向于将医患关系等同于医生与老年患者的关系。这种趋势的有效性应该被质疑,因为已有充足的数据指出,医生与老年患者之间的互动与医生和年轻患者之间的互动是不同的。例如,有的研究指出,医生在与年轻患者相处时的回应能力(例如,提问、告知和支持的质量)普遍比在与老年患者相处时要好(Greene,Adelman,Charon,& Hoffman,1986);相较于与年轻患者相处,医生与老年患者之间的就诊目标和主题表现出更少的一致(Greene,Adelman,Charon,& Friedmann,1989),老年患者在就诊过程中有更少的决策制订的参与,医生在对待老年患者时也更少地表现出平等、耐心、专注、尊重和乐观。另外,老年患者在独断能力上较年轻患者弱(Greene,1987)。

许多被人熟知的关于医生与老年患者的沟通都源于一些相关的调查研究和测量研究,这些研究的关注点是患者、患者家属、医生在会诊检查中发生了什么。也有另外一些关注医生对患者回应的小片段的研究,和一些通过被雇佣的模拟患者来检验医生(特别是正在实习的医生)的面谈技巧的研究。尽管这些研究提供了关于医生和老年患者沟通的有价值的信息,还可以从这些信息中预测在现实的会诊过程中医生和老年患者的行为表现,但是这些研究不能为"医患沟通中到底发生了什么"提供直接的证据。也就是说,这些研究将我们对"自然状态下的医生与老年患者沟通"的理解局限在知觉和态度的方面,而缺乏对医患对话的具体内容的研究。为了增加这个领域里直接的可被观察的研究,美国老龄化研究所资助了一个大的理论研究项目——医生与老年患者事务的评估(Assessment of Physician-Elderly Patient Transaction,ADEPT)。在这个项目中,有 500 例基础护理医生与老年患者之间的互动被录音或录像。这项浩大的研究工程是由庞大的数据驱动的,数据将运用 3 种不同的交互分析编码系统进行分析,这可能为医生与老年患者沟通这一研究领域的知识体系添上浓墨重彩的一笔(M. A. Cook, personal communication,April,1999)。

下面将简要地回顾直接观察医生与老年患者在自然情景下(如医院、办公室)互动的一些相关研究。这里仅采用对大于 60 岁的老年患者样本的研究。其中,使用最频繁的直接观察方法是通过录音和录像进行的。这些研究的焦点因讨论部分的内容不同而不同,因在会诊过程中互动的不同而不同,因会诊过程中第三人/陪伴者的影响不同而不同,因相互影响的变量和会诊结果之间的联系的不同而不同。在接下来的每个部分中,相关的结论将以时间顺序来呈现。

医生与老年患者诊疗时的内容研究

Rost 和 Frankel(1993)研究了在诊疗过程中老年患者如何介绍自己的问题。这是一项关于 200 位大于 60 岁的糖尿病患者的研究,研究者发现,有超过 50％的患者没有提出他们关心的医学问题,有 60％的患者不会讨论重要的社会心理话题。如果患者的某一次诊疗时间很短(例如,提出的问题很少),那么该患者的每一次诊疗时间都可能很短。这些录音会诊过程(平均时长 10.8 分钟)的研究焦点更多是关于医学的(相较于社会心理)。

Waitzkin、Britt 和 Williams(1994)选取了两个医生与老年患者间交流的录音案例来证明社会问题在诊疗的整个过程中是怎样被处理的。总的来说,研究者发现对于患者而言,一旦社会问题出现在会诊过程中,对这种问题的谈论就会被终止或打断,以至于社会问题的谈论往往被迫偏离,尽管这些社会性的内容往往是病人压力的主要来源。

我们在大城市的医院诊疗室里对 81 例内科医生和大于 60 岁的患者的会诊过程进行了录音,并运用了多维交互分析编码系统(Multi-Dimensional Interaction Analysis,MDIA)来对这些录音文件进行编码。这样编码的好处在于可以从定性和定量两个方面研究互动参与者的谈话过程、内容、语言和行为(Charon,Greene,& Adelman,1994)。在对医生与老年患者的第一次诊疗时关于个人习惯和社会心理谈话的内容的详细分析中,我们发现有一些重要的话题在这些情境中很少被讨论。运动(3.7%)和与性有关的(6.2%)个人习惯话题很少被讨论,而饮食(76.5%)、抽烟(69.1%)和喝酒(58%)却最可能被讨论。在社会心理方面,最少被讨论的两个话题是犯罪与受害(3.7%)和宗教(4.9%),而最可能被谈及的是医疗系统(96.3%)、家庭与重要他人(82.7%)、工作与休闲活动(65.4%)。尽管医生更倾向于发起关于个人习惯的话题,但是老年患者更倾向于谈论与社会心理相关的主题。值得重点注意的是,无论如何,仅仅记录谈话过程中一些特定的话题并不足以展示出谈话的质量。围绕这些特定话题的谈话质量是未来的研究所必须要看重的(Greene & Adelman,1996a)。

医生与老年患者沟通的互动作用过程研究

在 Roter(1991)关于医生回应老年患者的情绪状态的研究中,83 位患者参加了医院的老年护理专科门诊,这个过程被录音并且被 Roter 交互分析系统(Roter Interaction Analysis system)编码。Roter 发现,那些被医生诊断为焦虑、抑郁、躁怒的患者更希望在诊疗过程中得到复诊,也更容易被医生以开放性的问题问到情绪状态。然而,这些患者却很少在诊疗过程中获取一些关于医学问题的信息。这个研究也指出,被医生诊断为抑郁、情感独立、焦虑的患者更容易在诊疗过程中对自己的状况表现出担心,并更积极地要求医生对自己的状况给予复诊。

Coupland、Robinson 和 Coupland(1994)在南威尔士录音并观察了85 例老年患者的临床会诊过程。这个研究的重点是医疗咨询中的开放性要素和互动参与者如何从情感沟通的话题(例如,以建立关系为目的而设计的沟通)转移至诊疗中的医疗工作。我们从选定的互动中摘录了一些语言以此来例证表达的多样性,"你感觉怎么样啊"通常在诊疗中被用来建立初始的社交关系或者被用来作为过渡到与医疗有关的对话的方式。

在关于会诊过程中老年患者的"自我展示"以及医生对患者展示的回应的研究(Greene,Adelman,Rizzo,& Friedmann,1994)中,我们使用MDIA 编码系统来检验展示的时态和展示的亲密水平会如何影响医生的回应。我们发现:(a)当老年患者展示更多关于过去的事情而不是当前的生活时,医生回应患者的自我展示会回应得更好;(b)相比亲密的患者,医生回应不亲密患者的自我展示时回应得更好(Greene,Adelman,Rizzo,& Friedmann,1994)。

在医生和老年患者如何提供相互支持的一个定性评估中,我们回顾了两例医生与老年患者的诊疗案例(Greene,Adelman,& Majerovitz,1996)。总的来说,在第一个案例中,医生对患者的非支持性沟通可以总结为不注意听、敷衍地回应、不留意患者关注的东西和从情感内容到医疗内容的话题切换。在第二个案例中,医生描述他的支持性沟通表现为积极向患者询问其所担心的内容、了解患者的压力、针对患者的问题提供真切的帮助和为患者提供保障,如让患者得知医生在今后对患者来说都是可利用的。在同一个调查中,我们也验证了一个很少被研究的现象:患者对医生的支持性沟通。通过81 个初诊的样本,我们发现,在初诊中超过65%的患者进行过支持医生的沟通(经常是以情感的形式支持)。

在一个关于医生对不同患者和不同医疗问题做出的回应（例如，提问、告知和给予支持的质量）的研究中（Greene & Adelman，1996b），我们发现，医生在回应由患者提出的医疗话题和回应由医生最先提出的讨论话题方面是没有区别的。但是，在个人习惯话题（例如，抽烟、喝酒和性）和社会心理话题（例如，抑郁症、家庭关怀、虐待）这两方面，医生的回应能力在话题由医生发起时相比由患者自己介绍时会更好。

诊疗过程中第三人/陪伴者的影响研究

Coe 和 Prendergast（1985）试图了解在三人的会诊过程中联盟的形成和发展。研究者对 14 例由医生、大于 65 岁的患者和患者家属参与的会诊个案进行了录音。为了达到比较的目的，在一半的个案中，家属被排除在会诊过程之外。研究过程中的所有录音都经过转录处理。总的来说，Coe 和 Prendergast 发现，在一次诊疗中，三个沟通参与者之间彼此形成多重联盟的情况是可能的，联盟存在的时间长度是可变的，而努力建立一个共同联盟并不总是成功的。

Beisecker（1989）对 21 例发生在医学专家、康复专家与超过 60 岁的患者之间的案例进行了录音，并研究了陪伴者在整个医疗会诊过程中的影响。Beisecker 发现，同伴的存在并不影响会诊的时间长短。尽管医生和患者的交谈主导着会诊过程，但同伴与医生的谈话也时常发生。同伴的参与往往发生在询问疾病史期间或会诊最后一个阶段。正如预计的一样，同伴在病人进行医疗检查时相对不活跃。Beisecker 还发现，患者与同伴之间的互动并不会频繁发生。

Hasselkus（1992）在医疗诊所和老年门诊做了一个关于老年患者、医生和照顾者之间的定性研究。40 例会诊案例被录音。Hasselkus 发现，当照顾者认为自己是患者照顾过程中的主要负责人时，医生感知到照顾者成为"患者的替代品"，也即是说，照顾者经常会将患者无法提供的信息告知给医生。诊疗过程中只有极少的关于疾病与护理的社会学内容的讨论，而谈话主要是基于生物医学属性的。

为了研究 2 人参与和 3 人参与的诊疗在内容和过程上的差异，我们比较了 2 人和 3 人的配对样本（Greene，Majerovitz，Adelman，& Rizzo，1994）。研究发现，尽管医生频繁地使用"他"或者"她"来指代患者（这将让患者成为第三方，或是互动过程的局外人），但是医生的谈话内容在这两种情境下没有表现出差异；患者在 3 人情境下较少提出话题；与 2 人情境相比，3 人情境中患者更少回应话题，也表现出更少的自信；在 3 人情境中，患者更少共享欢笑和共做决定。总的来说，这些研究说明了在医生与患者的诊疗过程中，第三者参与终将显著地影响会诊过程中动力以及医生与患者之间关系的建立。老年护理的多方交流将会在 Coupland 写的第 6 章（本书）中来讨论。

医生与老年患者之间的互动和患者病情结果的关系研究

为了理解医生将会采取什么样的策略来提高患者对治疗方案的依从，Coe、Prendergast 和 Psathas（1984）对发生在医生、患者和陪同的亲属之间的会诊过程进行了录音。这些录音被转录并通过对互动过程的形式、顺序和内容的评估来研究诊疗过程的结构和动力。研究中讨论了三个转录的案例。Coe 等人发现，当案例中出现复方用药的现象时，尽管医生反复叮嘱用量和说明，但患者和亲属仍不能很好地理解药物的用法。医生经常直接向家属交代（而非向患者交代），并且经常依靠他们来协助患者的治疗方案。医生经常按照患者的理解能力去组织自己的语言。医生在制订治疗方案时也会将患者的日常生活考虑进去。

Rost 和 Roter（1987）研究了医生和老年患者之间的交流如何在诊疗过程中影响患者对治疗方案的记忆能力和对生活方式改变建议的依从程度。在医院老年护理专业门诊的患者都被录音且被 Roter 交互分析系统编码。在对 83 例诊疗个案的分析中，Rost 和 Roter 发现，封闭式的问话和告知性的陈述与患者对治疗方案的记忆能力呈正相关。对患者情绪问题的讨论与患者对药剂使用方法的记忆能力呈负相关。因此，在有情绪讨论的会诊中，Rost 和 Roter 建议医生在会诊结束时再次重申药物治疗的方案。在 42 例被医生提议要改变生活方式的案例中，医生建议的提供、医生与患者的愤怒值都与患者对饮食改变建议的依从程度呈正相关。Rost 和 Roter 认为，在"提供信息时结合严重后果来说，可以让患者意识到生活方式建议的重要性和提高他们的依从性"(p.514)。

为了研究老年患者对医生与患者之间沟通的满意程度，我们做了一个会诊后的采访，并研究了被编码后的互动过程与患者在采访中做出的回应之间的相互关系(Greene, Adelman, Firedmann, & Charon, 1994)。老年患者对会诊的满意度与以下要素相关：医生的良好支持、频繁地分享欢乐、较长的会诊时间、医生在会诊中所做的示范、对患者发起的话题的高品质提问、更好的通知提醒能力、患者更少对问题进行询问、医生在问问题时更高频地使用否定性词汇(如"没有胸口疼？没有气短？")和更高频地指出"治疗方向"(如让患者知道在会诊过程中下一步将会发生什么)。这些研究发现告诉我们，在 1950 年左右，老年患者更喜欢那些考虑到医患关系特征的对话风格，也即是说，在会诊过程中，老年患者更喜欢以医生为主导和决策的温暖的交往风格。显然，不同种类的患者、不同地域的患者和未来的老年患者都应该被研究，才能确定满意度的相互作用关系。

其他研究

近来，我们(Greene et al, 1999)进行了一系列关于医生与老年患者在第一年诊疗过程中沟通状况的纵向研究。研究旨在证明：(a)随着时间的变化，医生和患者之间的沟通是否有系统变化；(b)初诊过程中的交流如何影响后续诊疗。17 组医生与老年患者的组合接受了跟踪研究(研究过程中有 138 次会诊被录音)。研究发现，所有的互动过程(如医生和患者的提问、信息的告知和支持)与许多全局变量(如医生的和蔼程度、耐心、投入和尊重；患者的自信、友善、放松和表达能力；会诊过程的温暖和深入程度)都不随时间的变化而发生系统变化。然而，其中的一个全局变量,即医生与患者之间的信任程度,会随着医患关系的发展而加深。除此之外,在第一次诊疗过程中沟通的许多因素会成为后续诊疗过程中的强有力的预测因素。因此,医生与患者都可能在他们初次见面时就对彼此关系的互动程度有所了解。

这个研究基于医生与老年患者在自然情景下的互动,尽管受到许多方面的限制,但是研究结果提供了一些原始的信息,这些信息包含关于医生与老年患者关系中沟通的内容和过程。大部分研究认为,在这个领域中使用小样本、不同的互动编码系统、不同的老年患者的数据收集站点、额外的可靠的方法进行理论研究是必要的。将研究和临床实践相结合是接下来最重要的一步,我们将从这个方面入手讨论接下来的内容。

提升医生与老年患者关系的策略

医生与老年患者之间有效且共情的沟通是健康的医患关系的基础。那么,沟通的哪些方面有助于建立良好的医患关系呢?在这一节中,我们将介绍一些可供医生和患者使用的以提升他们关系的策略。这些建议都源于我们在理论研究中针对老年护理的经验和临床经验的分析。我们还特别讨论了:(a)非年龄歧视的照料方法;(b)了解和支持老年患者的性格形成(包括人生经历的回顾);(c)关注患者的议题;(d)应对十分难以启齿的话题;(e)对感官和功能进行限制的方法;(f)在会诊过程中应对患者家属和陪同人员的方法;(g)老年病理学在为照料病人提供多层面的协调作用时的角色;(h)患者为提升医患关系所做的贡献。

非年龄歧视的照料方式

非年龄歧视的老年患者照料方法对提升医生与老年患者的关系是非常重要的(Adelman,Greene,& Charon,1991)。非年龄歧视的途径考虑到了老年人群体极大的异质性(Haug & Ory,1987)。每一个患者

（无论年老或者年轻）都应该被作为一个独立的、有特殊需要的、有着不同信念和顾虑的个体来对待。在留意老年患者的健康提升等问题的过程中，医生应抛弃成见。这些成见经常误导他人对老年人的见解。例如，与老年患者谈论戒烟、运动和节食这样有助于健康提升的议题应该是非常必要的。年龄歧视者认为，吸烟可能是老年人在生活意义减弱的状况下所能维持的少数娱乐之一，是一种有害的习惯的延续。事实上，在任何年龄段，戒烟都有助于改善健康状况（United States Department of Health and Human Services，1990）。尽管媒体以调侃的方式（特别是伟哥的问世）描述老年人的性能力，但是对老年人性功能问题的关注不可否认是必须的。对性功能问题表示关注就是一种非年龄歧视的照料方法。

了解患者的性格形成

建立关系意味着将患者当作一个独立的个人去认识。医生通过对老年患者的成长史和生命历程的回顾来了解患者。起初，了解患者的成长史是一件耗费时间的事情，但是回报是显著的，因为只有这样医生才能够了解患者是一个怎么样的人以及患者独特的性格信息，患者也能感受到医生在关注他，而不是仅仅把他当作一个患病的个体（Brown & Weston，1995）。通过对患者成长史的讨论，医生也能更好地了解患者目前的生活状况，这对医生诊断和治疗患者当前的问题是有很大帮助的。允许和支持患者自我展示，也即是说，患者的自我暴露无疑能够提升医患关系（Greene，Adelman，Rizzo，et al.，1994）。理解患者是消除老年歧视最好的办法：对患者了解得越多，对患者的成见就越少。

然而，在医疗问诊过程中的非年龄歧视的方式不应该只注意过去和患者的成长史，也应该对患者当前和未来的状况有所涉及。人口统计学家也提供了关于人口老龄化的信息，其中包括百岁老人数量的增长（Metropolitan Life Insurance Company，1987），对"成功老化"的研究也支持在老年医疗会诊过程中讨论未来的规划。例如，对老年人非年龄歧视的会诊方式是采用"预期引导"的视角,也即是说,允许对未来做规划。关注老年个体潜在的、严重的流行病问题的基础医疗提供者,也能够通过推荐一些特殊的预防策略来帮助患者避免药物依从性差和过度使用所带来的危险。

近来,针对虚弱老年人的家庭访问式会诊逐渐开始回归。这些家庭式诊疗让医生看到了患者居住的家庭环境,这会使医患关系更加牢固,也给了医疗提供者一个不同寻常的机会去研究家庭的动力、功能性的情境、居住条件和患者的自我认同。医生作为一个拜访者或者一个客人在另外一个人的家中,这也改变了诊疗过程中的权利动力,允许患者在整个诊疗过程中有更多的掌控感(Sankar,1986)。这种"主场作战"的互动影响也让患者能够更容易和医生分享自己更多的私密信息与情感。

关注患者的议题

医生通常都没给患者深入讨论他们担心的事情的机会(Marvel,Epstein,Flowers,& Beckman,1999),在会诊过程中患者的提问通常也是不受欢迎的(Frankel,1990;West,1984)。考虑到注意力的缺失,我们发现医生对自己主动提出的话题的回应多于对患者提出的话题的回应。当患者发起关于自己的话题的讨论时,他们所得到的对待与医生提出话题时完全不同。此外,诊疗时患者与医生的议题也有冲突(Greene et al.,1989)。显然,如果医生想让患者在会诊过程中更加投入,那么采用关注患者提出的问题和以患者为中心的方法是非常必要的。如果缺少这些方法,医患关系将会变得岌岌可危(Stewart et al.,1995)。

讨论难以启齿的话题

老年医学的医疗决策制订是与心理学结合在一起的。允许社会心理问题在会诊过程中自然展开的策略对综合评估是至关重要的。老年患者可能有很多医学问题和社会心理问题,其中一些问题如果由患者谈及会显得尴尬和不舒服。善于建立关系的医生通常会创造一个让患者感到安全的环境来谈论那些难以启齿的话题，如孤独、抑郁、被忽视、被虐待、成为照顾者的负担、死亡恐惧、遗嘱、记忆力衰退、行动不便和性功能障碍等。这些私密的话题只有当患者足够相信医生时才会被谈论到。那医生如何来创造一种安全的会诊环境呢？第一，医生要让患者知道所有在诊疗过程中交换的信息都是保密的。只有当患者知道他们的隐私将受到保护时，他们才更有可能卸下防备。第二，医生必须持非评判性态度。以接受的态度面对患者的行为是为了给那些不容易被表露的话题创造一个安全的前提条件，哪怕这些行为与医生的认知大相径庭。第三，医生需要为患者展示尴尬和私密的行为提供持续的支持和鼓励。这些支持包括允许患者谈论且不打断，言语上承认患者的痛苦，注意非言语的暗示（如眼泪盈眶、音调的变化或者颤抖的双手）。第四，向病人保证自己会为其提供信息上的、仪器上的和情感上的支持（Greene，Adelman et al.，1996）。这种支持的基础性等同于在老年虐待案例中，让患者知道在下次诊疗过程中或是在一些复杂的（得到患者允许的）干预中医生的话是可信的。并且，医生必须意识到对私密问题的提问可能不止一次地进行。在第一次会诊过程中问到这些私密话题对于某些患者来说可能显得太早。医学艺术的一部分就在于如何把握适当地提出敏感问题的时机。

留意感官及其功能的限制

老年患者可能有一些感官功能缺失，如视力、听力的问题，可能还有行走不便的问题。当这些限制被敏锐地发现和悉心关怀的时候，患者会感到症状得到缓解并心怀感激。例如，医生在办公室里放置一个特殊的听力辅助设备（Butler，Finkel，Lewis，Sherman，& Sunderland，1992）。医疗办公室的设计需要考虑轮椅的进出和陪伴患者的人的方便。尽管这些安排非常必要，但是事实上许多办公室在设计时没有考虑老年人身体机能的限制。所以,留意老年医疗中的环境设计显得尤为重要,在医疗办公室、家具、设备的装修与配备上也应该考虑老年人的特殊需要(Shroyer,1994)。

与患者家属和重要他人相处

许多老年人都有很多慢性病,需要家属和重要他人的帮助(Silliman,1989)。老年医疗专家需要通过和患者的照顾者交谈来确保患者的需求得到满足。在日常活动中,患者可能需要家属和其他人的帮助,如维持诊疗方案或是运送患者去医疗服务点。所有这些需要对于医疗服务和患者的健康状态来说都是至关重要的。除了与患者家属或者照顾者讨论这些任务以外,医生也应该注意到照顾者的负担和老人被虐待等问题。老年医疗专家必须关注患者与其照顾者之间的关系。老年医疗专家和照顾者之间的良好关系对患者的最优治疗至关重要。当患者特别虚弱或者患有认知障碍时,这种关系就更加重要了。

老年病理学团队的协调

医生不仅需要与患者、患者家属、照顾者进行良好的沟通,在与处理和满足众多、复杂需求的老年病理学医疗团队成员的沟通时也需要特别的技巧。因此,作为团队参与者,老年病理学医疗专家需要协调专科医生、护士、社会工作者、营养师、理疗师等不同角色之间的信息交流。这个工作需要复杂且悉心打磨的人际互动技巧来为患者、患者家属和照顾者整合信息。医生与老年患者之间关系的提升也依赖于发生在整个老年医疗团队中沟通的质量(Campbell & Cole,1987)。

除此之外,对虚弱的老年人的关怀也需要考虑服务和地点的随时变化。例如,一个在老年医疗门诊的患者可能经历住院,然后转移到康复中心,再转移到养老院、生活辅助机构或是回家的变动。这些改变对于患者来说可能是创伤性的,所以需要医疗保健团队的监测和协调。跨越照料地点的良好沟通模式对高质量的老年照料是非常重要的。

在提升医患关系中老年患者的作用

尽管这章的重点是谈论医生在提升医患关系时的作用,但是关系是动力性的和互动的。在会诊过程中,每个参与者都以自己的方式为关系做着贡献。因此,在这一部分,我们会简要地讨论患者为了提升医患关系所使用的策略。

老年患者在医疗会诊过程中经常不会提出关于自己的一些重要议题(Rost & Frankel,1993)。关于为何老年人不谈及自身的重要议题有许多种可能的解释。可能的情况是:(a)患者仅仅是忘记了谈论这些议题;(b)患者不认为这些议题足够重要;(c)患者认为在诊疗过程中谈到这样的议题是不合适的;(d)患者觉得其他的议题更重要;(e)因为医生对其他议题的回应而让患者对主动提出议题感到沮丧;(f)患者谈到这些议题会感到尴尬;(g)患者不知道医生会如何回应这些议题;(h)有家人在场时,患者谈论这些议题感觉不舒服;(i)患者担心占用医生太多的时间;(j)质疑权威的行为让患者感觉不舒服。无论何种解释,只要(如果可能的话)在治疗前准备好,大部分问题都可以被解决。我们建议患者在诊疗之前应该:(a)确认自己对诊疗的预先议题的设想,按照对议题的关注程度为要说的议题确立优先程度;(b)准备一个排列好顺序的议题清单;(c)赢得陪伴的家属或者朋友的信任,来帮助自己制订议题。在诊疗最初和整个过程中,与医生的沟通都应围绕这个清单展开。也许,为医生提供一份清单的复件能够在诊疗过程中给医生提供一个明确的焦点,也能让重要的议题得到解决。除此以外,这也能让医生得以更为结构化地把控诊疗时间。患者还应该准备好在诊疗过程中做笔记并且索要教育材料。当信息没有被清晰地传递时,患者应该让医生再解释一次。尽管这些直接的方式对于老年患者来讲有些困难,但是之后可以帮助患者回忆起准确的信息、坚持服药和坚持治疗方案。此外,医生可能并不知道患者存在听力或视力问题,如果患者有这样的问题,应该在诊疗的最初阶段就告知医生。

在诊疗之后，老年患者仍然有机会澄清不清楚和担心的地方。当患者回顾整个诊疗过程且认为还有议题需要进一步澄清和讨论时，打电话给医生或者护士可能是直接有效的方式。

老年患者在会诊过程初需要主动提出关于社会心理学方面的问题（Greene & Adelman，1996a；Waitzkin et al.，1994）。老年患者应该注意将这些问题和担忧加入清单中。同时，老年患者应该注意，当他们对自己的医生表现出情感依赖、抑郁或焦虑等情感时，他们所能接收到的医疗建议可能会减少（Roter，1991）。因此，如果患者希望讨论一些关于情感的内容，他们也应该明白并不是所有这些问题都能得到恰当的解决。不幸的是，对其他问题的讨论意味着对主要问题讨论时间的减少，如何把握一次会诊时间的长度也让医生很为难。对于医生和患者来说，最好的方式是在多次连续的诊疗过程中解决患者的许多问题，而非在仅仅一次的会诊过程中匆忙地试图解决所有问题。

会诊中有第三人在场无疑会影响互动过程的动力（Greene，Majerovitz et al.，1994）。医生在诊疗过程中花一些时间与患者单独相处很重要，这可以使那些敏感和私人的议题被提及并解决。尽管医生主导着整个诊疗过程，但要求患者一个人留下会很困难，因为当陪伴自己的人被要求离开时，患者可能会感觉不舒服。如果在诊疗过程中没有独处的时间的话，患者可以打电话给医生说还有一些议题没有被提及和讨论到，希望能在下次的诊疗过程中单独和医生谈。

初步分析关于内科医生和老年患者的基础医疗诊疗的纵向研究，揭示出互动的过程与医生在第一次诊疗过程中的基调，是后续诊疗过程中医生行为的一个预测因子（Greene，Adelman，Rizzo，& Majerovitz，1999）。数据也认为老年患者应该被告知，即使他们在几次诊疗后不满意医生的人际风格，医生的人际风格在将来改变的可能性也不大。在目前的医疗环境中换医生可能不是一件容易的事情，即使成功换了医生，患者也可能发现效果仍不尽人意，但是在照料的过程中尽早换一个医疗提供者总比晚换容易。

这些为学者和临床医生提出的具体的、看似简单的建议对于患者来说却是不容易掌握的高级互动技巧,也是很难付诸实践的建议。如果老年患者不能很好地完成这些沟通任务,也不应该被责备。医疗会诊是一个复杂且频繁的情感交互过程。实现一个高效且相互满意的诊疗过程对于沟通者双方而言都是一个巨大的成功。

案　例

以下例子说明了对患者心理状况和人格的理解是如何有助于精确地诊断和适当地治疗的。在这个案例中,治疗在多个层面进行着。

A 先生是一位 75 岁的退休的手套制作者,没有预约就来到了门诊办公室。他是一位新的患者,因为他说自己的问题是持续数天的胸口疼痛,所以看起来特别着急。当问他为什么没有早一点儿来就诊时,他说他起初以为只是消化不良,也没有太担心,但是症状一天天变得糟糕,所以他决定来看医生。除了承认左边胸口疼痛之外,A 先生否认有气短和其他心脏疾病的症状。除了最近的问题之外,A 先生之前的身体状况一直非常好。事实上,他已经好几年不看医生了,他没有住过院,也没有服用任何药物。他陈述说,直到近期,他每天走上好几英里的路程都不会气短和胸口痛。

A 先生在办公室里接受了评估,一切生命体征正常。他被送到了医院的急诊科做进一步的评估。在急诊科,他服用了硝酸甘油片也没有明显的症状改善。后来,他又被进行了一系列的测试,排除了心肌梗死。他所有的测试结果都是正常的,严重的心血管问题是不太可能的。

在他住院后第三天去他的房间时,主治老年病的医生问道:"你自己认为可能是什么问题?"患者失控得哭了起来,告诉医生说几个月前他一个很亲近的姐姐去世了,他就开始出现阶段性的胸口疼痛。A 先生清楚地描述了他的胸口疼痛就像是因为失去姐姐后心痛。当被问及自己的经历时,他说他从没有提及这件事情,因为他不认为这件事与医疗评估有什么关系。A先生进一步介绍,他曾是二战时期集中营中的囚犯,他能活下来多亏了他的姐姐。在他被监禁期间,他的姐姐不知用什么方法绕过营地提供了一些食物给他。他对姐姐的去世感到内疚,感觉自己没能为姐姐做足够多的事情(尽管他天天都大老远地跑去看望姐姐)。他在谈论姐姐时一直不停地道歉,说医生不需要知道这些并且这些对医生的工作毫无作用。医生向他保证说这对了解他的心理情况很重要,这也能很好地解释他的生理发生了什么变化。A先生对医生极其感激,一直牵着医生的手直到医生不得不离开的时候才松手。他出院的那天(压力测试结果为阴性之后),与一位咨询师进行了随访讨论。患者的情况没有被评估为病理性的悲伤,因为他的姐姐去世仅仅几个月。医生认为,A先生只要通过讨论他的过去和参加丧亲辅导就能解决问题。医生计划紧密地随访他。

老年医学的核心在于理解性地照顾患者。对老年患者问题的多维度认识,能使老年疾病专家提供有效和人道主义的关爱。在这个案例中,如果医生没有关注到患者的感觉,就会做多余的检查,患者住院的时长也会增加(发生医源性并发症的危险也会增加),医疗的花费也将会是巨大的。最重要的是,患者也很难得到一个关于自己症状的正确诊断。正是通过与医生的沟通,患者才会讲出他的问题的真正原因。通过创造安全的环境,让患者能够表达他的思想和感受,医生也给了患者机会去探索隐藏在他潜意识层面的真实情感。尽管在这个案例中,关系的发展时间很短,但是这个时间足够让患者意识到医生是接纳他的,不带有评价色彩的,也是同情他的。协作的、善于人际沟通的医生也削弱了患者拒绝谈论自己心理困扰的阻抗。

伴随着管理式医疗给医患关系带来的威胁,维持医患关系是优质医疗服务的关键。例如,为了适应管理式医疗,许多医院都设立了"住院医生",也即是说,他们是与门诊医生不同的群体,职责是管理所有的住院治疗。内科医生、家庭医生和老年疾病专家的传统基本照料功能是提供系统的门诊和住院治疗服务，但这种功能显然已经消失了。这种系统性的变化所揭示的内容非常值得研究。医疗体制的改变对医生与老年患者关系的影响是什么呢？对患者病情结果的影响又是什么呢？Nussbaum、Pecchioni 和 Crowell，回答了其中一些问题（本书第 2 章）。

　　本章回顾了在自然情景下医生与老年患者的沟通，也试图从一些学者的文献和临床研究中提出一些如何建立医生与老年患者关系的建议。这里提及的建议是针对当前的医疗体系和当前的老年群体的，当医疗系统改变时或中年群体成为老年早期群体时，这些建议则需重新修订和评估。众所周知且很难改变的是，医生与老年患者的关系对患者和医生的生活都会产生巨大的影响。医学教育者也应该在整个生物医学的课程中强调这个不变的事实。从业者应该实时记住他们工作的深层意义，而不是大力地通过评估成本-效益比率来衡量自己的成功。对于医疗教育者、医生、研究者和卫生计划员而言，最为重要的是关注医疗的照料过程和多层次的最终照料成果。

参考文献

Adelman, R. D., Greene, M. G., & Charon, R. (1991). Issues in physician-elderly patient interaction. *Aging and Society*, 11, 127—148.

Beisecker, A. L. (1989). The influence of a companion on the doctor-elderly patient interaction. *Health Communication*, 1, 55—70.

Brown, J. B., & Weston, W. W. (1995). The second component: Understanding the whole person. In M. Stewart, J. B. Brown, W. W. Weston, I. R. McWhinney, C. L. McWilliam, & T. R. Freeman (Eds.), *Patient-centered medicine: Transforming the clinical method* (pp. 44—57). Thousand Oaks, CA: Sage.

Butler, R. N., Finkel, S. I., Lewis, M. I., Sherman F. T., & Sunderland, T.

(1992). Aging and mental health: Part 2. Diagnosis of dementia and depression. *Geriatrics*, 47, 49—57.

Campbell, L. J., & Cole, K. D. (1987). Geriatric assessment teams. *Clinics in Geriatric Medicine*, 3, 99—110.

Charon, R., Greene, M.G., & Adelman, R. D. (1994). Multidimensional interaction analysis: A collaborative approach to the study of medical discourse. *Social Science and Medicine*, 39, 955—965.

Coe, R. M., & Prendergast, C. G. (1985). The formation of coalitions: Interaction strategies in triads. *Sociology of Health and Illness*, 7, 237—247.

Coe, R. M., Prendergast, C. G., & Psathas, G. (1984). Strategies for obtaining compliance with medication regimens. *Journal of the American Geriatrics Society*, 32, 589—594.

Coupland, J., Robinson, J. D., & Coupland, N. (1994). Frame negotiation in doctor-elderly patient consultations. *Discourse and Society*, 5, 89—123.

Frankel, R. (1990). Talking in interviews: A dispreference for patient-initiated questions in physician-patient encounters. In G. Psathas (Ed.), *Interaction competence* (pp. 231—264). Washington DC: University Press of America.

Greene, M.G. (1987). *The physician—elderly patient relationship: An examination of the language and behavior of doctors with their elderly Patients*. Final report to the AARP Andrus Foundation.

Greene, M. G., & Adelman, R. (1996a). Psychosocial factors in older patients' medical encounters. *Research on Aging*, 18, 84—102.

Greene, M. G., & Adelman, R. (1996b). *Responsiveness of physicians and older Patients to self-initiated and other-initiated topics in first medical visits*. Paper presented at The Fifth Kentucky Conference on Health Communication, Lexington.

Greene, M. G., Adelman, R. D., Charon, R., & Friedmann, E. (1989). Concordance between physicians and their older and younger patients in the primary care medical encounter. *The Gerontologist*, 29, 808—813.

Greene, M. G., Adelman, R. D., Charon, R., & Hoffman, S. (1986). Ageism in the medical encounter: An exploratory study of the doctor—elderly patient relationship. *Language and Communication*, 6, 113—124.

Greene, M. G., Adelman, R. D., Friedmann, E., & Charon, R. (1994). Older patient satisfaction with communication during an initial medical encounter. *Social Science and Medicine*, 38, 1279—1288.

Greene, M. G., Adelman, R., & Majerovitz, S. D. (1996). Physician and older patient support in the medical encounter. *Health Communication*, 8, 263—280.

Greene, M. G., Adelman, R. D., Rizzo, C., & Friedmann, E. (1994). The patient's presentation of self in an initial medical encounter. In M. Hummert, J. Wiemann, & J. Nussbaum (Eds.) *Interpersonal communication in older adulthood* (pp. 226—250). Newbury Park, CA: Sage.

Greene, M. G., Adelman, R. D., Rizzo, C., & Majerovitz, S. D. (1999). *A longitudinal study of the physician—elderly patient relationship*. Unpublished manuscript.

Greene, M. G., Majerovitz, S. D., Adelman, R. D., & Rizzo, C. (1994). The effects of the presence of a third person on the physician—older patient medical interview. *Journal of the American Geriatrics Society*, 42, 413—419.

Hasselkus, B. R. (1992). Physician and family caregiver in the medical setting? Negotiation of care? *Journal of Aging Studies*, 6, 67—80.

Haug, M., & Ory, M. (1987). Issues in elderly patient—provider interactions. *Research on Aging*, 9, 3—44.

Lazare, A., Putnam, S. M., & Lipkin, M., Jr. (1995). Three functions of the medical interview. In M. Lipkin, Jr., S. Putnam, & A. Lazare (Eds.), *The medical interview: Clinical care, education, and research* (pp. 3—19). New York: Springer-Verlag.

Levinson, W., Roter, D., Mullooly, J. P., Dull, V. T., & Frankel, R. M. (1997). Physician—patient communication: The relationship with malpractice claims among primary care physicians and surgeons. *Journal of the American Medical Association*, 277, 553—559.

Marvel, M. K., Epstein, R. M., Flowers, K., & Beckman, H. B. (1999). Soliciting the patient's agenda: Have we improved? *Journal of the American Medical Association*, 281, 283—287.

Metropolitan Life Insurance Company (1987). Profile of centenarians. *Statistical Bulletin*, 68, 2—9.

Parsons, T. (1951). *The social system*. New York: Free Press.

Rost，K.，& Frankel，R. (1993). The introduction of the older patient's problems in the medical visit. *Journal of Aging and Health*，5，387—401.

Rost，K.，& Roter，D. (1987). Predictors of recall of medication regimens and recommendations for lifestyle change in elderly patients.*The Gerontologist*，27，510—515.

Roter，D. (1991). Elderly patient—physician communication: A descriptive study of content and affect during the medical encounter.*Advances in Health Education*，3，179—190.

Roter，D. L.，& Hall，J.(1992). *Doctors talking with patients/Patients talking with doctors*. Westport，CT: Auburn House.

Sankar，A. (1986). Out of the clinic into the home: Control and patient—physician communication. *Social Science and Medicine*，22，973—982.

Shroyer，J.L.(1994). Recommendations for environmental design research correlating falls and the physical environment. *Experimental Aging Research*，20，303—309.

Silliman，R. (1989). Caring for the frail older patient: The doctor—patient—family caregiver relationship. *Journal of General Internal Medicine*，4，237—241.

Stewart,M.(1995).Effective physician—patient communication and health outcomes: A review.*Canadian Medical Association Journal*，152，1423—1433.

Stewart，M.，Brown，J. B.，Weston，W. W.，McWhinney，I. R.，McWilliam，C. L.，& Freeman，T. R. (1995). *Patient-centered medicine: Transforming the clinical method*. Thousand Oaks，CA: Sage.

Suchman，A.L. ，Branch，W. T.，& Matthews，D. A. (1995). The role of the medical interview in the physician's search for meaning. In M. Lipkin，Jr.，S. Putnam，& A. Lazare (Eds.)，*The medical interview: Clinical care，education，and research* (pp. 368—375). New York: Springer-Verlag.

United States Department of Health and Human Services (1990). *The health benefits of smoking cessation.A report of the surgeon-general*. Rockville，MD: Author.

Waitzkin，H.，Britt，T.，& Williams，C. (1994). Narratives of aging and social problems in medical encounters with older persons. *Journal of Health and Social Behavior*，35，322—348.

West，C. (1984). *Routine complications:Troubles talk between doctors and patients*. Bloomington: Indiana University Press.

（译者:刘胜玥　校对:李傲）

6　角色、责任与联盟：老年人照顾的多方会话

Justine Coupland

Nikolas Coupland

卡迪夫威尔士大学

在对老年人的健康照顾服务条款中，"关系"或是"医患沟通的关系方面"具有无须争论的重要性。鉴于人类交流的多重目标模型（参考Tracy & Coupland，1990），疾病潜在的微妙与深远个人含义的复杂性要求医生在与病患沟通时，在以确定医学上的目标为基础的前提下，同时确定其他与治疗相关的关系目标。实际上，我们必须将实现这些关系目标视为在医学与照顾互动的结果目标服务中的一种追求（Coupland，Robison，& Coupland，1994；Fisher，1991；Ragan，1990）。当病人年龄非常大时，关系目标的实现甚至是更重要的，例如，在慢性病症需要被控制而不是被治愈的时候，或者当病人的社会心理状态（如孤独或依赖）包含生物医学问题的时候。

本章谈论的主题的写作动机是基于以下情况：老年病人的医学治疗经常会由更多的参与者参与，而不是经典的"医生-病人"配对，而这会在治疗过程中牵涉大量确切的值得调查的关系目标问题。实际上，Beisecker（1989）、Coe 和 Prendergast（1985），Greene、Majerovitz、Adelman 和 Rizzo（1994），Hasselkus（1992）所做的研究已经显示出了多重视角在老年临床医学沟通上的重要性（参见 Greene & Adelman，本书第 5 章）。这可能对细致考虑第三方因素如何作用于老年医疗医生也有许多实用的好处，如

允许医生重新评估一个好的方案，并将多方因素视为资源而做出有效益的利用。尽管我们在本章的最后涉及可应用的议题，但作为非医疗专业人员，我们的主要目标并非实用而是更多注重理论与方法论。我们相信，在有关沟通与老年人的大部分研究中，学者们并没有把足够的注意力放在老年人参与的自然发生的对话细节中以及对话中不可避免的社交关系上。在健康领域，尤其是在我们所研究的家庭照顾以及养老机构式照顾领域，我们的研究能够为关系如何影响老年人的健康建立一个更为清晰的蓝图。我们可以追踪"老年医学"（geriatric medicine①）包含的价值与优先权，并研究在其中作为中心理念的角色多样性和联盟的建立。

我们研究了一些发生在英国老年门诊中的医学会诊，每一个案例都包含一个老年病人、一个在照顾老年人领域有资历的医生以及一个陪同老年人就诊的第三者，且三方都作为整个会诊过程的主要参与者。当老年患者在一个朋友或者其他家庭成员的陪伴下参与临床治疗时，或者当咨询由一个三人组合完成时，多重关系的构建变为可能。举例来说，病人的陪伴者和医生可以组成多种形式的联盟，这种联盟可能包含有说服的目的，如某一种治疗方法或者一种明智的生活方式的改变。总的来说，家庭成员可以说出自己关于亲人病情的体验和经历，修正患者陈述的问题和症状。第三方可以配合病人叙述问题或者描述病人的健康与社会心理改变，甚至有时会完全代替病人进行这些问题的描述（参见Hasselkus 1992 年关于"病人替代者"的评论）。

这些关系中的一部分引发了基本的道德问题，被认为影响了老年人照料过程中的权利与责任。它们直接涉及老年人社会语言学、社会心理学、沟通科学研究，以及为这些理论提供实践环境的政治辩论等（已经在本章中体现，见例，Coupland & Coupland，1999；Nussbaum &

---

①在研究中，我们一直想要避免使用"老年病学"一词，因为这个词本身带有贬义色彩。但医疗领域（尤其是老年医疗保健领域）对这个词的使用早已稳固。在帮助我们进行人种史研究以及收集文中的录音数据的门诊医院中，"老年病学"一词仍然会在正式场合使用。

Coupland,1995;Ryan & Cole,1990)。这部分研究的主题通常被我们称为"老年人的社交权利被剥夺",部分研究认为老年人有时候是保护沟通的受害人(参见 Hummert,1994;Ryan,Bourhis,& Knops,1991)或者受害于过度调节谈话(Coupland,Coupland,& Giles,1991)。人们寄希望于通过研究来揭示这些语言习惯模式,并从思想上加以拒斥,因为这些语言习惯模式通常把脆弱性和依赖性归之于老年人,从言行上不尊重老年人的自主决策权、价值观甚至他们过往的人生经历。"代表"或者"打断"老年人发言可以被确定为是剥夺权利的行为。这是一种在微观相互作用层面上被识别的年龄歧视行为。

虽然数据的分析结果可以显示出这些内容,但年龄歧视并不是我们研究的初衷。首先,认为三人组结构是困难的或对老年病人没有好处的假设是错误的。① 在我们考虑的情况下,老年病人通常会要求有人陪伴并且有时候会需要生理或者情感上的支持以参与治疗。从这些方面来

---

①一些学术演讲和临床文献探讨过三方沟通中包含的复杂性,并且强调这些复杂性在以协商作为框架的三方沟通中十分重要。三方交流的一个经典困境是:尽管三位参与者都认可当前的沟通环境(如我们所选取的案例中的情况),但会对当前交流对自己的包括性感到不确定。例如,人称代词指向的不确定。当医生以"you"作为开头进行表达时,根据不同的语义和语境,可能代表"你"或者"你们"。也就是说,在听到"you"时,两位听者需要去判断自己是否包括在当前的语境中。虽然说话者的视线方向似乎可以减少这种人称代词所指的不确定性(当然,我们的谈话录音没有办法记录说话者的视线方向),但研究显示,说话者的视线方向同说话者的人称代词所指之间没有明确的相关(Goodwin,1981)。因此,在这种困境中,如果沟通的第三方对"you"的理解是"你们",那么第三方会认为自己需要同患者共同担负起治疗方案中的责任。但如果第三方对"you"的理解是"你"(医生在对患者说话),那么第三方则会把自己排除在这些责任之外(cf,Lerner,1996;Levinson,1988)。其他的人称代词也会带来类似的复杂性。医生口中的"我们"可能被理解为指代当前沟通中的全体三位参与者,也可能被理解为指代三人中的任意两人,甚至会被理解为指代医生和医生所属的医疗机构以及同事。人称代词的使用还会为三方沟通带来其他的复杂性。例如,当第三方提到患者时,对"他"或"我的父亲"这两种称呼的选择是在暗示什么?当提到生理、心理问题时,"他的行走困难"和"他的抑郁"这两种说法又是在暗示什么?如果在不同的情境下把这些称呼都换成第二人称(you),这些暗示又该怎样被诠释?这些复杂性非常重要,因为对称呼的理解会影响介质、责任、信用、责怪的分配,同情和排斥等情感也随着对称呼使用的不同而被暗示和识别。总而言之,这些复杂性会随着谈话的进行而给沟通中三方彼此关系的建立带来重要的影响。

说，以三人组来建立医学参与也许在某些情况下是必然的，而且老年人也喜欢这样。实际上，老年医学作为一个医学分支的标志就是需要相关人员的多方面参与（Hall，Maclennan，& Dye，1993）。老年人的照顾者经常集合了其他家庭成员、朋友以及许多专业人员，并形成照顾网络。其次，三人组对医患之间互动关系的影响的可变性很高。数据显示，只有特定的时刻和特定的互动立场符合剥夺权利模型。也就是说，对"剥夺权利"一词的简单概括只在复杂的环境下有效。虽然在政治语境下的老龄化研究总是把年龄歧视放在首要位置，但对于年龄歧视的过度假设会为学术研究带来风险。最后，隐藏在接下来的要点中的是，我们对研究过程进行了相关理论的综合处理，以防数据的预判为研究带来方向性的错误。下面我们所采用的分析方法可以称作语篇分析或者互动语用学，我们在接下来的章节中会探讨一部分假设和功能。

关系的语篇分析

语篇分析中的关键概念是语境、过程和例外（Jaworski & Coupland，1999）。语篇分析需要考虑在特定的情况下，关系是如何随着谈话的进程由参与者积极与其他人谈话的主题互动而产生的。这种观点是社会建构主义的，在某种程度上，关系产生于社会互动的过程。根据语篇理论，关系并不是被语言"反射出"或"引导出"的，关系本身就是语篇的。关系体现在说话的方式与行为上。谈话创造了包含关系在内的社交结构。社交秩序与互动秩序之间并没有区别（Boden & Zimmerman，1991）。

对于许多人来说，这将被视为一种激进的理论观点，并且这确实对社交团体间关系的传统社会心理学理论有新的理解（Giles & Coupland，1991）。比如，社会心理学与沟通研究已经认为，在代际关系模式中存在着真实的规则，调查显示，这种规则在某种程度上相当于全球团队的共同信念与价值观。语篇视角可以利用精炼并优化群体水平的方法去捕捉关系是如何形成的,无论关系本身多么微小或复杂。比如,很重要的一点就是不要把类似"女儿角色""医生角色"或者"年长病人角色"等社会角色归为一类,或者预先判断人们如何假定这些角色之间的联系。正如我们已经提到的,不要去预判老年病学三人会诊的道德性与政治性,并且很明显在我们的数据中许多不同的立场都得到了实现。因此,我们应有秩序地跟踪数据中具体化了的关系结构,并且更好地通过参与者对结构的完成来理解社会语言学策略。我们希望根据相关的具体例子来了解人们在会诊过程中如何利用多重参与资源来支持他们的立场或者对目标的解释。

从人口学角度来说,这种方法必然会失去把我们所描述的关系过程概括化的可能性。我们不能从已知的例子来推断老年病学或家族中的"关系是什么样的"。另外,通过语篇分析,我们能够概括出与关系构建过程有关的语境因素的范围,也能对老年人医学会诊沟通生态进行更细致的描述。从语篇的观点来看,我们要研究的就是沟通、健康,更重要的是这些身份、关系和价值观是如何通过谈话在这种独特的社交情境下构建、运作的。

我们以话语框架为中心发展出语篇分析的方法。从 Goffman(1981)的角度来说,框架就是根据谈话过程中的参与者形成的假设和理解的混合体。因此,框架是允许所有人际沟通发生的交互中心。框架也需要被看作互相作用的成果。正如 Goffman 展示的(也可以参见 Tannen & Wallat,在另外一种医学情境下框架转变的说明,1993),随着谈话的进行,参与者的活跃协商框架以及功能构建框架会发生改变。在早先我们已经提到,老年临床医学的另一部分数据的分析也说明了框架的作用,如医生和病人如何进出社交框架(Coupland,Robinson,& Coupland,1994)。我们展示了社交(对比医学)框架是如何被参与者表现的,每个框架如何表现出谈话的本质状态，参与者如何从中得出结论①。框架管理可以通过测量谈话来分析，这是因为框架可以通过正式的或功能性的语言因素而被标记。通过口头的和非口头的标记，加上与标记相关的谈话干预，三方会诊的参与者可以指明或潜在地激发某种框架，也就是说，可以对当前的谈话拥有更为独特的理解，这包括在发言者之间构建社交关系。一个框架一旦被建立，就能在会诊过程中发挥作用，直到有其他的参与者加入而破坏、修订或者改变框架，并且以一个新的框架取而代之。

　　Goffman(1981)的创造性贡献是通过框架概念来建立多重发言与倾听角色，这可能在任何给定的社交情境中都会派上用场。他对"听者"的角色进行了区别分类，如"批准的"和"未批准的"、"匿名的"和"非匿名的"。他指出："一次发声并不会把发言者的世界按照接受者和非接受者分割成清晰的两块，但是发声打开了一个结构区分可能性的序列，使得发言者得以引导传递信息的走向。"(p.137)我们称为"发言者"的角色实际上代表着许多可能的"信息携带方式"(p.145)，如原则（信息源）或者鼓舞者（代言人）。这些概念在语篇分析中都有非常大的影响，且它们对三方会诊的互相影响具有明显的重要性。在三方会话中，参与者不可避免地给他们自己规定框架并且基于不同的观点把自己和他人都归类到

————————

　　①一个明显的案例：在医疗咨询的过程中，对方通常会期待医生以"医学专家"的身份参与沟通，也就是说，期待医生在沟通中显示出话语权、权威、目的、行为约束等。这大概是目前医患沟通的默认框架。但如果沟通的一方表示出更愿意接受"个人交际"性质的沟通，医生就可以选择说一些"个人交际性言语"（相对于"专家性言语"）来打破这个默认框架，构造一个新的沟通框架。就像我们在之前的分析中谈到的，医生会以对方的反应作为资源而做出判断，选择在医疗沟通中重新定位自己的身份，在特定的时刻跳出"专家型框架"。这解释了为什么类似于"你最近如何"这样的问题有时会系统化引起患者的积极、交际性回答（例如，"我很好，你呢？"），但有时也可能会引起患者的自我健康评估回答（例如，"我最近臀部不太舒服。"）。总体而言，关于医患沟通模式的"个人交际型框架"和"专家型框架"的协商，需要全体沟通者的广泛参与。

不同的沟通关系中。我们希望评估这种支配的规律以及规律达成的方式。

但是，我们的兴趣在于评估构建的框架对护理沟通、老年病人的身份、老年医学的深远影响。任何一个关系框架都会为沟通的参与者提供具体的社交位置以及身份识别，影响一个人是否被倾听或者被要求沉默、被确认或者被边缘化。关系框架，至少在我们所关心的数据上不只是建立在发言关系与倾听位置上的，也是建立在权利与责任上的。框架分析可以帮助参与者对谈话策略的使用做出评估，帮助病人、医生、第三方沟通者确定自己的位置，或向沟通对象澄清、否认、支持某一个观点。我们认为，框架建立、框架转变是老年病人三方医疗中医生以及三方参与者的关键资源。允许巧妙且快速地结盟（参阅 Coe 和 Prendergast 于1985 年提出的"同盟"）在社交支持上有更多的用处。同时，在另一个极端，框架可以在社交分歧和权利剥夺方面发挥作用。框架管理分析提供了一种研究老年人在医疗会诊过程中获得关系的多样性与流动性的方法。

老年病人门诊环境

在这部分，我们从 107 个主要的门诊会诊文档中选择了 44 个三方小组。对所有的会诊研究小组的成员进行观察，并用 Jefferson 转码规则（Jefferson's transcription convention）的修订版来分析对话（Atkinson & Heritage，1984，9—16）。①

在这 44 个我们定义为三方沟通的小组中，沟通第三方参与者分别

---

① 在下例摘要中使用的标注规则：(.) 没有记录持续时间的停顿；(1.0) 以秒为单位的停顿时长；(悄悄的) 非正式表达语气；? 疑问的语气（而不是语法上的疑问）；[覆盖的对话；[ ] 完全覆盖的对话；下划线 表示着重强调；= 表示"快速衔接"（双方的对话之间没有任何停顿）。

是16个患者的女儿，3个儿子，1个孙女，1个儿媳，1个侄女，4个家庭护工，8个照顾丈夫的妻子，6个照顾妻子的丈夫，1个朋友，3个姐妹。因此，44个样本中的35个都是女性，其中多数情况是年老的母亲在女儿的陪伴下就诊（全部107份患者样本中，73位女性，34位男性；所选取的44份患者样本中，35位女性，9位男性）。案例中的医生有着不同的年龄与资历。我们会在分析片段的开始介绍他们的个人人口统计学特征。

三方会诊的特例在某种程度上会被定义为针对虚弱的病人。大样本中所有的107名病人都曾经在生物医学概念上被诊断为正在生病或者曾经生过病。有陪伴的病人或许比其他人更加脆弱。正如 Sidell（1995）所说：

> 疾病可以……被缩小范围定义至身体局部的功能障碍。医学治疗集中在得病的部分并且倾向于零散的器官和部位，不注重各部分间的相互作用……这种机制与病源学说的观点对老年人的健康产生了不可避免的消极预期。老年时期是身体力量逐渐衰退的时期，并且器官组织逐渐老化而不再能抵抗疾病。个体身体的衰退仅仅是因为变老。（p.4）

然而，这种对疾病的传统观点并没有准确地描述数据中所反映的问题，它们中的许多都与抑郁和士气低落有关。这就要求照料与支持病人，并且重视病人与其他人——不仅仅是家人与朋友，还包括护工和医生之间的关系。这类工作中的大部分由医生来完成，会诊中的第三部分工作是给病人更具支持性的环境结构。

老年病学的训练内容强调老年人健康的整体性，虽然这些在当今医学界并不都是独一无二的。再次引用 Sidell（1995）的观点：

> 老年人并不是一个疾病的集合体，而是一个有思想、有感觉、有创造性、有力量但软弱的躯体，同时也有精神与意志。老

年人在意识精神层面完全可能是健康的，即便身体可能很脆弱。整体健康总是与均衡或者身体、意志、精神和谐的状态相关联的。(p.6)

　　支持，是一把关系功能的钥匙，我们需要在数据中测量它。支持与关心立场是如何被建立的？它们在语篇中是如何联结彼此的？事实上，在我们给出的例子中，三方小组中的第三方参与者 16 个是女儿，3 个是年轻的女性亲戚，这可能意味着长期、复杂、发展的关系。那些承担着照顾她们年老的妈妈的女儿们（实际上，支持性小组的传统规范是以照顾妻子的丈夫为依据的），可能会经历关系的转变甚至是某些控制与责任方面的倒置。作为照顾者（如果我们把这个看成他们对自己角色的最初期待），他们可能已经假设了自己在缓解老人病情中的功能。女儿照顾或伴侣照顾与医学护理之间的区别是潜在模糊的，并且三方小组会诊的对话显示了在三方关系中以家庭为基础和以医学机构为基础的规则及优先级的复杂性。

　　病人和照顾者之间的边界也很复杂，并且在某种程度上可协商的。在分析数据的过程中，我们经常会不自主地询问："到底是谁得病了？"正如 Sidell(1995)所说："崩溃的慢性疾病要求生病前的各角色重新协商，从而达成社交关系的互惠。"(p.65)慢性疾病是由于社交网络的不适，导致了社交模式和可能性的重写。有些关系的重构是通过医疗会诊对话的建立与改建来实现的。

处于照顾者角色的儿子：代替发言

　　摘录 1① 带来了几个我们在前面已经提到过的关系议题。

---

　　①摘录中的一部分包含读者可能不熟悉的方言特征，也包括不标准的时态动词变化形式（例如，把"she has"说成"she have"，把"she likes"说成"she do like"）。

摘录 1

医生 H：(注册医生)男性，30 多岁

41 号患者：女性，87 岁

三方小组：与患者 60 岁的儿子一起

(护士把患者领进会诊室。这位病人有心脏病与糖尿病，并有轻微耳聋，而且表现得很虚弱。)

1.医生：(大声且清晰地)你好！(3.0)(门关上了)(小声说)你好

2.儿子：你好

3.患者：你好，医生

4.医生：你好，W 夫人_____(.)请坐吧

　　　　　　　　　　[

5.儿子：　　　　　　　我是她儿子

6.医生：(慢且清楚地)W 先生_____，很高兴见到你(.)。(更轻地)很高兴见到你

　　　　　　　　　　　　　[

7.患者：　　　　　　　(呼吸困难地)很高兴见到你(.)医生

8.医生：请浏览这里(指记录 3.0)

9.患者：(喘气，仿佛痛苦)哦(.)哦(.)哦

10.医生：你的确在医院里(.)，有一个(提高音调)(.)复杂的健康问题，但是你现在看起来不错(.)，你感觉怎么样？

11.患者：哦，我感觉不太差，但我希望我能更好

12.医生：主要的问题在哪儿？

13.患者：(转向儿子)(轻轻地)哦，我不知道

　　　　　　　　　　[

14.儿子：　　　　　　　　嗯,呃是,她的<u>膝盖</u>,医生

　　　　　　　　　　　　　　　　　[

15.患者：　　　　　　　　　　　　　呃,我的

膝盖肿＝

16.医生：＝是的,肿了＝

17.患者：＝我的膝盖肿了(.),你看

18.儿子：呃(.)我们看过当地的医生(.),他过来后给她开了一些<u>水溶片</u>

19.医生：<u>对</u>＝

20.儿子：＝这些药片会溶解在水里

21.医生：是的

　　　　　　[

22.儿子：呃,她一天(.)<u>吃两次</u>＝

23.医生：＝是的

24.儿子：那个医生还给了她一些(.)<u>心脏病</u>的药(2.0),但是,呃……

25.医生：<u>有作用</u>吗?

26.儿子：是的,<u>的确</u>有作用(.),我不知道是不是药效变差了(.),但是确实变差了

　　　　　　　　　　　　　　　　　　　　　[

27.患者：　　　　　　　　　　　　　　　　不

　　　　　　它们<u>没有变差</u>

28.医生：你曾经<u>呼吸困难</u>吗?

　　　　　　(1.0)

29.儿子：<u>是的</u>,当她多走几步时

　　　　　　　[

30.患者：　　　　　是的,医生,有时候我会这样

31.医生：你住院后呼吸困难的情况更严重了吗?

　　　　　　(4.0)

32.患者:(转向儿子)哦,我不记得了

33.儿子:啊?

34.患者:我不认为我严重了

        [

35.医生: 好的,没关系

36.儿子:啊

37.患者:我不记得那么多了

38.儿子:不

     (3.0)

39.医生:现在,当你住院的时候,我们没让你用任何流体药物(.),仅仅用糖尿病药物和(药物名称),你现在还在用这两种药吗?

40.儿子:呃,是的

41.医生:好的(.),你有测过你的尿糖吗?

     (1.0)

42.儿子:不,没有(.),我不知道这个

          [

43.患者: 没有,没测过((更多))

         [

44.医生: 没测过(.),没有测试它(.)

    好的

45.儿子:我(.)不知道这个

    (36.0)(医生浏览病历)

46.医生:(大声且清晰地)那么(.),住院的时候有任何人找你谈过糖尿病的事吗?

    (3.0)

47.医生:不

    [

48.儿子:有人找过你吗？妈,(.)有人找你谈过你的病吗？

49.患者:我觉得没有...

(五分钟后,接近会诊结束)

50.医生:<u>两个月内我们还会见面的</u>,W夫人_____

51.患者:两个月,是的

52.医生:如果一切都不错的话,我们就把你送回你原先医生那里

53.患者:哦,<u>是的</u>,你可以

       [

54.儿子:<u>哦</u>,好的

55.医生:呃,你们还有<u>什么</u>担心的吗？ ＝

56.儿子:＝呃,她<u>想知道</u>(.)她能不能出门走走？(1.0)或者这样合适吗？

        [

57.医生: <u>是的</u>,她可以,只要她愿意

58.儿子:她真的可以出门吗？

59.医生:<u>绝对能</u>

60.儿子:哦,那真不错

　

如果我们先看这份案例中谈话的大致模式,会发现主要的模式是医生与病人的相互沟通。在最初的社交或礼节性的句子中(前8段),医生的两个"你"的声调是不同的(第6段),分别对应了患者和儿子。患者听觉有困难,所以第二声"见到你很高兴"是给儿子的。当问诊和评估谈话开始后,从医生的音调可以看出他在整个谈话中是在对患者说话的。他口中"你"(出现在 10,28,31,39,41,46,52 段)全部都很清晰地指向患者,谈话的内容信息也印证了这一点(例如,医生询问患者住院时的情况、健康状况、提到她名字的谈话内容)。倘若说第55段医生的问话指向模糊,那么第56段儿子的回答"呃,她想知道"显然说明了医生的问话

是指向他的母亲。在某个层面上来说，这段对话具有普遍性，但是在另一层面上，这段话却承载了明显的思想特征。在这段谈话中，儿子的存在和相对积极的行为，直接指向患者的问话，符合我们所说的反年龄歧视谈话（参考 Coupland & Coupland,1999）的一部分。正如我们从没有收入此章内容的采访数据中所了解的，医生们都知道在面对老年门诊的病人时，不让老年人自己说出症状和原因，任由医生将责任分配给第三方，都是对老年人权利的一种剥夺。

类似的情境也出现在 Silverman(1987)描述的一次青少年与他们父母参与的腭裂治疗中，尽管医生对年轻病患与老年病患的说话方式有所不同。在腭裂治疗中，对待毁容的年轻人的方式是让他们自己决定自己对"外表"的"感受"。Silverman 认为，他们在谈话中对可协商的非临床部分有特定的、有限的权利。在我们的数据中，我们的基本假设是：老年人期望对他们自己的身体健康有全部的决定权。同样的，在 Silverman 的案例中，作为第三方的家庭成员非常显著地参与到会诊中，尽管医生很明显地不用第二人称与他们沟通。所以，对第三方在会诊中的作用、小组成员地位以及关系暗示的研究变得越来越有必要。

摘录 1 的另外一个特征是：儿子的对话往往指向医生而非患者。这也是 44 个三方互动案例的普遍特征。我们可以列出儿子的语篇功能。他关注患者的健康问题（第 14 段）；汇报了患者之前的就医情况，包括用药与治疗情况（见第 18,20,22,24,40,42,45 段）；评估了疗效（第 26 段）与病人的呼吸情况（第 29 段）；也证实了病人对评估的回应（第 36,38 段）。在谈话快要结束时（见第 56 段），儿子询问患者是否可以出门，这是一个关于他母亲利益的问题。接着他重新强调了自己的提问（见第 58 段），并且对医生的答复做了评论（见第 60 段）。所有这些语篇内容都基本上是信息报告与信息请求，目标指向医生。

在整个对话过程中，儿子对母亲仅有的几句话都是在引导她回答医生的问题（见第 33,48 段）。在这些内容中，儿子回答了原本可以由他母

亲——病人自己回答的内容。在很多方面,当他谈论母亲的经历时,他
实际上是在为母亲"代言"。这说明在会诊中传统的医患关系框架也存
在,只不过,患者更多地把自己放在框架中第三方的位置,而不是病人的
位置,这就使得谈话有了张力。如我们所见,医生通常只对患者说话,这
使患者有机会描述她的经历、症状和评估,但实际上经常是她的儿子来
充当回答的角色。这种会诊中所建立的关系说明了什么? 我们该怎样
看待它? 关键的线索就存在于儿子的回答中。

  医生的第 10 段开放式的提问(你感觉怎么样?)引发了患者不明确
的消极回复。"不太坏""或许好些"这两种医学会诊是由"你感觉怎么
样?"引发的常见回答,主要隐含的意义是指"我确实有问题"(Coupland,
Coupland,& Robinson,1992;Coupland et al.,1994)。在第 12 段中,医
生详细说明自己提过的问题,以获得关于主要问题的信息。患者通过压
低声音和模糊的回答(哦,我不知道)来向她的儿子暗示需要他来回答,
把医生的问话引导向了她的儿子。在这之后,她似乎对效果很满意,轻
声解释了她儿子的回答(见第 15 段和第 17 段)。接下来的几次回答都
由儿子来完成,他从第三人称角度(她,她的)报告母亲的经历。医生则
顺应了自己在这种沟通框架之下的角色(见第 19,21,23 段),做出回应
并表示接收到了儿子所汇报的信息。我们很难确定到底医生第 25 段的
问题是针对患者还是儿子,但是儿子在 26 段臆测了回应权并清晰地回
答了这一问话。

  这时患者并没有从谈话中退出,实际上她曾打断了儿子的回答。在
第 27 段,患者为儿子不清晰、不确定的回答做出了更正。但是她在医生
的下一个提问(见第 28 段)后停顿了一秒,这正好为儿子说话提供了余
地。在患者的这一谈话停顿中,儿子的回答中的"她"(见第 29 段)正好
扰乱了医生口中的"你"(见第 28 段)的使用。接下来的几段对话重复了
之前我们描述的过程,患者继续先回答(在医生问话后停顿了一会,见第
30 段),然后再一次把回答者的角色交给她的儿子(见第 32 段)。在第

48 段,这里还有一个例子,当母亲面对医生的问题沉默时,儿子开始引导母亲做出回应。在此儿子无法回答医生的问题。但是总的来说,儿子在这时的反应实际上是对母亲的沉默所做出的回应,他在承认自己的交流角色,愿意回答这些问题并提供关于母亲的障碍与行为的细节。这种沉默不仅仅发生在当医生预设下一个回答者为母亲本人时,也发生在医生问题指向者不确定的时候(例如,哦,我记不起来了,我记不清楚,我不这么认为)。

在这个例子中,我们不能就认为儿子的"过度代言"侵犯了患者会谈的自由权,更不能引用年龄歧视的概念做过度的解读。儿子确实在不停地从经历和修辞上修正自己母亲的回答。这给我们一种替身的感觉,尤其是当儿子谈到母亲的关节肿胀和呼吸困难时,这样的回答只有在来自患者第 人称叙述时才被认为是合适的。但儿子的替身角色实际上是在关键时刻被母亲邀请而进入的。在会谈结束阶段(从第 50 段开始),正是儿子在询问母亲是否能出门(见第 56 段),以回答医生之前的问话"你们还有什么担心的吗?"。在这一场合,没有沟通空间给母亲,儿子没有停顿,直接回答医生的问话。然而,他在对话中采用这样的方式"呃,她想知道",说明他正站在母亲的立场上发言。他再一次为母亲代言,这次发言暗含着自己得到了母亲的认同来表达这一担忧。在 Goffman (1981)对框架的叙述中,儿子的发言正好是母亲想要说的。很有意思的是,医生此时也用第三人称称呼病人(见第 57 段),因为这是对儿子所提的问题(见第 56 句)做出的回答,所以在此若继续用第二人称会显得很不妥。医生此时无论如何都应该放弃之前主要使用的人称"你"。

这些患者与患者儿子之间相互代替穿插的沟通可以被更好地描述为一种角色分享和合作表达。这包括了几乎同时做出的相同回答,如第 14 段和第 15 段,第 26 段和第 27 段中患者对儿子回答的加工。相似的,对医生所问的关于呼吸的问题,是由患者和她儿子共同作答的(见第 29,30 段),与对医生询问的尿糖问题的回答类似(见第 42,43 段)。在结束部分,回答更是被两方分享,甚至在第53,54段是母亲先发言的。但是,在任何一个案例的结束段都有很多有争议的反应,这使得医生对信息给予肯定性的答复,并且使用"哦"表示角色转变(Heritage,1984)。这些例子并不是挑战儿子在对话中的主导地位。这很有可能说明儿子在通常情况下的活动会抑制母亲的参与,这也是医生在对话中不断想提高母亲参与度的原因。但是,这里也有很多原文的证据说明儿子也在补偿母亲的低参与度,并且,在这些互动中,最初是母亲主动给儿子发言创造了条件,她也需要儿子的参与,无论儿子是否由此成为自己的替身。

处于照顾者角色的女儿:共同发言

通常医生所见到的更多的是由女性作为第三方,而非我们在摘录1中所见的,医生也通常不会告诉病人第二人称叙述的原则。以下所有第三方与病人都是女性。

摘录 2

医生 H:(注册医生)男性,30 多岁

37 号病人:女性,85 岁

陪护人员:女儿,50 多岁

(病人和她的女儿刚刚进了会诊室。她们和医生互相打了招呼,医生获得了录音的许可。病人有一点儿耳聋。)

1.医生:好的(2.0),嗯(看着病人的记录)(2.0),好的,我注意到有一点儿慢(1.0),当你在医院检查的时候发现脉搏有一点儿慢(.)。回家后你发现什么问题吗?

2.病人:没有

3.医生:好的(.),那么(.),(转向女儿),她最近怎么样?

4.女儿:是的,你有一点儿,呃

5.病人:哦! 呃,呃＝

6.女儿:＝是的,眼花＝

7.病人:＝只 只 只有一点儿(.),并不是,呃,疼,但是(.),就是一种
压力(.),你

   知道的

        [   ]

8.女儿:((1点头))

9.女儿:一种压力(.),你知道在她的脑子里,她(.)有好几天了,现在
没了

        [

10.医生: 你

      真的(.)你真的(.)有(.)轻微的头晕吗? (.)这＝

                   [

11.病人: 不对,   是眼花

                     [   ]

12.女儿: 对不

13.医生:＝是之前的毛病吗?

        [   ]

14.女儿: 不是

15.病人:不是

16.医生:不是(.),好的(16.0)(医生看着病例),你(.)做过二十四小
     时的心脏记录

17.病人:是的＝

18.医生:＝在16号的时候就做了吧(.)

19.病人:不好意思,能再说一遍吗?

20.医生:(大声)你做过心脏记录＝

21.病人：＝是的

22.医生：做了 24 小时(.)是吗？

23.病人：是的

24.女儿：是的

25.医生：你来的时候身上带着心跳记录仪

　　　　　[　　　]

26.女儿：　是的

27.病人：是的,是的

28.医生：但是<u>我们</u>还没有收到这个仪器

29.病人：没有

30.医生：我们必须先得到上面的记录信息(.),所以我会留意结果的

31.女儿：嗯

32.医生：如果仪器上显示了任何需要注意的事项,我也会告诉你的医生

33.病人：是的

摘录 2 显示了同一个医生(同摘录 1)在 37 号病人的诊疗早期是怎样从患者女儿处诱导出评估回应的。在第 2 段,病人面对医生的问题简单地回答了"没有",就在这里,医生给了女儿一个可以修正的机会"她最近怎么样"。与摘录 1 中儿子的回答有所不同的是,女儿在这里用了"你",直接将回答的权利交还给母亲。在第 4～9 段,病人与女儿一起叙述了眼花的症状。实际上,这种职责分摊的合作回答方式也在医生的下面两个问题中出现(见第 11,12,14,15 段和之后的第 23,24,26,27 段)。病人此时是主要的信息给予者,比如说,在女儿对医生的问题做了肯定回答(见第 6 段)之后,母亲给了第一个有细节的回复。女儿的主要作用在于提取她母亲回答中有意义的部分,并且加入细节(见第 9 段),提供

少量的表达和一般性的赞同（第 12，14，24 段）。一个微妙的与摘录 1 中"医生-病人与病人代表"有所不同的框架建立了。摘录 2 中的第三方在一个更加明显的三方结构中有她自己的位置，即有一个次要的位置，以达到促进和赞同的目的。

摘录 3

医生 F：(高级顾问)，男性，40 多岁

054 号病人：女性，74 岁

第三方：女儿，40 多岁

(病人的臀部和胳膊有剧烈疼痛和瘫痪的症状。)

1．医生：有瘫痪和疼痛(.)，啊

2．病人：这里有点疼(.)，但是，呃，从这里到肩膀都有点疼(.)，我觉得这跟年龄有关

　　　　　[

3．医生：对(.)

　　　　　好的(.)，但是你曾经可以移动你的手指以及这些部位

　　　　　[

4．病人：呃(.)，一点儿(.)，我不能(.)，所有我以前能做的就只是这样((你看))

　　　　　[

5．女儿：但是

　　　　　这只胳膊虽然很疼，但是已经瘫痪了，她完全没法使用

　　　　　　　　　[

6．病人：　　　　　　　　我的胳膊是无法使用

　　　　　　　　　　　[

7.女儿:　　　　　　　　　　　　　她没有办法举起来

　　　　　　　　　　　　　　[

8.病人:　　　　　　　　　　　　　　　我不能举东西
(.),我不能(.),虽然医生也试过了(.),但我们就是不能

　　　　　　　　[

9.医生:　她

　　　　不能举东西是因为<u>疼</u>＝

10.女儿:＝不,不＝

　　　　　[

11.病人:　＝不,不＝

12.医生:＝她不能举东西是因为她太虚弱了?

　　　　　　　　　　　　[

13.病人:　　　　　　　　　不,关节炎

　　　　　　　　　　[

14.女儿:　　　　　　她甚至努力去<u>握住</u>

　　　　　一样东西,但总是会滑掉

　　　　　　　[

15.病人:　　　就是掉了(.),就是J医生____说的(.)

　　　　　当我进来的时候?(.)或者我听到他告诉他们(3.0)他在
解释什么(.),这里没有移动能力和什么来着(1 syll)

16.医生:好的(1.0),他认为你有<u>中风</u>吗?

17.病人:嗯,我不<u>认为</u>他提到了任何关于中风的内容

　　　　　　　　　[　　　　　]

18.医生:　　　　　没有

19.医生:没有(.)没有(.)好的(.)好的

摘录 3 体现了类似的体系，举例来说，患者关于她的手没办法移动的叙述（第 4 段）被女儿所证实并且更详细地描述（第 5 段）。关于她的手不能举起来的说法（第 7 段）也被病人早先描述过"我不能"（第 4 段）和在之后的回答（第 6 段）精确表述。病人和女儿交替回答说"不不"（第 10，11 段），是针对医生所认为的无法移动的原因可能是因为疼。女儿说"总是会滑掉"（第 14 段）和母亲说的"就是掉了"（第 15 段）再一次重复了，并且这种共同的清晰表达在功能上更说明了她们对医生关于虚弱的提问（第 12 段）同时提供了回答。相较于摘录 1 中的"替病人说"而言，摘录 2 和摘录 3 中的第三方沟通的贡献主要在于"帮病人说"。她们的说话框架是共同叙述，一起来描述病人的症状和病程，与代替叙述相比显得不那么零散。这样的做法使得患者的表达更加有效。

代理和责任的概念化

上述三个案例中的第三方都无疑认为他们在会诊中有发言的权利。他们作为家庭成员曾见证并经历了患者在会诊过程中表达的健康问题。他们所给出或者分享的信息，许多都与身体或者可以看见的问题联系在一起，如膝盖肿胀、呼吸困难、眼花、手臂无法动弹。他们可能会觉得向医生汇报问题和症状是一种权利，更是一种职责。在我们所评估的大部分案例中，第三方往往站在病人的角度或者陪在病人的身边，提供额外的信息和解释说明给医生，方便医生理解和进行接下来的诊断和推荐工作。

显然，作为照顾者角色的第三方经常会直接参与对话，甚至由于自己的照料责任而成为患者的沟通代理角色。还有一些例子是第三方将这种责任转化为医生和患者之间的调节角色。对于这些第三方而言，他们会针对医生的治疗方案发起操作性的讨论，因为自己在照顾患者的过程中有监督和指导的职责。

摘录 4

医生 E:(教授)男性,60 多岁

117 号病人:女性,76 岁

第三方:女儿,50 多岁

(医生正在讨论病人是否需要降低体重。)

1.医生:<u>好的</u>(.),因为我认为我们已经讨论很长时间了,关于早些时候减肥对你来说有多重要,尤其<u>是</u>这对你膝盖的疼痛很关键=

2.病人:=是的=

3.医生:=减轻你膝盖的<u>负重</u>=

4.病人:=是=

5.医生:=嗯(.),你仍然在坚持严格控制饮食吗?

6.病人:有吗? 但是我((2 sylls))

          [

7.医生: 好的,好的

          [

8.女儿: (大声地)<u>是</u>的,我们这段时间真的努力了=

9.医生:=我确定你们做得好,呃,很显然这成功了

      [   ]   [   ]

10.病人: 是   但是

       [

11.女儿: 我们真的努力了,但是,是的

12.医生:我可以看到体重的不同

      [

13.女儿: <u>是</u>的,我希望我可以让她多做点儿运动,但是她不肯,医生,她会

       [

14.医生：　　　　　　是的

15.女儿：有一次她陪我去了趟商店

16.医生：是的

17.女儿：好吧,她会走回来,但是当她回来后可能就要再等一个月才会＝

18.医生：＝是的

19.女儿：再做一次努力

20.医生：是的

21.病人：你知道的,我走路的时候喘不过气

　　　　　　　　　　[

22.医生：　　　　　　你会这样?

23.医生：是的

　　　　　　　[

24.女儿：她做这些的时候出了很多汗

　　　　　　　　　　[

25.医生：　　　　　是的

　　　　　　　　[

26.病人：　　　　　而且,呃,汗,就像是倒在我身上的

　　　　　　　　　　　　[

27.医生：　　　　　　　　　　是的,是的(.),你确实是这样的,现在最好就是,呃,经常做轻度运动(.),呃,很明显以你现在的体重你很难做太多运动

28.病人：是的

29.医生：但是(.),如果你可以多做些小运动,这会帮你更好地减轻体重,因为我不认为你可以全靠节食来减肥(.),因为(.)节食减肥实际上会让日子很难过(.),所以我认为你可以尝试着运动和节食相结合,并且这样不必严格控制饮食

（之后医生告诉病人她需要运动,同时表扬了她最近的减肥成效。）

30.医生:但是与此同时,我们给她开药来治疗高血压也是很重要的,呃(.),呃,她(.),呃,继续保持之前的良好表现

31.女儿:运动(.)是一个问题(.),因为她会洗碗(.),但是在这之后她就会一早上坐在摇椅上＝

32.医生:＝是的

33.女儿:除非她要与别人见面＝

34.医生:＝是的

35.女儿:好,她就待在那儿直到晚上上床睡觉(.),你知道我没法让她动起来

                   [

36.医生: 是的

37.女儿:而且她(轻声笑)对我叫她起来走动非常固执,医生(.)(笑出声),她真是这样

38.医生:好的,她已经很好地减掉了8磅

          [   ]   [   ]

39.女儿: 是   是的

40.医生:所以,嗯(.),嗯(.),但是我仍然建议她要有规律地运动＝

                                [

41.女儿: 运动,是的

42.医生:＝如果你可以尝试(.),你知道(1.0)不要给自己一个不可能完成的任务

43.女儿:只要有一点点儿,哪怕是仅仅走到角落再回来

                         [

44.病人: 不

45.医生:是的(.),是的,我认为你已经给自己了一个合理的目标

46.病人:我知道当我平时走路(清清嗓子),抱歉(.),当我走到商店的时候

47.医生:是的

48.病人:然后再走回来,我简直感觉快死了

摘录4最初体现的是医生一病人通常的互动框架,通过医生提问病人是否进行了节食(第5段),病人回答说她已经做了(第6段)。在这里,病人转向她女儿寻求确认,这正好证实了女儿见证者的身份。医生接下来的赞同(第7段)也印证了女儿在保持母亲节食的过程中有很明显的参与。她说"我们这段时间真的努力了",将医生口中的"你"重新用一个很明显有卷入意味的"我们"来代替。她在第11段重复了这些内容。当她详述母亲有多少运动量(另一个被具体讨论的内容)时,她将自己放在了一个推动者的位置上,与母亲所做(或不做)运动相关联。她很明白她所代表的角色:"我希望我可以让她多做点儿运动"(第13段),并且她重复说(我没法让她动起来,第35段;医生,她真是这样,第37段)。

女儿对病人情况的报告与之前的例子有所不同。她认为她的角色是推动者("让病人做事"),保障医生的专业指示得以实行。作为结果,她之后的报告表现出了她母亲(她会走回来,第17段;她做这些的时候出了很多汗,第24段;她坐在摇椅上,第31段;她非常固执,第37段)并没有被代替或代表。她并不是在代表或者帮助病人说话,而是处在一个独立的以评估、汇报病人情况为职责的角色立场。她非常客观地向医生汇报了情况。注意,这里医生是怎样在大部分情况下保持第二人称发言形式同时支持女儿在三方小组中的地位的。医生在女儿宣告了她是推动者的角色之后的主要问话都是站在病人立场上的(第27,29段)。在摘录的靠后阶段(第38段),他答谢了女儿的参与,但是他在女儿批评病人的行为之后马上当面表扬了病人的成绩,然后立刻把话题转向为不要勉强自己(第42段,一句直接对病人说的话)。

第三方与医生联盟

我们的数据中存在一些完全不一样的联盟方式,其中,与医生联盟在一起的第三方非常特别,这里有两个例子。

摘录 5

医生 A:(注册医生)男性,30 多岁

59 号病人:女性,81 岁

第三方:女儿

(病人经历中风后视力下降。她有抑郁并且反馈过抗抑郁治疗。)

1.病人:<u>不</u>(.),嗯,你(.),我不明白你会怎样<u>看待</u>这些(.),这是,呃,我遇到的<u>麻烦</u>(.),<u>这是</u>导致我抑郁的问题,这是导致我抑郁的原因(.),其他没有别的了……

(医生表示了解了她的感受,停顿了一下然后继续。)

2.医生:(看表格)现在我们发现有时候那些方法<u>有效</u>

3.病人:或许<u>是</u>有效,但我不知道

4.女儿:我认为,我认为,她已经变好了

           [

5.医生: 我认为她的,呃

                 [

6.女儿: 圣诞节期间,她就只是坐着,而且有一点儿=

7.医生:=我认为她有一些进步,自从

           [

8.女儿: 她什么都不想做(.),是的

9.医生:自从我上次见你们

10.女儿:<u>是的</u>

      (2.0)

11.医生:那你怎么想的?

12.病人:(叹气)(2.0)有时候我觉得很好(.),我觉得(.),呃哦,并不是那种当你听<u>新闻</u>获得信息的时候感到不想活了,而是感觉这个世界(.)<u>到处</u>都是麻烦和<u>痛苦</u>(.),你就会想活着<u>到底</u>有什么好(.),在这样一个世界?

13.女儿:你可以<u>开心</u>地去做事啊?(轻声笑)

14.病人:(轻声笑)<u>是的</u>,是的(3.0)

15.女儿:你可以去度假,你不认为你有一周的假期?

                  [   ]

16.病人:这没什么好<u>笑</u>的

      (接近会诊结束。)

17.医生:但是呃(.),我认为一切都<u>好</u>,我认为那些方法都在<u>促进</u>

18.病人:嗯……

19.医生:好吗?

20.病人:好的,那到底我在<u>期待</u>什么(.),我肯定<u>疯</u>了!

21.女儿:(轻声笑)

22.医生:(听起来愉快)我不认为你疯了

23.病人:(笑)我就是一个坏脾气的老人＝

24.女儿:＝一个 <u>30</u> 岁的脑子,呃,待在一个 <u>80 岁</u>的身体里(笑)

                                                              [

25.医生: 就是这样

(.)很<u>沮丧</u>是吗?

26.病人:我没办法继续了

        [

27.女儿:哦,但是她好多了((比她自己说的))

28.医生:她是好多了?

29.女儿:是的

30.医生:好的

31.病人:是的(听起来很用心),非常感谢

32.医生:那就好(2.0),好好照顾自己······

在摘录5的第1段,病人表达了自己对之前接受的抗抑郁治疗的挫败感,她在让医生明白她的抑郁与她之前的个人问题有关,而且药物不会有作用。如果再一次检查人称使用的频率和特点,我们会发现在这一案例的前期,人称的使用方式跟整个案例过程相比有明显的区别。首先,在第4段,女儿使用了第三人称形式"她"。在第5,6,7,8段,医生和女儿同时使用了她。在结束阶段,这种使用再次出现,如第27,28段。我们早些时候说过,第二人称在治疗中相对要理想一些,但这一策略需要根据具体状况而做出改变。

第三人称的使用非常重要,它允许医生和女儿(开导者)表达一个共同的立场,建立联盟。这种立场就是认为病人的精神状况已经好转了,以此来对抗病人自己的说法:她的抑郁并没有因为药物治疗而好转。医生和第三者试图通过谈话让病人振作起来。他们故意把病人放在听者这样一个位置。这是 Goffman 所说的"配角戏",就是说"针对次级状况或特定听众而进行的次级沟通"(1981,p.134)。另外,这是一种典型的共商配角戏,因为医生和女儿构成准二元的机构来评估病人的状况,并当着病人的面进行。这种策略将病人看作不发言的观察者,中性地评估了她的进步状况。然而,在这种关系框架中显而易见的是,病人的责任是在发病时进行更多的积极的自我评估,至少像第12段中的那样。

另一个关键的方面是这一摘录的关系框架是女儿愿意用第二人称称呼母亲(无论用不用"你"),这也与数据中常见的三方关系设计有所不

同。在第 13 段中，女儿说"你可以开心地去做事啊"，类似的说法也出现在第 15 段、第 24 段中。这些对第二人称的使用都伴随着很强的意识焦点(去度假，去笑)，也带着极为正面的年龄拒绝(第 24 段)。因为士气和"振作"成为主要目标，医生和第三方打破了治疗规范，这种规范要求医生在评估病人、了解病人症状、决定治疗方案等方面具有权威(Silverman,1987)。但是这种规范的做法在这一刻是多余的。医生和第三者将他们放在"常规观察者"的角色里，对病人的进步情况表现出"任何人都可以观察到"的样子。传统关系框架的流失的进一步表现是病人在摘录中重复地自言自语。在第 1,12,16,20,23,26 段中，病人的话很难判断到底是对医生还是女儿说的。"到底我在期待什么(.)，我肯定疯了"(第 20 段)表达了她对自我评估所体现的问题的评价。她在第 12 段中对"你"的使用，在内容上显然不是第二人称用法。

摘录 5 的关系联盟毫无疑问带有积极的动机。医生在联盟中与第三方共商是潜在地为患者的利益考虑。相反，下面的例子是第三方在与年长医生寻求共识时起到了破坏性的作用。

摘录 6

医生 E:(教授)，男性,60 多岁

115 号病人:女性,75 岁

第三者:女儿

(病人描述说她在走路时感到有大头针和针头在她的腿里，这份摘录是在会诊开始的 5 分钟后记录的,在这段时间里女儿说的话非常少,主要是病人和医生讨论症状和另一位医生所开的处方。)

1.病人:当我第一次到这儿时(.)，他告诉我吃这些(放了一些瓶子在桌上)

2.女儿：　　　　　　　　　　　　　　　　　　　（愤怒地）将
它们全放在<u>桌上</u>

3.病人：关于高血压的，是吗？

4.医生：是的

5.病人：然后这些（.）并不能把血压降下来，所以他告诉我<u>这些</u>一起
吃（把一瓶药放到桌上），（.）对吗？

6.医生：是的

7.病人：它们颜色不同，医生＝

8.医生：＝是的＝

9.病人：但是它们都是同一种东西……

（医生看了几分钟病历。）

10.医生：不（.），好的，不错（.），你愿意到长椅上躺一下吗（.）？我会
用帘子把你围住，然后给你做个检查

11.女儿：没事的，别担心（.），（对医生说）如果我不在这里，她根本
不会说（轻笑）

12.医生：（轻笑）是的（.），他们会有点儿紧张对吧？（.）陌生的环境
　　　　　　　　　　　　　　　　　　　　　　　　　　[

13.女儿：　　　　　　　　　　　　　　　　　　　　是的

他们会这样[（一点儿）]

（20.0）（医生浏览了记录并且通知护士帮助病人脱衣。）

14.女儿：她是一个容易<u>心烦的人</u>

15.医生：什么？

16.女儿：她是一个容易<u>心烦的人</u>

17.医生：是的（.），她有点儿焦虑对吧？

（15.0）

18.女儿：她不太确定她是否有咽喉炎或者有什么病症（（可能））
　　　　　　　　　　　　　　　　　　　　　　　[

19.医生：　　　　　　　　　　　　　　　　　　　　好的,好的,
我们会把这些弄清楚的(.),现在(3.0)当一个人不确定(.)哪里出了问题
的时候,确实有些难办(.),然后人就会变得更焦虑(.),呃

20.女儿：我认为当你到了她那个年龄的时候,你实际上也会有点儿
困惑

　　　　　　　　　　　　　　　　[　　　　　　　　　　　]

21.医生：　　　　　　　　　　　　　是的,是的

22.医生：如果那样的话,我们确实会觉得困难(.),你知道有时候人
的状态需要一些治疗(.),她的血压就是这样的(.),她的医生的确是对
的(.),我的意思是去改变方式,因为

　　　　　　　　　　　　　　　　　　　　[

23.女儿：　　　　　　　　　　　　　　　　　((她试着去调
整血压))

24.医生：让血压得到足够的控制需要花点时间,你确实需要经常去
改变药物来治疗这个＝

25.女儿：＝好的,这就是我想要解释的＝

26.医生：＝因为你希望不让它太低,但你也不想让它变(.)高,而且
你无法在第一次就给出精确的试剂。你通常要用很少量的试剂来判断
效果,并且效果会很慢,你需要经常加一些别的药片来加强效果,而且最
安全的方式就是一点儿一点儿地慢慢来

27.女儿：这就是我想说的,但是(.)当他们到了那个年纪就会想为什
么要这样做＝

28.医生：＝是的

29.女儿：他们不知道

30.医生：是的(.),这确实很难理解,当然(.)(转移到用于测试的房
间,对着病人),放松,好的,亲爱的

在摘录 6 的第 10 段,当病人与帮她检查的护士移动去检查房间,无法听到医生和女儿谈话的时候,医生和女儿仍然在桌前。女儿引发了一段讨论,关于自己母亲的情绪、生物医学和认知状态,其中的一些内容显示了明显的刻板印象和年龄偏见。在第 11 段,女儿的框架模式由引导母亲的回应转变为当着母亲的面对医生发表关于母亲的评论。这个转变非常有特征(参考 Tannen 和 Wallett,1993 年的"关于角色转换的讨论")。母亲被这种转变重新赋予了框架位置,人称指代从第二人称转变为第三人称。但是这种关系的转变是偏激的。母亲的结构角色相当于"亲密的成分"(会好的,别担心)被重新配置,在案例中变为"紧张的、无能力的老人"[如果我不在这里,她根本不会说(轻笑)]。在这次会诊中,值得注意的是,一般对话在很大程度上由病人与医生模式来驱动。根据交际适应理论(Coupland et al.,1991),我们可以认为病人在这次谈话中既是过分适应的,也是适应不足的(第 11 段)。她先前的社交身份在她暂离后被完全重建了。

女儿最后的轻笑,出现在当她说她母亲紧张无能的时候,这一轻笑是很重要的,并且值得解读它在关系中的作用。这笑代表着共商的意味,并且很有意思的是医生在谈话开始时跟着笑了一下,似乎是同意共谋。他在第 12 段表达了(同意),并且说[他们会有点儿紧张对吧?(.)陌生的环境]。他暗示病人的紧张对治疗是可接受的(陌生环境),但同时,令人惊讶的是,医生用了"他们"一词来指代老年人或者老年病人。即使我们认为医生的策略在于通过解释来最大限度地减少女儿对母亲无能、紧张的污蔑,尽管如此,他还是向女儿表明了老年人的基本特点和去个人化。因为女儿正好同意这块内容(第 13 段),因此医生和女儿处于我们所称的"年轻人"群体中来一起评估病人。这种模式又是在与临床中的反歧视老年人原则作对——涉及老年人的治疗要考虑年龄偏见。临床实践要"将病人看作独立的"。

当病人无法听到对话时(从第 11 段开始到第 30 段),女儿努力与医生建立更深远的共识,邀请他同意更多的她自己对母亲的看法甚至是诊断。她想让医生认为她母亲是一个容易心烦的人（第 14，16 段），母亲的困惑是老年人特有的正常现象（第 20 段）。她暗示老年人缺乏理解（当他们到了那个年纪……他们不知道，第 27，29 段）。医生在这个过程中尽量让自己从共商中退出，他所说的大部分内容都在试图转变女儿的看法。比如说，他提出这可能是因为个人性格（有点儿焦虑，第 17 段）用以对抗女儿为母亲贴的标签（一个容易心烦的人，第 14 段），并且想要用一些身体的状况重新解释女儿的"当你到了她那个年龄的时候"（第 20 段）。他希望回到对病人状况的医学诊断，而不是女儿对于年龄偏见的总结。

医疗三方小组的"司机"模型

这些摘录中框架结构的各维度同时被协调。我们的焦点放在框架的结构和协商上，它们使参与者与另一方产生了不同的特定关系，关系到老年人、第三方的社会角色。这里的第三方指陪同病人来门诊的家庭成员。

会诊沟通中第三方参与者的框架以及与病人、医生联盟，都具有相当高的可变性，这是我们通过评估摘录所得到的结论。他们的角色与联盟并不是按照会谈惯例或者由代际结构"赋予的"，而是参与者积极提议的，或者在某些案例中是被拒绝的。我们想知道数据中的第三方参与者是否同样适合"司机"角色（参考 Silverman，1987）。Silverman 在对儿科门诊互动（涉及婴儿或者非常年幼的孩子）的分析中为医疗互动总结出一个直译为"司机"的角色。他用了一个直接的类比来形容孩子参与儿科门诊的情况："一个驾驶员将一辆车开进修车厂。"（p.35）将第三方比作驾驶员，将医生比作技师，将病人比作车。考虑到在医学案例中"深厚的道德与感情基础"的重要性，Silverman 指出了这一类比的作用。他说，这是为了识别出"问题修理"和"服务事件"的不同之处，相对应的是门诊中有临床症状的病人与没有临床症状的体检者的区别。前者的家长作为"司机"会希望医生的责任是去"修理"问题，而他们自己在整个对话过程中会相对沉默。后者的医疗或者其他进程会变得更加有协商的意味，并且 Silverman 期待第三方更多地参与沟通互动。

这一直接的比喻很明显没有完全说明我们数据的复杂性。我们的数据显示，三方沟通在有无临床症状时并没有显著差别。在门诊中，几乎不存在老年人没有任何程度的社交和医学问题。老年病人并不像所谓的"车"——与婴儿或者小孩相比，我们一致认为，老年人应该对与自己健康问题有关的决定和结果全权负责。那么，这里有没有一种类似"司机"的模型可以作为我们的基础呢？至少可以找出我们数据中患者和第三方成员的框架？如果我们把"司机"看成"启动器"（不论是在谈话中还是在生理上提供把一个人从一个地方送到另一地方的服务），那么，第三方的沟通和关系位置由此建构，确实也是落在我们原有概念内的。司机，毕竟必须要在"前方驾驶座"上，但他们要为被运送的人服务，因此他们承担有用或者作用较小的角色。一些第三方，如摘录 4 中的女儿很明显在照顾关系中是推动者，推动病人去配合治疗或者遵循医嘱改变生活方式。这个女儿将自己视为一个重要的角色，从而在很多方面将母亲调整为"后座乘客"，当着医生的面暴露母亲的被动性。摘录 6 中的女儿看起来像一个"司机"，将母亲视为年老的"非驾驶员"，坚决拒绝母亲坐到"前座"来。其他的第三方参与者并没有这么显著的特征。他们与父母交换决定，帮他们做各种各样的决定（做父母的代言人），或者坐在父母边上作为"合作讲述者"协商决定。

原始的司机类比仍然是不够的，因为它并不能很好地解释数据中的多种关系，甚至并不适合那些只有两个人参与的简单沟通（如当女儿和医生的谈论超出老年人的听力范围时）。比如，摘录 6 中的女儿就可以被描述为一个在"驾校教练"眼中很称职的"前座司机"（如果将"驾校教练"比作医生的话）。当她年老的"后座乘客"无法听到她说话时，她具有年龄偏见的看法变得更加严重。摘录 1 中的病人会谈论很多，但是当她的儿子相对活跃而且代表她说话时，她就不再"打方向"或"导航"了。摘录 5 中的女儿和医生（被视作"司机"和"指导者"）很主动地将他们的位置从"前座"移动到了"后座"，为的是提高母亲的驾驶能力。他们努力提高她的自信心，并且鼓励她去获得一个驾驶的位置。

我们的数据显示，在照顾老年人时，社交角色是互相依赖的，至少在某些层面上，角色是可以协商的。比如，我们可以看到"后座乘客"变得爱说话了，以至于自然甚至不可避免地占据了"司机"的位置。但是接下来，参与者也有能力在"司机""副驾驶座""后座"之间互相转换调整（副驾驶座：控制、决定路线或者速度；后座：在做决定或者谈话时相对消极的角色）。这的确显示了这些角色都是实际沟通交流的产物。"司机""乘客"和"指导者"，可以在他们的会诊旅程中重新分配角色。

健康、自主和老化

数据引发了更多关于老年人自主和依赖的问题，因此我们希望精确的分析能够帮助类似的患者和实践者理解的具体化。一开始我们认为样本中需要第三方陪同的病人的依赖性比没有陪同的病人要强，但是依赖性和自主性到底是如何在会诊过程中形成的？从一方面来说，依赖性是以经济为基础的概念，在老化的含义中，它指缺乏对社会体系全职的或者合法的贡献。"依赖"作为一个特有的词汇有其不变的固定含义，但是我们通过框架分析处理数据的方式是在强调"依赖"的社交意义。在这个层面上，我们都是有社交依赖的人（Bytheway & Johnstone，1990）。我们数据中的老年病人都不是完全依赖或者完全自主的，实际上三方小组中的所有成员都是这样的。但是数据还是很明显地显示了框架策略在谈话中可以建构起广泛的、多方面的依赖，这种依赖的影响也会在会诊过程之外发生作用。

我们在数据中大量地标注了人称的使用方式,我们的数据也显示了在医疗情境下医生与患者的谈话,框架的含义超越了 Goffman 理论中传递(addresseeship)的含义。它的意义在于知晓谈话中的权利和责任是如何被认知,甚至如何被建构的。当一个医生通过直接对病人讲话来组织谈话时,那么医生假定病人有自主和自我判断的能力,并且有能力参与有关健康结果的决策制订。我们在临床数据中看到,医生不只是用第二人称来向患者发问,但当他们在被另一成员打断的时候会再用回第二人称,如代表病人发言,和有类似的发言地位的成员谈话。使用第三人称(由医生或者别的成员)是潜在地对权利的默认或者压抑。因此,在医生的谈话推动下,权利相对维持得比较公平,不会被剥夺。老年歧视的意识也会在医生对对话的掌控中被觉察。

与门诊的首要原则相反,有两个摘录可以代表年龄歧视的出现:摘录 4 和摘录 6。举例来说,在摘录 4 中,当病人简要地把女儿带到谈话中(第 6 句)以确定自己可以继续原来的饮食方法时,女儿说话时就剥夺了病人的一系列权利。女儿作为一个持续存在的第三方成员为医生带来了大量对自己母亲的抱怨。女儿表达出未来患者将不会很好地合作的预言,也否定了母亲在会诊中的自主权。在典型的沟通以及老化的研究中,我们曾试过呈现更多类似的权利剥夺问题。但我们认为在摘录 2 甚至可能在摘录 1 中,由第三方承担的"病人代理"角色并不能简单地被认为是"过度谈话"的延伸。这里有一个对两个摘录中角色的补充解释,对摘录 1 来说,第三方补充的原因是患者在好几个关键阶段自己停止了她的报告,所以就由她的儿子代为继续;对摘录 2 来说,则是因为很明显,在患者和她女儿之间有一种对汇报的分享。无论如何,"代表患者说"和"与患者一起说"有更广泛的含义,作为普通的沟通方式,有证据说明这些说话者形成了满足自己的喜好和优先权的沟通框架。老生常谈的关于"不能剥夺老年人发言权"的说法的确很动人,但是这忽略了交流动力这一重要因素,而这正是我们需要注意的。

　　如果我们的样本具有代表性，那么老年医学中第三方的存在就是一个相对平常的现象了（在我们的数据中有 40%）。第三方参与者的确积极参与诊疗进程。Beisecker 认为，他们在谈话的开始（病史介绍）和结束阶段（确定治疗方案）最活跃，这正与我们的数据情况相符。我们对特定案例的分析可以说明，三方结构本身不具有绝对的积极性或消极性。我们强调三方小组会产生多样的影响。我们也指明在某些时段医生是怎样利用三方关系来获取病史信息，以及协商治疗方案和患者生活方式改变的。长远来看，数据说明了对老年人的照料通常是多方面的。医生的工作通常涉及讨论病人的年龄和健康特性，包括病人的抑郁和精神状况、生理症状和隐藏的社交细节。我们通常把这些信息定义为"私密的"和"个人的"，并且期待它们都能在病人的自主掌控中。我们认为，医生在特定的时间和目的下，以及在希波克拉底誓言的约束下，拥有获取这些信息的特权。对三方关系谈话的分析使我们重新审视这些假设，尤其是当这些参与者都是近亲，并且与病人共同表达而不是剥夺病人权利的时候。

　　在特定的案例中，老年人的状况会模糊个体与社交网络的界限，西式个人主义文化使我们搞不清老化的伦理判断。尊重和维护老年人的自主权仍然是相当关键的，并且这种尊重和维护在微观层面的表现也应该同法律和政策相符合。之前我们提到，老年人的健康问题通常需要被看成对社交网络的"不适"，而且我们数据中很多地方都涉及了老年人对交际生活与日俱增的沮丧和无力。在这样的情境下，医疗会诊要求医生与家庭成员一起工作，并为老年人提供医疗与社交支持。无论如何，相比按照动力模型一味地追求医学会诊中的沟通理论和每日想法而言，多方面地看待老化才是更为合理的。

参考文献

Atkinson, J., & Heritage, J. (1984). *Structures of social action: Studies in conversational analysis.* Cambridge, UK: Cambridge University Press.

Beisecker, A. L. (1989). The influence of a companion on the doctor—elderly patient interaction. *Health Communication*, 1, 55—70.

Boden, D., & Zimmerman, D. (1991). *Talk and social structure.* Cambridge, UK: Polity Press.

Bytheway, B., & Johnstone, J. (1990). On defining ageism. *Critical Social Policy*, 29, 27—39.

Coe, R. M., & Prendergast, C. G. (1985). The formation of coalitions: Interaction strategies in triads. *Sociology of Health and Illness*, 7, 237—247.

Coupland, J., Coupland, N., & Robinson, J. (1992). "How are you?": Negotiating phatic communion. *Language in Society*, 21, 201—230.

Coupland, J., Robinson, J., & Coupland, N. (1994). Frame negotiation in doctor—elderly patient consultations. *Discourse and Society* 5, 1, 89—124.

Coupland, N., & Coupland, J. (1999). Aging, ageism and anti-ageism: Moral stance in discourse. In H. Hamilton (Ed.), *Language and communication in old age* (pp. 177—208). New York: Garland.

Coupland, N., Coupland, J., & Giles, H. (1991). *Language, society and the elderly: Discourse, identity and ageing.* Oxford, UK: Blackwell.

Fisher, S. (1991). A discourse of the social: Medical talk, power talk, oppositional talk. *Discourse and Society*, 2(2), 157—182.

Giles, H., & Coupland, N. (1991). *Language: Contexts and consequences.* Milton Keynes, UK: Open University Press.

Goffman, E. (1981). *Forms of talk.* Oxford, UK: Blackwell.

Goodwin, C. (1981). *Conversational organization : Interaction between speakers and hearers*. New York: Academic Press.

Greene, M. G., Majerovitz, S. D., Adelman, R. D., & Rizzo, C. (1994). The effects of the presence of a third person on the physician—older patient medical interview. *Journal of the American Geriatrics Society*, 42, 413—419.

Hall, M. R. P., Maclennan, W. J., & Dye, M. D. W. (1993). *Medical care of the elderly* (3rd ed.), Chichester, UK: Wiley.

Hasselkus, B. R. (1992). Physician and family caregiver in the medical setting? Negotiation of care? *Journal of Aging Studies*, 6, 67—80.

Heritage, J. (1984). A change-of-state token and aspects of its sequential placement. In J. M. Atkinson & J. Heritage (Eds.), *Structures of social action : Studies in conversational analysis* (pp. 299—345). Cambridge, UK: Cambridge University Press.

Hummert, M. L. (1994). Stereotypes of the elderly and patronizing speech. In M. L. Hummert, J. M. Wiemann, & J. F. Nussbaum (Eds.), *Interpersonal communication in older adulthood : InterdisciPlinary research* (pp. 162—184). Newbury Park, CA: Sage.

Jaworski, A., & Coupland, N. (Eds.). (1999). *The discourse reader*. London: Routledge.

Lerner, G. H. (1996). On the place of linguistic resources in the organisation of talk-in-interaction: Second-person reference in multi-party conversation. *Pragmatics*, 6(3), 281—294.

Levinson, S. C. (1988). Putting linguistics on a proper footing: Explorations in Goffman's concepts of participation. In P. Drew & A. Wootton (Eds.), *Erving Goffman* (pp. 161—227). Oxford, UK: Polity Press.

Nussbaum, J., & Coupland, J. (Eds.). (1995). *Handbook of communication and aging research*. Mahwah, NJ: Lawrence Erlbaum Associates.

Ragan, S. (1990). Verbal play and multiple goals in the gynecological examination. *Journal of Language and Social Psychology*, 9, 67—84.

Ryan, E. B., & Cole, R. (1990). Perceptions of interpersonál communication with elders: Implications for health professionals. In H. Giles, N. Coupland, & J. Wiemann (Eds.), *Communication, health and the elderly* (pp. 172—91). Manchester, UK: Manchester University Press.

Ryan，E. B.，Bourhis，R.Y. ，& Knops，U. (1991). Evaluative perceptions of patronizing speech addressed to elders. *Psychology and Aging*，6，442—450.

Sidell，M. (1995). *Health in old age：Myth，mystery and management*. Buckingham，UK：Open University Press.

Silverman，D. (1987). *Communication and medical practice：Social relations in the clinic*. London：Sage.

Tannen，D.，& Wallat，C. (1993). Interactive frames and knowledge schemas in interaction：Examples from a medical examination/interview. In D. Tannen (Ed.)，*Framing in discourse* (pp. 57—76). Oxford，UK：Oxford University Press.

Tracy，K.，& Coupland，N. (Eds.). (1990). *Multiple goals in discourse*. Clevedon，UK：Multilingual Matters.

（译者:林正之　李傲）

7 重度痴呆症患者与其护理者之间的沟通

Astrid Norberg　瑞典于默奥大学

　　人类存在于他们自己的世界中,有时人类居住的地方被赋予了"家"的含义。"家"不仅仅是指居住场所这一地理位置,也是人类生活的具体与抽象领域的统一象征(Kelly,1975)。访谈 2 岁到 102 岁的身体健康人群发现,在他们看来,在家的感觉本质上是感受到自己与重要事物的联结,例如,与重要的他人、重要的事情、重要的地方、重要的活动,以及其他超然存在的事物的联结(Zingmark,Norberg,& Sandman,1995)。在人生的各个阶段,一个人会被给予一个家,会自己创造一个家,会与其他人分享一个家,会给孩子提供一个家。所以,对于人类而言,能被欢迎进入一个家庭是非常重要的(Marcel,1982)。

　　在家的感觉是与完整性相关联的(Zingmark et al.,1995)。在家里,你就会感觉很完整。Erikson(1982)描述了人们在生活中如何经过一系列的阶段和挣扎以取得彼此信任的体验,并体验到人的自主性、主动性,体验到勤劳的意义,体验到个人的身份意义,体验到人与人之间的亲密关系和完整性(完整以及意义)。在这里,沟通对于个人的连通性和完整性而言是不可或缺的要素。

　　如何理解沟通现象取决于如何理解生命。本章的基本理念是将人类生命理解为一个谜团,将无家可归的经历理解为一种痛苦。我认为,老年痴呆症患者是逐渐失去沟通能力的人，他们经历的痛苦来源于失去联结、崩坏以及无家可归的感受。所以，同严重痴呆症患者的沟通应该注重沟通的安慰性。

本体论

作为本章的基本理念，对生活的理解主要来自法国哲学家 Tabriel Marcel(1963,1965a,1973)关于如何区分"谜团"和"问题"的理论。在这里，"问题"是我们遭遇到的，而"谜团"则需要我们参与其中。也就是说，我们永远无法像对抗"问题"一样去对抗完整的"谜团"。例如，"我是谁"在本质上是一个从谜团中延伸出的问题，而并不代表谜团本身。因此我们认为，在处理阿尔茨海默式痴呆(Alzheimer's dementia)等疾病时，治愈属于问题领域，而安慰属于谜团领域。

Marcel(1963)认为，在人类的共同潜意识里面有一种"我们"的感觉，世界是个大家庭。当一个人独自在家时，如果他可以欢迎另一个个体进入他的"家庭"，我们就说他达到了一种神圣的维度。所有人都会对生命有一种神圣的感觉，哪怕是无神论者或拒绝宗教信仰的人(Marcel,1973)。母亲对孩子的宠爱和对他人尊严在认知上的尊重，这些都是体验神圣感的例子。Marcel(1973)提出，生命"就像它本身一样，拥有让人震惊的中心内容，但爱并不是揭示这一中心内容的唯一方式"(p.113)。同时，Weil(1962)对于人的神圣则写道："人类从出生到死亡，心中都在不屈不挠地对一件事抱有期待。这件如此被期待的事就是：无论自己曾遭受怎样的挫折，也无论自己目击过怎样恶劣的犯罪，每个人都在内心期待好的事物会发生在自己身上(原文)。这种期待好的事物的心理就是所谓的人的神圣。"(p.10)

沟　通

从谜团的角度来看,沟通关系到如何理解痴呆症患者世界里的痛苦、死亡等概念,以及照顾者应该如何去面对痴呆症患者。从问题的角度来看,沟通关系到我们如何运用沟通去解决能被解决的问题。在本章中,我们主要是从谜团的角度讨论沟通。谜团和问题实际上是联系在一起的,仅在理论上可以分开讨论。因此,关于阿尔茨海默式痴呆症患者在问题方面的沟通也一样会在本章中涉及(见 Orange ,本书第 10 章)。

痴呆症患者的痛苦

对于严重的老年痴呆症患者来说,他们失去了在家的感觉(Zing-mark,Norberg,& Sandman,1993)和关于家的完整性(即整体性和意义;Ekman,Robins Wahlin,Norberg,& Winblad,1993;Kihlgren, Hall-grem, Norberg, & Karlsson,1994,1996)的知觉。感觉无家可归和感觉自己是不完整的意味着绝对的痛苦。极少数作家能写出痴呆的痛苦对患者的影响。Harlan(1993)在写艺术的治疗价值时,指出艺术能为痴呆症患者"痛苦和困惑的私人世界"提供一个得以缓解的小窗口(p.102)。照顾者可以在艺术品发挥作用的同时去倾听患者的心声。艺术能够巩固自我意识。此外,痛苦也被形容为一种联结感的损失(Younger,1995),一种疏离感(Cassell,1991)。Weil(1968)描述了一种特殊的痛苦,她称之为"苦恼"。她写道,苦恼"是一个折磨灵魂的装置……一种极端的和完全的屈辱的状态……灵魂的死亡"(p.190)。这给了我们足够的理由去把痴呆的痛苦与苦恼联系在一起。

无家可归的痛苦

痛苦使得患者同自我疏离——这个生病的人不是我自己! 痛苦也

使得患者与他人疏离——这个生病的人不是我父亲,至少我所认识的父亲不是这样！这里就有由熟悉的人转变为陌生人的风险。痛苦可以使患者疏离于全部的人生意义。因此,在家的感觉似乎是与痛苦相反的,或痛苦似乎是一种无家可归的感觉。由于没有被联结的感觉,即有无家可归的感觉,导致严重痴呆症患者经常出现神志恍惚的徘徊行为。在他们的意识中,总是认为自己应该在回家的路上,或需要去寻找自己的孩子或父母(Zingmark et al.,1993)。

自身不完整的痛苦

Cassell(1991)将痛苦描述为"来自自身完整性的实际或不实际的威胁感,或对自身存在的持续怀疑"(p.24)。重度痴呆症患者会越来越脆弱,其受到的威胁不仅来自外部,而且来自自己的心理。在照料严重痴呆症患者时,需要给患者提供一个合适的环境,提高患者在家的感受,也提高患者作为完整的人的感受。换句话说,受苦的人需要安慰。

退化的痛苦

"痴呆"一词的英文原意为"失去灵魂"(de mens,i.e.,out of mind; Jenkins & Price ,1996)。Jenkins 和 Price 在《布兰查德物理词典》中,将"痴呆"定义为"失去意识……想象力和判断力完全灭绝"(pp.84-85)。Midence 和 Cunliffe(1996)将"严重痴呆"描述为"智力、运动和行为的解体",并提醒读者,老年痴呆症一直被视为"没有尽头的葬礼……自我的丧失……死亡之前的死亡"(p.591)。Asplund 和 Norbertg(1993)发现,专业的照顾者在面对一个严重的老年痴呆患者的照片和一个婴儿的照片时,他们在前者看到的是痛苦、冷漠、软弱、害怕、悲伤、寒冷、黑暗、粗糙、丑陋,而他们在后者看到的则是积极。这些关于老年痴呆症的负面描述为老年痴呆症患者打上了医疗化、污名化、主观化的烙印(Herskovits,1995)。

　　在老年痴呆症患者的护理过程中所使用的语言里，有一些词被用来描述痴呆的情况。例如，护理中经常使用的"行为障碍"这个词，它通常被用来表示患老年痴呆症的人无法表达已有经验的行为，或者说患者的行为完全没有意义（例如，Tariot et al.，1995）。一个哭泣的重度痴呆患者可能会被人称为"尖叫者"，但没有人关心他的哭泣究竟意味着什么。也就是说，患者被人当作"没有灵魂"而对待。相反，如果是一个婴儿的哭声，我们并不会说婴儿出现了行为障碍。相反，我们会问：这哭声是什么意思？是宝宝饿了，想解大小便了，还是寂寞无聊了？

　　既然"没有灵魂"是大部分人对痴呆症患者的看法，那么关于痴呆症患者自我体验的研究数量过少就不足为奇了。"人格"和"自我"是重度痴呆研究中的主要概念，因为二者是被疾病影响的主要部分。人格可以通过不同的心理过程或概念进行研究，包括意识、推理、自我动机活动、沟通能力、自我概念、自我意识（Warren，1973）。McCurdy（1998）批评了这种理性自我意识模型，因为这个模型认为人格是一种可以被个体操作的东西，是附加的，是为了提升个体存在质量的概念，而实际上人格是个体存在的先决条件。

　　Neisser（1988）描述的五种自我（生态的自我、人际关系的自我、扩展的自我、私人的自我和概念的自我）是一个在"理性的自我意识模型"概念下的例子。Jenkins 和 Price（1996）认为，每一种自我都会受痴呆症的影响。当老年痴呆症扭曲身体的知觉时，会影响身体和空间联系起来的生态的自我。当精神和沟通能力退化时，自我和他人感情的融洽度会影响人际关系的自我的改变。扩展的自我与时间、记忆和对未来事件的预测有关，而这些都会因为痴呆症带来的记忆力下降而受到影响。私人的自我与个人在生活中的经验有关。老年痴呆症患者角色和地位的丧失将会影响概念的自我。根据这一模型，严重老年痴呆症患者的疾病会侵蚀其人格的五种自我。但是，根据以往的文献研究（Ekman et al.，1993；Jansson，Norberg，Sandman，Athlin，& Asplund，1993；Kihlgren,1994,1996；Norberg, Melin, & Asplund，1986)，我个人仍然认为老年痴呆症患者拥有基本的人格,但是这种基本的人格经常被大众忽略。对于老年痴呆症患者的人格研究,急需在人格的定义上找出一种合适的观点。

恶劣环境的痛苦

重度痴呆症患者的表现随环境压力的变化而变化(见 Corcoran & Gitlin,1991)。身体和心理的护理环境会影响老年痴呆症患者的能力。在恶劣的环境中,患有严重痴呆症的人可能会被剥夺充分利用他们能力的可能性。例如,Sandman、Norbert 和 Adolfsson(1988)为一组中度和重度老年痴呆患者在一起吃饭的情景拍摄了一段录像,当照顾者从穿着制服变成穿着日常服装时,这些患者的行为发生了巨大的变化。当工作人员的服装更随意而不是制服时,患者的行为更加合理,他们之间的互动更频繁。

沟通困难的痛苦

由于记忆、语言、认知、注意力、理解存在问题,严重老年痴呆症患者很难与人进行言语或非言语沟通[American Psychiatric Association (APA),1994；又见 Orange,本书第 10 章)。Asplund、Jansson 和 Norberg 用 FACS(面部动作编码系统；Ekman & Friesen,1978)对四位不同程度的阿尔茨海默式痴呆症患者进行了面部表情录像分析。FACS 是识别不同的面部运动的技术,可以识别眼睑、下巴、眼睛和眉毛的动作。这些动作的组合形成了面部动作单元(AUs),不同的动作单元可以表达不同的情绪反应,如愤怒、快乐、悲伤、惊奇(Ekman & Friesen)。由于先前的研究(Asplund, Norberg , Adolfsson , & Waxman , 1991)表明,在严重痴呆症患者的脸上无法检测出完整的面部动作单元；Asplund 等人(1995)用不完整的面部动作单元对录像过程中的各种活动进行了评估,包括晨间护理、听音乐、享用摇椅、吃饭、听护理者朗读书籍。FACS 在这些行为中检测出极少的情绪反应。

研究人员还使用了一种非结构化的自然方法来识别情绪。这种方法的主旨是通过环境、声音以及个体的常有行为等因素来进行情绪识别，而非专注于面部动作的表达。研究人员发现，使用这种自然方法比 FACS 能识别更多的情感。Asplund 等人（1995）提出，自然方法的结果表明，重度痴呆症患者确实会在沟通和经历的过程中表达情绪，但对这些情绪的传译需要总结同个别患者或相似患者的互动数据，需要对这些情绪进行更好的理解。

同时，其他相关研究也显示，阿尔茨海默式严重痴呆症患者可以表达出一系列的情感信号（例如，Magai、Cohen、Gomberg、Malatesta、& Culver,1996）。严重痴呆症患者的非口头语言是非常重要的，因为这是病人与他人沟通的唯一途径。注意患者的非口头语言提示可以使照顾者提供更好的照料，如可以更好地察觉到患者的不适（Hurley，Volicer，Hanrahan，Houde，& Volicer ,1992）。痴呆症患者甚至可能有情绪问题（Haupt,1996），如不稳定、侵扰、灾难反应等，这些情绪问题可以通过沟通的关系方面进行干预。在疾病的最后阶段，严重老年痴呆症患者可能失语，这使得沟通变得更加困难（Norberg et al.,1986）。

痴呆症患者的生活

生活在两个世界

与照顾者相比，老年痴呆症患者似乎生活在另一个世界中。Hellzén、Asplund、Gilji、Sandman 和 Norberg（1998）报告过一个复杂性痴呆症患者，该患者的问题包括阶段性退化、运动活动增加、口腔和性活动问题，以及攻击性行为。在清醒时刻，他表示，这些不是他"真实"的自我，他经历了一个分裂的世界。严重痴呆症患者的世界可能是一个平静、安全的地方,病人应该在这个世界中被妥善安排。但有些痴呆症患者的世界可能是糟糕且可怕的,这时我们则应该把病人从这个世界中解救出来。

Miesen(1993)假设重度痴呆症患者的知觉可以被分为两个层面:在一个层面上患者可以察觉到自己的情况,而在另一个层面上患者不能察觉到自己的情况。例如,一个同事的观察记录描述了以下事件:一位患有严重痴呆症的妇女正在寻找她的丈夫,一位护士走近患者说:"找你的丈夫是没有用的,他已经死了。"女人很生气地回答道:"我当然知道他已经死了,但我也知道,他还活着!"然后她继续寻找。痴呆症患者在两个层面上的知觉可能与近期记忆力的损失相关。由于无法回想起近期的经历,患者就会调动过去的回忆来完成同身边人的沟通。例如,患有严重老年痴呆症的人可能会用温柔的声音问护工:"你是我的妈妈吗?"这样的沟通意味着痴呆症患者感受到了来自照顾者的关爱,但疾病导致患者在沟通中只能调动过去被人关爱的回忆,以至于把自己的母亲投射在照顾者身上(Norberg,1994)。

内移(ingression)

严重老年痴呆症患者被认为处于退行的状态,在许多方面的表现类似于婴儿(Hurley et al.,1992)。例如,他们可能表现出依恋行为(Wright,Hickey,Buckwalter,& Clipp,1995)。Berg Brodén(1992)认为,对于这种成年人出现婴儿期行为的描述,使用"内移"一词比"退化"更为贴切。内移现象可以通过俄罗斯娃娃的隐喻来理解,即一个空心的木娃娃之内层叠包含着无数的空心木娃娃。就像俄罗斯娃娃一样,成年人可以被概念化为由一层层的经历所构成。其中,作为内核的早期经历和能力是由一层层的后期经历和能力包裹起来的(Norberg,1996)。重度痴呆症会损坏这些作为外层的后期经历和能力。因此,患者只能依赖于早期的能力,如在沟通中使用非口头语言。

清醒阶段

有时,有严重痴呆症的人似乎在此时此地,语言和思维都完全清晰。这些清醒阶段曾被以录像的形式完整地记录下来(Ekman et al.,1993;Jansson et al., 1993;Kihlgren et al.,1994,1996;Norberg et al.,1986),也有观察研究的记录(例如,Hallberg ,Holst,Nordmark,& Edberg,1995;Häggström,Jansson, & Norberberg, 1998;Zingmark et al.,1993),还有与之相关的音频记录(例如,Edberg,Nordmark Sandgren,& Hallberg,1995;Hallberg,Norberg,& Johnsson,1993)。Normaan、Asplund 和 Norberg(1998)分析了 92 个重度痴呆患者的护工对于患者清醒阶段的叙述和音频记录,发现这些记录中有一个共同的框架。记录显示,所有的清醒阶段都是在护工进行亲密照料的时候患者自动表现出来的,没有任何预兆。研究显示,报告这些案例的照顾者全部在照料的过程中使用个人化的照料方法(Kitwood & Bredin,1992)。也就是说,这些照顾者在照料的过程中没有向患者提出要求,而是认为患者是一个有价值的正常人,他们的行为是他们经历的有意义的表达。其他一些学者也对清醒阶段做过相似的研究(例如,Bleathman & Morton, 1992;Bright, 1992;Gibson, 1994;Kitwood & Bredin, 1992;Sabat & Harré,1992)。

认　可

一些哲学家和研究人员已经强调了"认可"在人与人之间的关系中的重要性。Buber(1957)指出,所有的人都希望得到关于自己是谁的认可,甚至想得到关于自己可以成为谁的认可。患有严重痴呆症的人也需要像之前一样被人认可。Watzlawick、Bavelas 和 Jackson(1967)也看到了认可在沟通中的重要作用。Cissna 和 Sieburg(1981,p.259)写道,认可在沟通中带给其他人的信息是："对我来说,你是存在的! 我们是有关联的! 对我来说,你是特别的! 你对世界的感受是有效的!"相反,如果是不包含认可的沟通,将患者当作治疗对象而不是个人,则可能会增加重度痴呆症患者的痛苦(Athlin,Norberg, Asplund,& Jansson ,1989)。

安　慰

受苦的人需要安慰。"安慰"现象有着悠久的历史。"安慰"在古希腊和古罗马哲学中是一个专门术语,表示"痛苦的解药"(Duclow,1979)。在中世纪的手稿和对话集中,"安慰"被认为属于人本主义流派(Strohl,1989)。安慰是指将注意力从苦难中移开,并转移到归属感、家的感觉以及接触之上(Marcel, 1982;Söderberg, Gilje,& Norberg,1999)。安慰是一种治愈,是一种更新的形式。它涉及关系、关联、联结以及重建自己和他人的关系(参见 Duclow,1979;Marcel,1982)。

几个写过关于安慰方面作品的学者都强调,安慰是建立在共享(communion)基础上的。"共享"首先是一个宗教术语(Vidich &Hughey,1988),后来逐渐拥有了额外的世俗意义(Vest,1987)。这种意义上的共享是相互的爱,且深入的共享可以给予他人希望。当一个人处于绝望中时,一切都没有意义,人失去了完整的意识。拥有希望则代表抓住了"生活的实质"(Marcel,1965b,p.10)。共享可以使一个人获得希望,这种作用超越了"共享"一词原有的神圣意义(Marcel,1973)。

即使彼此的时间和空间概念不同,照顾者和痴呆症患者之间也可以发生接触。例如,重度老年痴呆症患者可能会认为,自己正处于童年时期的家中,与自己的父母待在一起。而照顾者则知道此时此地患者正和自己一起待在养老院中。共享的重要前提是一种共享的情感状态,而不是共享对物理环境的认知解释(参见 Norberg,1994;Stern,1985)。

安慰的另一个重要维度是引导观念转变的对话(MacIntyre &

Ricoeur,1970)。这是一种治愈性的对话(Duclow,1979),一种让患者得知自己的存在是独特的、有价值的认同性对话(Normann et al.,1998)。因此,安慰既包括共享,也包括沟通。非语言沟通在安慰中起着重要作用。在分析老年痴呆症患者的社交舞蹈录像时,Bengtsson 和 Ekman(1997)发现,社交舞蹈可以促进患者和照顾者之间的接触和沟通。

安慰严重老年痴呆症患者的方法

促进"在家体验"。通过对一个主要由重度、中度痴呆症患者组成的群体的近一年半的参与观察,Zingmark 等人(1993)报告,在简单和平静的情况下,居民的表现完全像"在家"一样。Zingmark 等人认为,在这个群体中,照顾者和患者之间是一种高包容度的、双方顺从的关系,互相之间不会提出要求。这种关系可以被定义为"共享"(参见 Ekman & Norberg,1993)。

促进完整性的体验。Kihlgren 等人(1994,1996)发现,当照顾者将 Erikson(1982)提出的八阶段理论用于促进中度或重度老年痴呆症患者的完整性(完整性和意义)体验时,病人的完整性得到了明显的加强,甚至展现出他们以前没有表现出的能力和实力。Ekman 等人(1993)在双语移民的严重老年痴呆症患者的研究中描述了同样的现象。这些患者在反射出完整性体验的沟通方面展示出之前没有的能力,尤其是在母语部分的沟通中。根据 Ekman 等人的描述,相比语言的内容,病人对语言中的韵律会做出更多的反应,且这些反应与婴儿对母亲声音中音调的反应十分相似(参见 Fernald,Taeschner,Dunn,& Papousek ,1989)。Ekman 和 Norberg(1993)写道,照顾者和患者通过他们的幽默、歌唱、眼神接触和触摸,发展出一种符号式的共同理解,双方之间有一种相互协调的关系。

理解痴呆症患者。有报告称,照顾者有时能理解患有严重痴呆症的人所表达的信息。Athlin、Norberg 和 Asplund(1990)借鉴了 Pawlby

(1977)关于母亲和婴儿之间的模仿互动理论,来理解照顾者是如何与痴呆症患者进行沟通的。Pawlby 的理论认为,母亲通过模仿婴儿而给婴儿的暗示赋予意义。当母亲通过动作来表达婴儿的暗示是可以理解的时,婴儿就会感受到自己的沟通是有意义的。根据 Athlin 等人的观点,照顾者可以用同样的方式为患者的暗示赋予意义,为患者单方面创造出自己可以被照顾者理解的感受。Jansson 等人(1993)对这些照顾者的交流策略的总结是,首先要确信痴呆症患者的沟通暗示行为是有确切含义的。照顾者把这样的情况看作痴呆症患者正在进行一种意义含蓄的叙事,照顾者的任务就是设法补全沟通拼图中缺失的部分。Zingmark 等人的研究与这种观点一致(1993;参见 Häggström et al.,1998),他们发现,照顾者与重度痴呆症患者沟通时,会用过去的时间和地点作为揭示患者当前情绪状态的线索。观察显示,照顾者和患者在这种沟通的过程中可以灵活地进行"时间"和"空间"的转移(例如,Norberg,1994)。

Häggström 和 Norbertg(1996)研究了一些似乎在与中度或重度痴呆症患者沟通方面能力突出的女性照顾者。也就是说,这些照顾者在与患者沟通的过程中可以达到高度的相互理解。当被要求反映她们与患者的沟通时,照顾者经常使用母亲的比喻来解释她们的行动和感觉。她们谈到自己曾经是作为母亲的女儿、作为孩子的母亲而与患者展开沟通的,她们也谈到了自己同患者的关系就像母亲和患者的关系。

似乎是由于无法在机构式照料的术语中找出合适的词来描述这种方法,这些照顾者全部使用了母亲的比喻。在这里,不能将母亲的比喻看作一个论点而得出"只有女性才适合成为照顾者"这样的结论。女性照顾者会使用母亲这个比喻也是可以理解的。男性照顾者也可以使用父亲的比喻。我的解释是:母亲隐喻的使用强调照顾者对待患者的感觉,这种感觉关系到大部分严重痴呆症患者的完全依赖使照顾者产生的责任感。Ruddick(1990)将母性思考等同于周到的爱。母亲和婴儿之间的亲密接触,以及母亲对婴儿需求的持续满足,这两点可以解释母亲在与婴儿的情感交流过程中展现出的高灵敏度（Callery，1977；Stern，1985）。母亲隐喻的使用（Häggström & Norberg，1996）意味着照顾者在患者的情绪处理方面拥有很强的能力（Häggström et al.，1998；Zingmark et al.，1993），也意味着照顾者在传译患者的沟通暗示时所展现的能力（Jansson et al.，1993）。

成为严重痴呆症患者的安慰人

与重度痴呆症患者进行接触，这对于照顾者而言意味着需要去应对、分享患者的消极（有时是骇人的）状态，并安慰痛苦的患者。Weil（1968）写道，痛苦能唤起一种温柔的怜悯，而高度的痛苦则能唤起"震惊恐惧"，而且让人们"颤抖……把自己放在别人灵魂受折磨的地方，或危险的附近，是对自己的伤害"（pp. 71—74）。安慰高度的痛苦只能通过爱的关注。伤害提高了一个人对善的渴望；如果伤口很深，对善的渴望便转化为追求善的最纯粹的形式，也就是爱。安慰性照顾意味着照顾者在与患者进行接触的同时，将患者的痛苦联结到光明、善良、美丽和生命之中。这种类型的护理强调"是什么"，而不是"做什么"（Söderberg et al.，1999）。

访谈发现（Jansson & Norberg，1992），安慰性照顾者可能会接触到患者的"极限经历"，如母亲的去世（Jaspers，1994）。极限经历会对人们造成深远的影响，迫使人们改变自己的人生观。也就是说，极限经历使人们接触生命的神圣领域。显然，为了能够帮助患有严重痴呆症的人，帮助他们感受到光明、善良、美丽和生命这些神圣领域的生活体验，照顾者自身要体验过这些经历。照顾者首先要拥有"在家"的感觉，这样才能欢迎别人进入自己的家、为别人提供一个家。事实上，安慰性照顾者都强调，他们在努力为患者创造一个像家一样舒适的氛围（Häggström，1998；Häggström & Norberg，1996）。这种像家一样的氛围可以帮助痴呆症患者和照顾者同时体验到"在家"的感觉，增加安慰性照料的效果。

一些照顾者认为,照顾患有严重痴呆症的人是毫无意义的工作。也有人认为,这不仅是有意义的工作,而且是有益的工作,他们从病人身上学到很多。当被问及他们究竟从病人身上学到了什么时,一位医师说:"当我看到一个病人坐在椅子上时,我就可以想到他遭受的疼痛,我帮助他入睡,我看到他放松了、入睡了,我觉得我收到了一份礼物。"这里的礼物,当然就是指能够帮助其他人。这样的照顾者将病人看作有价值的个体,他们似乎为自己的工作感到骄傲。看来,照顾者对患者的态度是最重要的,如果他们认为病人是有价值的个体,那么他们的工作对于照顾病人而言就是很重要的。反过来,照顾者自身的价值也得到了体现(Norberg,1996)。这种照料被认为属于生活的神圣领域,它的前提是痴呆症患者被当作有价值的个体而被照顾者平等地对待。

结　论

患有严重痴呆症意味着有沟通困难。例如,它意味着要使用过去的经验来进行与目前经验相关的沟通。患有严重的老年痴呆症可能意味着失去"在家"的感觉以及完整的感觉(完整以及意义)。感觉无家可归和体验到自己是不完整的,意味着真正的痛苦。痛苦的另一个重要来源是照顾者的非认可性沟通,这表明照顾者认为患者完全没有心智,即没有灵魂,患者不是一个人。

严重老年痴呆症患者的清醒阶段表明,他们仍有灵魂,尽管这通常是隐藏的,但他们仍然是人,仍然是有意识的个体。Norberg 等人(1986)描述的一个情节可以证明这种现象。一名患有严重痴呆症的妇女,总是以胎儿的姿势躺着,两年没有说过话。即使我们试图用音乐和按摩来接触她,也只能引起两种类型的反应——增加或减少眨眼或嘴巴的动作,没有其他反应可以被识别。在一次吃饭过程中,病人在被喂饭时因为错误的吞咽方式而咳嗽。当她再次呼吸时,护工高兴地说:"现在好了!""是的,"患者回答说,"我也这么想。"护工举起杯子,对患者说:"你有一些牛奶。"患者回答说:"是的,我可以看见,但我想存着它。"此次事件过后,患者又保持沉默了,一年之后她去世了。

像这名沉默的女患者一样,所有患有严重老年痴呆症的人都需要认可性沟通,他们需要得到的信息是:"对我来说,你存在!我们是相关的!对我来说,你是重要的!你体验世界的方式是有效的!"(Cissna & Sieburg,1981)。由于口头沟通是困难的,认可性沟通有时候只能通过以安慰为目的的接触进行,这意味着情绪的传递,意味着参与到生命的谜团中。对患者的安慰性照顾可能无法得到回应,但必须强调这种安慰与关怀的重要性。为了说明这一点,我在这里提供一名严重老年痴呆症患者的评论。这名患者在清醒阶段对他的照顾者说:"如果没有遇到所有的善良,我的生命将变得毫无意义。正是这些善良让我的生命充满意义,我经常享受它!"这名患者描述了安慰性照顾的重要性。患者需要照顾者的接触,并且通过这些接触,将痛苦联结到光明、善良、美丽和生命之中。

参考文献

American Psychiatric Association. (1994). *Diagnostic and statistical manual of mental disorders*. (4th ed.). Washington, DC: Author.

Asplund, K., Jansson, L., & Norberg, A. (1995). Expressive facial behaviour in patients with severe dementia of the Alzheimer type (DAT). A comparison between unstructured naturalistic judgements and analytic assessment by means of the Facial Action Coding System (FACS). *International Psychogeriatrics*, 7, 527—534.

Asplund, K., & Norberg, A. (1993). Caregivers' reactions to the physical appearance of a person in the final stage of dementia as measured by semantic differentials. *International Journal of Aging and Human Development*, 37, 205—215.

Asplund, K., Norberg, A., Adolfsson, R., & Waxman, H. (1991). Facial expressions in severely demented patients. A stimulus — response study of four patients with dementia of the Alzheimer type. *International Journal of Geriatric Psychiatry*, 6, 599—606.

Athlin, E., Norberg, A., & Asplund, K. (1990). Caregivers' perceptions and interpretations of severely demented patients during feeding in a task assignment care system. *Scandinavian Journal of Caring Sciences*, 4, 147—156.

Athlin, E., Norberg, A., Asplund, K., & Jansson, L. (1989). Feeding problems in severely demented patients seen from task and relationship aspects. *Scandinavian Joumal of Caring Sciences*, 3, 113—121.

Bengtsson, L. P., & Ekman, S. L. (1997). Social dancing in the care of persons with dementia in a nursing home setting: A phenomenological study. *Scholarly Inquiry for Nursing Practice: An International Journal*, 11, 101—118.

Berg Brodén, M. (1992). *Psykoterapeutiska interventioner under spädbarnsperioden* [Psychotherapeutic interventions during the period of infancy]. Trelleborg, Sweden: Förlagshuset Swedala.

Bleathman, C. I., & Morton, I. (1992). Validation therapy: Extracts from 20 groups with dementia sufferers. *Journal of Advanced Nursing*, 17, 658—666.

Bright, R. (1992). Music therapy in the management of dementia. In G. Jones & B. M. L. Miesen (Eds.), *Caregwing in dementia. Research and applications* (pp. 162—180). London: Routledge.

Buber, M. (1957). Distance and relation. *Psychiatry*, 20, 97—104.

Callery, P. (1997). Maternal knowledge and professional knowledge: Co-operation and conflict in the care of sick children. *International Journal of Nursing Studies*, 34, 27—34.

Cassell, E. J. (1991). Recognizing suffering. *Hastings Center Report*, 21, 24—31.

Cissna, K. N. L., & Sieburg, E. (1981). Patterns of interactional confirmation and disconfirmation. In C. Wilder-Mott & J. H. Weakland (Eds.), *Rigor & imagination. Essays from the legacy of Gregory Bateson* (pp. 253—281). New York: Praeger.

Corcoran, M., & Gitlin, L. N. (1991). Environmental influences on behaviour of the elderly with dementia: Principles for intervention in the home. *Occupational Therapy in Geriatrics*, 9, 5—20.

Duclow, D. F. (1979). Perspective and therapy in Boethius's Consolation of Philosophy. *The Journal of Medicine and Philosophy*, 4, 334—343.

Edberg, A. K., Nordmark Sandgren, Å., & Hallberg, I. R. (1995). Initiating and terminating verbal interaction between nurses and severely demented patients regarded as vocally disruptive. *Journal of Psychiatric Nursing*, 2, 159—167.

Ekman, P., & Friesen, W. V. (1978). *Facial Action Coding System: A technique for the measurement of facial movement*. Palo Alto, CA: Consulting Psychologist Press.

Ekman, S. L., & Norberg, A. (1993). Characteristics of the good relationship in the care of bilingual demented immigrants. In S. L. Ekman (Eds.), *Monolingual and bilingual communication between Patients with dementia diseases and their caregivers* (pp. 139—158). Umeå, Sweden: Umeå University.

Ekman, S. L., Robins Wahlin, T. B., Norberg, A., & Winblad, B. (1993). Relationship between bilingual demented immigrants and bilingual/monolingual caregivers. *International Journal of Aging and Human Development*, 37, 37—54.

Erikson, E. H. (1982). *The life cycle completed: A review*. New York: Norton.

Femald, A., Taeschner, T., Dunn, J., & Papousek, M. (1989). A cross language study of prosodic modifications in mothers' and fathers' speech to preverbal infants. *Journal of Child Language*, 16, 477—501.

Gibson, F. (1994). What can reminiscence contribute to people with dementia? In J. Bornat (Ed.), *Reminiscence reviewed, perspectives, evaluations, achievements* (pp. 46—60). Buckingham, England: Open University Press.

Häggström, T., Jansson, L., & Norberg, A. (1998). Achieving an understanding of people with moderate and severe Alzheimer's disease. *Scholarly Inquiry for Nursing Practice*, 12, 239—266.

Häggström, T., & Norberg, A. (1996). Maternal thinking in dementia care. *Journal of Advanced Nursing*, 24, 431—438.

Hallberg, I. R., Holst, G., Nordmark, Å., & Edberg, A. K. (1995). Cooperation during morning care between nurses and severely demented institutionalized patients. *Clinical Nursing Research*, 4, 78—104.

Hallberg, I. R., Norberg, A., & Johnsson, K. (1993). Verbal interaction during the lunch-meal between caregivers and vocally disruptive demented patients. *American Journal of Alzheimer's Care and Related Disorders & Research*, 8, 26—32.

Harlan, J. E. (1993). The therapeutic value of art for persons with Alzheimer's disease and related disorders. *Recreation, Leisure and Chronic Illness*, 6, 99—106.

Haupt, M. (1996). Emotional lability, intrusiveness and catastrophic reactions. *International Psychogeriatrics*, 8, 409—414.

Hellzen, O., Asplund, K., Gilje, F., Sandman, P. O., & Norberg, A. (1998). From optimism to pessimism. A case study of a psychiatric patient. *Journal of Clinical Nursing*, 7, 360—370.

Herskovits, E. (1995). Struggling over subjectivity: Debates about the "self" and Alzheimer's disease. *Medical Anthropology Quarterly*, 9, 146—164.

Hurley, A. C., Volicer, B. J., Hanrahan, P. A., Houde, S., & Volicer, L. (1992). Assessment of discomfort in advanced Alzheimer patients. *Research in Nursing and Health*, 15, 369—377.

Jansson, L., & Norberg, A. (1992). Ethical reasoning among registered nurses experienced in dementia care. Interviews concerning the feeding of severely demented patients. *Scandinavtan Joumal of Caring Sciences*, 6, 219—227.

Jansson, L., Norberg, A., Sandman, P. O., Athlin, E., & Asplund, K. (1993). Interpreting facial expressions in patients in the terminal stage of the Alzheimers Disease. *Omega*, 26,319—334.

Jaspers, K. (1994). Limit situations. In E. Ehrlich, L. H. Ehrlich, & G. B. Pepper (Eds.), *Karl Jaspers: Basic philosophical writing* (pp. 96—104). NJ: Humanities Press. (Original work published 1932)

Jenkins, D., & Price, B. (1996). Dementia and personhood: a focus for care? *Journal of Advanced Nursing*, 24, 84—90.

Kelly, D. A. (1975). Home as a philosophical problem. *The Modern Schoolman*, 52, 150—167.

Kihlgren, M., Hallgren, A., Norberg, A., & Karlsson, I. (1994). Integrity promoting care of demented patients. Patterns of interaction during morning care. *International Journal of Aging and Human Development*, 39, 303—319.

Kihlgren, M., Hallgren, A., Norberg, A., & Karlsson, I. (1996). Disclosure of basic strengths and basic weakness in demented patients during morning care, before and after staff training. Analysis of video-recordings by means of the Erikson theory of "eight stages of man." *International Journal of Aging and Human Development*, 43, 219—233.

Kitwood, T., & Bredin, K. (1992). Towards a theory of dementia care: Personhood and well-being. *Aging and Society*, 12, 269—287.

MacIntyre, A., & Ricoeur, P. (1970). *The religious significance of atheism*. New York: Columbia University Press. (Original work published 1969)

Magai, C., Cohen, C., Gomberg, D., Malatesta, C., & Culver, C. (1996). Emotional expressions during mid-to late-stage dementia. *International Psychogeriatri*, 8, 383—395.

Marcel, G. (1963). *The existential background of human dignity*. Cambridge, MA: Harvard University Press.

Marcel, G. (1965a). *Being and having*. London: Collins, The Fontana Library. (Original work published 1935)

Marcel, G. (1965b). *Homo viator. Introduction to a metaphysic of hope*. London: Harper & Row. (Original work published 1951)

Marcel, G. (1973). *Tragic wisdom and beyond*. Evanston, IL: Northwestern University Press. (Original work published 1935)

Marcel, G. (1982). *Creative fidelity*. New York: Crossroad. (Original work published 1964)

McCurdy, D. B. (1998). Personhood, spirituality and hope in the care of human beings with dementia. *The Journal of Clinical Ethics*, 9, 81—91.

Midence, K., & Cunliffe, L. (1996). The impact of dementia on the sufferer and available treatment interventions: An overview. *The Journal of Psychology*, 130, 589—602.

Miesen, B. M. L. (1993). Alzheimer's disease, the phenomenon of parent fixation and Bowlby's attachment theory. *International Journal of Geriatric Psychiatry*, 8, 147—153.

Neisser, U. (1988). Five kinds of self knowledge. *Philosophical Psychology*, 1, 35—59.

Norberg, A. (1994). Ethics in the care of elderly with dementia. In R. Gillon (Ed.), *Principles of health care ethics* (pp. 721—732). Chichester, NH: Wiley.

Norberg, A. (1996). Caring for demented people. *Acta Neurologica Scandinavica*, 1 65, 105—108.

Norberg, A., Melin, E., & Asplund, K. (1986). Reactions to music, touch and object presentation in the final stage of dementia. An exploratory study. *International Journal of Nursing Studies*, 23, 315—323.

Normann, K., Asplund, K., & Norberg, A. (1998). Episodes of lucidity in people with severe dementia as narrated by formal carers. *Journal of Advanced Nursing*, 28, 1295—1300.

Normann, K., Asplund K., & Norberg A. (1999). The attitude of registered nurses towards patients with severe dementia. *Journal of Clinical Nursing*, 8, 353—359.

Pawlby, S. J. (1977). Imitative interaction. In H. R. Scaffer (Ed.), *Studies in mother—infant interaction* (pp. 203—224). London: Academic Press.

Ruddick, S. (1990). *Maternal thinking. Towards a politics of peace*. London: The Women's Press.

Sabat, S. R., & Harré, T. (1992). The construction and deconstruction of self in Alzheimer's disease. *Ageing and Society*, 12, 443—461.

Sandman, P. O., Norberg, A., & Adolfsson, R. (1988). Verbal communication and behaviour during meals in five institutionalized patients with Alzheimer-type dementia. *Journal of Advanced Nursing*, 13, 571—578.

Söderberg, A., Gilje, F., & Norberg, A. (1999). Transforming desolation into consolation: The meaning of being in situations of ethical difficulty in intensive care. *Nursing Ethics*, 6, 357—373.

Stern, D. N. (1985). *The interpersonal world of the infant*. New York: Basic Books.

Strohl, J. E.(1989). Luther's "Fourteen Consolations." *Lutheran Church Quarterly*, 3, 169—182.

Tariot, P. N., Mack, J. L., Patterson, M. B., Ediand, S. D., Weiner, M. F., Fillenbaum, G., Blazina, L., Teri, L., Rubin, E., Mortimer, J. A., et al. (1995). The behavior rating scale for dementia of the consortium to establish a registry for Alzheimer's disease. *American Journal of Psychiatry*, 152, 1349—1357.

Vest, J. H. C. (1987). The philosophical significance of wilderness solitude. *Environmental Ethics*, 9, 303—330.

Vidich, A. J., & Hughey, M. W. (1988). Fraternization and rationality in global perspective. *Politics, Culture, and Society*, 2, 242—256.

Warren, M. (1973). On the moral and legal status of abortion. *The Monist*, 57, 43—61.

Watzlawick, P., Bavelas, J. B., & Jackson, D. D. (1967). *Pragmatics of human communication. A study of interactional patterns, pathologies and paradoxes*. New York: Norton.

Weil, S. (1962). Human personality. In R. Rees (Ed. & Trans.), *Selected essays 1934—1943* (pp. 9—34). London: Oxford University Press.

Weil, S. (1968). *On science, necessity, and the love of God*. New York: Oxford University Press.

Wright, L. K., Hickey, J. V., Buckwalter, K. C., & Clipp, E. C. (1995). Human development in the context of aging and chronic illness: The role of attachment in Alzheimer's disease and stroke. *International Journal of Aging and Human Development*, 41, 133—150.

Younger, J. B. (1995). The alienation of the sufferer. *Advances in Nursing Science*, 17, 53—72.

Zingmark, K., Norberg, A., & Sandman, P. O. (1993). Experience of at-homeness and homesickness in patients with Alzheimer's disease. *The American Journal of Alzheimer's Care and Related Disorders and Research*, 8, 10—16.

Zingmark, K., Norberg, A., & Sandman, P. O. (1995). The experience of being at home throughout the life span. Investigation of persons aged from 2 to 102. *International Journal of Aging and Human Development*, 41, 47—60.

（译者:黄利红　李傲）

第三篇

家庭沟通和成功老化

8　老化家庭中的协商式决策制订

Mary Lee Hummert　堪萨斯大学

Malanie Morgan　路易斯维尔大学

　　子女与老年父母之间的关系在老化家庭中非常重要,尤其是双方之间的沟通。事实上,就像 Mancini(1989)所写的:"或许在一切关系之中最为持久的就是父母与子女之间的关系"(p.3)。没有任何一种关系可以像父母与子女之间的关系这样具有如此长的持续时间,以及对彼此如此大的影响力(Mancini & Bliesner,1989)。在整个人生中,父母与孩子的关系会随着双方间依赖、独立和互相依赖程度的改变而改变(Horowitz,Silverstone,& Reinhardt,1991)。随着年龄的增长,老年父母发现自己开始在越来越多的情况之下需要依赖他人(在这里往往是指依赖自己的孩子),这时候关于依赖与独立的协商便成为老化家庭中的独特需求(Cicirelli,1992)。那么,在这些状况之中的决策该如何通过协商而决定? 这对老年父母的心理以及生理健康、家庭成员之间关系的质量都有着深远的意义(Liebeman & Fisher,1999)。

　　在这一章中,我们将讨论如何在家庭内处理这种决策制订的过程。我们先回顾一下关于成年子女与老年父母关系以及沟通的相关研究。接下来,我们会讨论关于父母与子女之间在做出关于含有依赖/独立性质的决策时会产生的特殊挑战(例如,出门时到底应该由谁来驾驶车辆,平时居住在谁的家中,是否需要聘请他人进行生活照顾等)。我们总结出一些点子来帮助家庭成员在制订决策时能做出更为合适的协商,以此使得父母对他人帮助的需要(依赖)和对自我控制的需求(独立)达到理想的平衡。此外,我们还会给出一些关于这个课题在未来的研究方向的建议。

成年子女与老年父母的关系

一些人对老年人的生活有一种成见,以为他们在隔离的状况下独立生活,无法期待来自家庭成员之间的协助(Cicirelli,1992;Mancini,1989;Mancini & Blieszner,1989;Nussbaum,Thompson,& Robinson,1989)。相关的研究否定了这种成见。研究发现,成年子女大都会频繁地与自己的父母联系,并且在父母需要时提供相应的帮助(Cicirelli,1981,1989;Lye,1996;Norris & Tindale,1994;Rossi & Rossi,1990)。这种频繁的联系甚至在双方居住地相隔甚远时也会得到保持。例如,Lawton、Silverstein 和 Bengston(1994)在研究中发现,60%的成年子女会与自己的父母保持每周至少一次的联系,还有 20%的孩子会保持每天一次的联系。Troll、Miller 和 Atchley(1979)发现,在他们研究范围内的老年人中几乎有 75%以上都会与自己的子女保持每周或隔周一次的见面联系。这种联系往往是关于对老年父母的协助,且往往是关于生活性协助(如驾车、购物等)和情感性协助的(Mancini & Blieszner,1989)。正如 Cicirelli(1992)所说:"大部分老年人对来自自己成年子女及其他家庭成员所提供的帮助的依赖程度,相较于对通过其他来源而获得的帮助的依赖程度要大得多。"

另一种成见是说,父母与成年子女之间的关系往往是低质量的,因为双方通常无法对沟通的结果感到满意。同样,相关的研究也否定了这种成见。研究者用不同的方法测量了成年子女与父母之间的关系,方法包括:单项测量(Aguilino,1994)、量表测量(Amato & Booth,1991)、对亲近感和依恋程度的评估(Cicirelli,1983；Rossi & Rossi,1990)，以及对异议、压力、不满意程度的评估(Aldous,1987；Umberson,1992)。无论使用哪种测量方法，所有的测量结果都显示出多数成年子女与父母之间有亲密关系并对这种质量的关系互相满意(Lye,1996；Mancini & Blieszner,1989)。

成年子女与老年父母之间的沟通

有一部分研究是针对老化家庭环境中的沟通的(Weigel & Weigel,1993；Norris,Powell，& Ryan,1996)。老年医学形式的研究可以揭示出父母与成年子女之间互动的频率，但无法告诉我们互动中传递的具体信息。在现有的研究家庭沟通的文献中，老年父母与成年子女这一沟通模式被大量忽略。也就是说，关于家庭沟通的现有文献并没有将老化家庭作为研究重点(Fitzpatrick & Badzinski,1994)，甚至从未提出过未来研究的需要。在这种趋势下，唯一的例外是关于痴呆病人的家庭沟通研究(见 Orange,本书第 10 章)，这个研究强调家庭成员应该如何面对由患者的语言功能退化而带来的挑战。但是在接下来的研究中(Hummert & Morgan,1999；Morgan & Hummert,2000；Norris et al.,1996；Pecchioni,1999；Weigel & Weigel,1993)，这种趋势已经被打破，学者们已经开始对老年父母和成年女子之间的沟通进行更为具体的讨论。

Weigel(1993)调查了 71 个隔代农村家庭，每一个家庭都包含年老的父母、儿子以及儿子的配偶。研究者根据家庭满意程度量表对每位家庭成员进行测量。家庭满意程度量表主要用于测量隔代环境下每位家庭成员对沟通的满意程度，而沟通问题则使用农村家庭压力的 8 项目分量表来测量(Weigel,Weigel,& Blundall,1987)。

Weigel(1993)发现，老年父母相较于儿子和儿媳对双方沟通的满意程度更高，且父母对家庭成员间沟通的总体评价也更高。成年儿子以及配偶对隔代环境下的沟通报告出更多的问题,且相比父母表现出更低的沟通满意度。其中所发现的沟通问题包括轻蔑的态度、冲突、负面批评等。

Norris 等人(1996)通过对两个案例的研究发现了子女的焦虑给家庭模式带来的影响。两个案例都与年长的母亲受到来自子女的控制性对待有关。其中一个案例是关于一位 75 岁女性的,这位女性刚刚从轻度中风中完全康复,子女们出于对母亲身体健康以及自理能力的过度焦虑而对母亲采取了不必要的控制性保护措施。第二个案例则是关于另一位 75 岁女性的,这位女性长期照顾着自己患有中度痴呆症的丈夫。在这个案例中,这位女性坚持要为全家做一顿圣诞晚餐,而子女们则认为这对承受着照顾痴呆病人重担的母亲而言太困难了。

两个案例中的参与者都被要求描述出一个如何解决当前问题的现实办法。在回答的过程中,所有的参与者都认为,在沟通的过程中一定会出现彼此意见不一致的状况,而子女们仍然会坚持做出控制性决策,并对母亲使用低尊重度的沟通方式。研究者认为,这样的回答是家庭环境中一个典型的老化沟通困境模型(Communication Predicament of Aging Model)的例子(Ryan,Giles,Bartolucci & Henwood,1986)。

老化沟通困境模型(Ryan et al.,1986;Ryan & Norris,本书)是基于言语适应理论(Giles,Coupland, & Coupland,1991)而得来的。这个模型解释了交谈性的行为是如何调节或适应沟通对象的沟通风格和具体沟通需求的。根据 Ryan 等人的研究,当沟通的调节是基于年龄偏见而不是基于老年人的实际沟通需要时,与老年人的沟通就会出现困境。这种基于年龄偏见的调节是过度调节的一种形式。在与老年人的沟通过程中,基于年龄偏见的过度调节往往意味着盛气凌人的谈话方式(Ryan et al., 1986; Ryan, Hummert, & Boich, 1995; Hummert, Shaner,Garstka, & Henry,1998;Hummert & Ryan,待发表)。盛气凌人的谈话方式在语言使用上包括使用单句、短句、简短的词汇,在非语言的使用上包括大声、低声、夸张的语气等(Ryan et al.,1995)。同时,盛气凌人的谈话方式也可能包括限制交流的主题、试图对老年人进行控制等(Ryan et al.,1995;Hummert & Hummert,1996)。在 Norris 等人的研究中,基于年龄偏见的过度调节会使得家庭成员间的决策制订难以顺利进行。我们认为,这种沟通困境之所以会产生,是因为老年父母所要求的自理和协助,同成年子女期望帮助/保护老年人的过度焦虑产生了冲突(Hummert & Morgan,1999;Morgan & Hummert,2000)。

老年父母的依赖以及对家庭沟通带来的挑战

在 Norris 等人(1996)的研究中,家庭在依赖的协商过程中非常重要,正如我们首先要在家庭中学会独立一样。独立是家庭应向子女传授的重要技能之一。就像 Clark(1969)所说的:"只有能够独立才称得上是一个真正的美国人,独立可以为自己带来自尊、自重以及对他人的尊重"(p.59)。根据 Baltes(1996)的研究,西方文化对独立和自我依靠的推崇已经达到了偏激的程度(p.7)。因此,依赖往往被看作过度的,甚至不应该存在的。研究者强调,即便如此,社会在某些情况下仍会接受依赖的存在,甚至在某些情况下倾向于主动减轻独立为某些人群带来的负担。老年群体就是这样的人群之一。

老化曾一度被看作个体的心理和生理随着时间流逝而来的衰弱和失能。由于这种对老化的负面观点,我们(或者说社会)倾向于接受老年人的依赖行为,并倾向于减轻独立为老年家庭成员带来的负担。就像年轻家庭成员在家庭中逐渐由依赖走向独立的过程一样,老年家庭成员则因为老化带来的问题而逐渐对自己的独立程度进行重新协商(Cicirelli,1992)。成年子女在这种重新协商中扮演着关键的角色。在此引入一个例子,这个例子涉及一对分别为 79 岁和 75 岁的夫妇,他们育有三个已成婚的子女,子女们住在其他城市(Hummert & Morgan,1999)。研究者对这对夫妇进行了采访,其中问到关于他们是否会自己清理院子的问题。在下面的采访整理稿中,所使用的符号的含义如下:(( ))表示停顿、笑声等;[[表示两位说话者同时开始说话;[ ]表示被另一说话者的话语覆盖的完整句子;( )表示采访者插入的注释。

采访 2,摘录 1

1.妻子:只收拾一部分。我们的孩子希望我们雇一些人来帮助我们。我们需要,我们需要动一动。一旦我们坐下休息可能就再也不想动了。院子里面有太多的灌木了,尤其在春天,清理院子里的灌木是我们最大的工作。大概有四十多个灌木丛,都特别大。((笑声))然后就是清理落叶,我们大概每两年就得用耙子把落叶清理出去。并且,这些工作好像越来越难做了。我们每次只能做一点,但我们一点一点地做。

2.采访者:那么,孩子们对你们要做所有的清理院子的工作感到担心吗?

3.妻子:他们觉得这对于我们而言太难了。是的,他们……

4.采访者:你怎么知道的?

5.丈夫:[我们有个儿子……]

6.妻子:[他们这样说过。]

7.丈夫:他们这样说过。

8.采访者:谁这样说过?

9.妻子:呃……L.和 B.(这对夫妇的两个女儿)说我们应该雇几个人来帮我们,但我们说只要我们还做得了,我们就试着自己去做。

在这个例子中,妻子的言语显示出他们的女儿是如何鼓励这对老年夫妇放弃收拾院子这样的体力活动的。在第三段中,妻子曾说女儿们认为"这对于我们而言太难了"。在这里,女儿的担心似乎是有道理的,因为在之后的采访中丈夫被证实患有心脏疾病。但是,对于这对老年夫妇而言,收拾院子是一项重要的体力活动,因为这可以让他们"动一动"(第一段)。在第一段中,从妻子的语气中可以看出,他们对于自己收拾院子的行为是充满自豪感的,尽管"这些工作好像越来越难做了",但"我们一点一点地做",直到全部将工作做完。收拾院子的工作似乎也在增强他们的身体健康,因为这样的工作可以保持他们对身体状况的自我认知。通过妻子"只要我们还做得了"这句话,可以看出妻子已经认识到在未来的某一天他们可能必须依靠别人的帮助来进行这项工作。

在这对夫妇从收拾院子这个变得越来越难、越来越耗时间的任务中解脱而出的过程中,他们也意识到这样的解脱需要付出一定的代价。正如 Baltes(1996)说过的:"儿女们这样的保护措施同样意味着权利的剥夺以及监护关系的转换,这将会引发隔代之间关于独立、自控权、自主权以及能力等方面的冲突。"大多数老年人在家庭中面临的困难就在于:逐渐变化的生活和健康情况总是让他们处于这种冲突的中心位置。

老化家庭中依赖与独立的矛盾关系

Cicirelli(1992)将老年人的依赖定义为不再有能力满足自己的需求。从心理学角度来说,依赖可以被视为初级控制策略的丧失(Heckhausen & Schultz,1995;Schultz & Heckhausen,1999)。Blenkner (1965)将依赖分为四个范围:经济、生理、心理、社会。经济依赖主要表现为由退休等原因带来的经济紧张。生理依赖主要是由于精力减少、健康情况下降、反应变慢造成的。心理依赖跟记忆力下降、方向感丧失有关。社会依赖则关系到角色、地位、能力等的丧失。老年人在任一范围内的依赖有所增加,就会为其自身和成年子女制造这样一种情况:老年父母在其他范围保持独立也需要成年子女的协助。

这一章开始曾提到过,成年子女会与父母保持频繁的联系,并在父母需要的时候提供帮助(例如,Rossi & Rossi,1990)。我们的研究(Hummert & Morgan,1999)认为,大部分这种情况直接指向帮助患有慢性疾病的父母保持独立。例如，一位 82 岁的曾患过中风的女性，她的养女曾描述过自己的家庭以及姐妹们为母亲提供的帮助。这些帮助包括：被访者的姐姐每天都要去母亲家里，协助母亲服用药物，帮助母亲做清洁；被访者的哥哥帮助母亲处理财务问题；被访者的丈夫和正在上大学的女儿会在暑假期间照顾这位老人。被访者是这样描述的：

采访 6，摘录 1

1.采访者：所以就是说，呃，你们基本上是在帮助她保持原来的生活方式？

2.女儿：[[我们尽量这样。

3.采访者：[[她希望保持原样的生活方式。

4.女儿：是的，我们尽量在最大程度上保证她的独立。嗯，就是说，让她觉得是有意义和开心的……

这个女儿以及她的亲戚们为老人提供的援助旨在维持老人的"独立"。另一位被访者（Hummert & Morgan，1999）直接谈到了自己 94 岁的母亲有多么独立，同时在母亲有交通需要时又会怎样依赖她的女儿。

采访 1，摘录 1

1.采访者：她 94 岁了？

2.女儿：是的。她是一位非常独立的女士，她为自己做所有的决定。

3.采访者：（（笑声））

4.女儿：除非是，啊，她没法动的时候会给我们打电话（（笑声）），但是，啊，我的意思是说她不得不放弃自己开车，这在某种程度上剥夺了她的一部分自由……

在之后的采访中，当被问到不能自己开车对于母亲而言究竟是不是一个很严重的生活问题时，女儿这样回答：

采访 1，摘录 2

1.女儿：一点儿都不是问题，因为我们基本上每天都接送她，所以我觉得不是问题。她曾经是非常独立的，她现在也非常想要独立，这可能是老年人常有的冲突。尽管他们有时候做不到，但他们还是想要独立。

在摘录 1 中，这位被访者清楚地表达出母亲是独立的，但她又提到除非"她没法动的时候"，很快地纠正了之前说的"独立"。在摘录 2 中，被访者表达出了她将自己母亲持续性的需求以及独立之间的关系看作"老年人常有的冲突"。同时，被访者也表示出自己非常愿意帮助母亲，使得母亲的独立成为可能。

从上述两位被访者的摘录中可以看出，大部分老年人和其家庭成员都可以体会到老年人依赖和独立之间的矛盾关系。尽管家庭成员往往愿意为老年人独立的维持提供帮助，但提供帮助的过程本身可能影响家庭沟通中的互动模式。

依赖给家庭互动带来的影响

成年子女为父母提供的帮助可能使互动模式发生改变（Cicirelli，1992）。这种互动模式的改变往往意味着由于权力和角色的改变而带来的人际关系的改变。在下面的采访案例中（Hummert & Morgan，1999），一位中年女儿描述了依赖是如何改变她与自己 89 岁父亲之间的关系的。

采访 10，摘录 1

1.女儿：哦，当然是在我长大成年后，就是所谓的我在这边他在那边的时候。我们曾经互相到对方的家里做客,我们也经常联系,但现在,这些都变成一种任务,所有的事情都变得不一样了。嗯,这样说吧,我见过他最艰难的时候,他有一段时间压力非常大,这改变了我们之间的关系。你知道的,父亲就是父亲,父亲应该是最坚强的人,父亲应该是那个提供一切的人,父亲应该是所有的一切。父亲是,呃,我不会说应该是家庭的中心,因为实际上他是他们家七个儿女中最年长的儿子,实际上他就是家庭的中心。他之前被认为是最敏感的一个,当家里有人去世的时候,大家会让他来安排葬礼,你知道的,他就是这个家庭的基石。嗯((停顿)),但是他现在不在我的生活中担当那样的角色了,这意味着什么,我们的角色转换了。他有时候很想做些事情,我们就允许他去试试。比如说,他想把门廊重新粉刷一遍,我觉得那完全不是什么事儿,但他不知道自己是否做得到。好吧,那我们就让他试试,看看什么是他能做到的,什么是他做不到的,总之我们由他去做,大不了我们自己重新来一次,虽然我们做会比他做快得多,但我总觉得如果不让他去做会打击他想要试试自己"翅膀"的心情。他总是想做些什么事,总想让自己看起来对他人有用。我觉得他总是感到自己对他人一点儿用处都没有。他根本做不到那些事,但他还是要去做,因为这让他感觉到自己是有用的。

　　就像这位女儿说的,她和父亲之间"家长和子女"的角色转换了。这个被访者在表达这个意思的时候说"这意味着什么",事实上是在说这种角色转换对她而言非常有意义,但这种转换让她十分困扰。这种角色转换也在被访者的语言中得以呈现,当她在描述自己的父亲试图变得有用时,使用了"允许"一词来表达自己允许父亲去做一些事。而后文中又使用了"试试自己的'翅膀'",这就像在描述一只不会飞的幼鸟(Hummert & Morgan)。同样,在这篇摘录中,女儿对父亲独立的需要非常敏感,同时,她也愿意在独立方面帮助父亲。

就像这位被访者一样,多数成年子女在处理关于权利和角色的家庭转换问题上感到困难,也经常会发现自己难以平衡父母的独立需求以及自己为保护父母而产生的监护需求之间的关系(Baltes,1996;Cicirell;1992)。同时,老年父母也难以调节自己的独立需求以及在某些方面的依赖需求之间的关系。

协商决策制订

成年子女在老年父母生活的相关决策中有非常重要的影响(Cicirelli,1992)。在丧偶家庭中,这种影响更大(Pratt & Jones-Aust,1993)。当老年人面临老化带来的健康问题时,家庭成员需要参与大量的决策制订,例如,遗嘱、交通问题、保健、经济等。这些决策制订中的互动模式常常是有问题的(Coupland,Wiemann, & Giles,1991)。之所以说是有问题的,是因为家庭成员间对自理、监护等问题有着互相冲突的需求(或信念),并需要进行协商(Cicirelli,1992)。

自理和监护

"自理意味着有能力用符合自我价值的方式去自由地制订或执行满足自我需求的决策。"(Cicirelli,1992,p.14)在任何年龄段,自理或初级控制对维持个人的独立都十分重要(Heckhausen & Schulz,1995)。但是,即使有些人拥有制订或执行决策的能力,他们也可能并不会这样做。一些内部因素(例如,不良的自我偏见)或外部因素(例如,来自他人的压力、经济因素)都可能影响自理的执行。

当成年子女意识到自理对父母的重要性时,他们可能会相应地感受到对父母进行监护的必要性。根据 Cicirelli 的研究(1992),监护包含一种对父母幸福感的担忧,包含一种"儿女最知道什么样的东西对父母更好"的信念,包含一种"子女有权利和义务去干预、保护父母,尽管那意味着自己可能会打破劝说的底线"的理念。监护意味着父母的安全高于父母的自理需求。监护通常暗示着成年子女的能力要高于老年父母的能力。

Pecchioni(1999)从互动风格的角度解释了 Cicirelli(1992)的理论。她采访了 36 位母亲和她们的女儿,让每一对母女讨论当母亲出现越来越疲惫的状况时,双方应该如何应对。在研究中,每一位母亲都处于身体健康的状态。研究最终确定了三种互动风格:第一种风格,母亲主导讨论(对应 Cicirelli 的完全自理风格);第二种风格,母亲和女儿平分讨论过程(对应分享自理风格);第三种风格,女儿控制讨论(对应监护风格)。其中,大概 25% 的女儿主导了讨论,且这种主导全部得到了母亲的配合。Pecchioni 认为,这些讨论模式反映出当面对母亲实际的健康损害时,女性家庭成员更倾向于采用完全控制的决策风格。她总结说,这些结论证明监护和独立体现在长期的家庭沟通过程中。

礼貌理论(Brown & Levinson,1987)可以为理解老化家庭中关于自理、监护的协商提供一个框架。礼貌理论认为,在任何一种沟通过程中,互动的双方都会着重考虑自己的身份和脸面以及对方的身份和脸面。脸面是由两种成分构成的:负性脸面或者说"行动的自由或强加的自由"(Brown & Levinson,p.66)、正性脸面或者说期望他人接受或认可说话者的自我认知。

在老化家庭的互动中,由于依赖的增加变得越来越明显,脸面问题也变得更为重要。每当子女们试图谈论老年父母的能力丧失以及为此提供建议时,他们这样的谈话都是一种潜在的伤害老年人脸面的行为。例如,在老化家庭中,关于驾驶能力的话题往往引来担忧和冲突。老年人希望保持独立,他们认为驾驶能力是保持独立的关键内容(Lustbader & Hooyman,1994)。Persson(1993)认为,驾驶是保持日常独立的重要功能性行为之一。我们研究中的老年人对驾驶能力和自理的关系发表了自己的见解(Hummert & Morgan, 1999)。一位 94 岁的女性(Hummert & Morgan,采访 3),她女儿曾提到过,她对放弃驾驶是这样说的:"当你不得不把车卖掉时,感觉非常差,你哪儿也去不了。你知道这很难,你总是需要依赖其他人带你出去,这是非常糟糕的。"另一位 85 岁的男性(Hummert & Morgan,采访 8)谈到其他退休的老人时说:"这里有三位老人以前有车,后来他们不得不把车卖掉并且依赖于公共交通。当你年过 90 岁的时候,你就不能开车了,我知道一位 93 岁的人,他自己觉得已经不能开车了。你知道的,这个年纪再开车真有可能出事。"当采访者表示同意并说想到可能的事故就"感觉很难过"时,老人继续说:"是的,确实让人难过。放弃开车也一样让人难过。"所有这些采访都表现出老年人在自己退化的能力以及维持独立的愿望之间产生的冲突心理。

这似乎是老化家庭很难跨越的一个鸿沟。在家庭谈话中提起驾驶能力确实会伤害老年人的脸面。就像上一段中我们提到的 85 岁的男性,他在接下来的采访中是这样表达的:

采访 8,摘录 1

1.采访者:你的女儿跟你谈过任何关于驾驶的事吗?

2.男性:是的,我们谈过。

3.采访者:她们是怎么说的?

4.男性:她们不想让我开车。

5.采访者:为什么?

6.男性:她们说我的视力不行了。

7.采访者:因为你的视力不行了?

8.男性 :她们是这样说的。

9.采访者:她们这样说,那你自己怎么认为呢?

10.男性:我告诉她们我的视力没有问题。我原来确实有白内障,但去除白内障之后我一点儿问题都没有。就算在晚上我也看得清清楚楚,别拿这事儿来烦我,在我没变瞎之前都别拿这事儿来烦我。

通过表达自己对父亲能否安全驾驶的担忧,成年子女直接伤害了父母的正性脸面。也就是说,子女是在质疑父母的能力。如果子女们进一步根据这个质疑提出意见,就会通过为具体的行为提出意见的方式而伤害到父母的负性脸面。

决策制订:我们推荐的沟通策略

在不伤及彼此脸面的前提下,成年子女和老年父母应该怎样为彼此冲突的自理、监护需求进行沟通呢?子女到底该不该出于监护的考虑而为父母制订决策,还是说子女应该满足父母的独立需求而完全退出问题讨论呢?父母又该不该坚持完全的自理,或完全接受子女的建议和坚持呢?

应避免的策略。即使目前的研究还未能找出最好的决策制订策略,但最糟糕的策略之一是任由子女完全掌控父母并为父母做出所有的决策(Morgan & Hummert,2000;Schulz & Heckhause,1999;Silverstone & Horowitz,1992)。尽管这种最糟糕的策略可以最高效率地满足子女的监护需求,但实际上隐藏着对父母严重的伤害。"老化和控制"的相关研究指出,如果老年人在重要生活领域内的决策被完全控制,老年人的生理和心理健康都会受到严重的不良影响(Langer & Rodin,1976;Rodin & Langer,1977;Schulz,1976;Schulz & Hanusa,1978;Schulz & Hackhausen,1999)。例如,养老院中的老年人由于对自己的生活掌控太少,他们的抑郁程度相对更高(Schulz,1976)。住院治疗的老年人也由于相同的原因而表现出相似的现象(Menec & Chipperfield,1997)。

在一项关于家庭谈话控制策略的研究中(Morgan & Hummert,2000),各个年龄段的被试都可以认识到子女的完全控制会给老年人带来伤害。在研究中,参与者被要求对三段对话进行评估,这三段对话都是关于母女间对问题行为(如忘记付账单、房间没收拾、眩晕)的讨论。这三段对话中分别包含三种控制策略:直接控制(完全监护)、非直接控制(强调关心,强调接受帮助的自由)、无控制(另一位家庭成员的完全自理)。参与者的评估结果显示出,对于直接控制策略,各年龄段的参与者做出"不尊重的""有益的""合适的"等评估。但相比非直接控制策略和无控制策略,参与者普遍认为,直接控制策略对于沟通双方而言都难以让沟通更令人满意地进行下去。但是,当案例中的沟通双方分别为 20 岁的女儿和 70 岁的母亲时,参与者普遍认为直接控制策略更为合适,无控制策略不合适。总体而言,这些结果显示出,人们通常更倾向于让其他家庭成员为自己做出决策,但他们也认为相比对年轻家庭成员进行干预而言,对老年家庭成员的干预似乎更为合理。

理想的决策制订流程。我们可以从关于家庭决策的研究中找到一些指导方针(Hummert & Morgan,1999)。在一系列的家庭决策中,如是否要搬入养老院、是否要放弃驾驶、是否要搬到子女所在的城市居住、是否要进行绝症的治疗等,我们发现最容易达成的决策制订往往包含三种特征:(a)父母的父母曾经在相似的危机中做过类似的决策;(b)子女支持老年人进行决策制订,并为决策的执行提供情绪和方法上的支持;(c)所有的家庭成员都有能力从亲近家人的角度来完成决策的执行,且决策制订的核心是老年人的能力。例如,一位 94 岁的女性(Hummert & Morgan,采访 3)曾表示对放弃驾驶、依赖他人接送感到为难,但她这样描述她对放弃驾驶这个决策的认识:"这是一个积极的决策,我自己完全接受,这是我自己想要的决策。"这位女性的女儿(Hummert & Morgan,采访 1)承担了大部分接送母亲的任务,她承认老化的难处,但也强调母亲的能力:"年龄和依赖、卖掉汽车、身体健康不佳。但是在这个决策做出的整个过程中,她都是自己做主的。而且你知道,她仍然可以自己管理保险、自己做生意、自己处理账单。你会觉得在她这个年纪,天啊,我们真觉得我们将来做不到。我一直觉得变老和死亡是一回事(笑声)。"

这项研究中的其他观点强调老年人应该在处于健康危机之前就开始做决策。一位女性(Hummert & Morgan,采访 4)在说到自己脊柱受伤的母亲时这样说:"她以前非常强壮,无论是生理上还是心理上。但是受伤以后,她就变得有些虚弱,做决定时显得有点儿不确定。当她觉得不舒服的时候,决策制订对她而言就显得有些困难。"一位85岁的女性(Hummert & Morgan,采访5)曾从农场搬到小城市中的公寓里,她为其他人提出了这样的建议:"不要等得太久,没错。如果我等得再久一点儿,搬家就会变成一件更难的事。孩子们帮我把东西搬过来,但是你知道,人越老,问题就越多,你就越来越动不了。"前面提到过的患过中风的女性的女儿(Hummert & Morgan,采访6)这样说:"如果她能早十年或五年就从那里搬出来就好了,你知道,在她中风以前搬出来,那样她就能在现在的老年公寓里独立地生活。如果十年前她做出这样的决策,那肯定要比现在容易得多。假如她能在健康的时候做出这样的决策,而不是像现在这样被健康逼得万不得已才做出这样的决策……"

总结这些案例之后,我们认为,这些被访者之所以如此强烈地倾向于让父母在健康出现危机之前自己做出决定,是因为这样的决策制订维持了传统的父母与子女关系中彼此的角色。除非在不得已的时候,子女其实并不希望代替父母做出决策。实际上,如果我们对之前谈话控制的实验加以改善(Morgan & Hummert,待发表),参与者一定会认为女儿将决策的制订权完全交予母亲是更合适的。更重要的是,通过自己进行决策制订,老年人可以达到自己的自理需求,也可以对生理、心理健康拥有更好的自我控制感(Schulz & Heckhausen,1999)。

危机状况下的决策制订。很多家庭都会遇到需要在老年家庭成员出现健康危机时进行决策制订的情况。正如Hummert和Morgan(1999)研究中的采访者所说的,子女可能遭遇到"帮助危机"。有时候,父母没有能力自己进行决策制订。在这种状况下,家庭成员该如何进行决策制订呢?我们在此提出四个原则:(a)子女必须扮演成一个调查者,积极地收集信息;(b)最终决策的制订要以父母的自理需求为中心;(c)所有的家庭成员都要参与到决策的制订中,也都要参与到决策的执行中;(d)父母需要为自己建立次级控制策略,指导子女的信息收集和决策执行。如果家庭成员可以遵循这四个原则,就可以更好地制订出理想的决策,在可以维持家庭和美以及保障老年人能力的状态下更好地处理危机。

四个原则的目的在于维护父母的自控能力以及减轻子女的监护压力。经历过中风、心脏病等健康危机的老年人可能会发现,由于自己的生理、情绪状态受到了严重影响,收集信息、评估信息等决策制订方面的能力也受到了一定程度的损坏。这时,子女应该提供收集信息、评估信息方面的帮助。通过将收集到的信息分享给父母,子女可以保障父母在最终决策制订中的中心位置。就像 Coupland 在本书第 6 章中关于医生、老年患者、患者子女的分析中指出的,在会诊过程中,成年子女在为父母传递信息、评估信息的过程中扮演着重要的角色。

父母在处于虚弱状态时,一定要尽量避免将决策制订权完全交给子女,父母可以适当地将一部分决策制订的事项交给子女执行。换句话说,老年父母可能没有执行初级控制的能力,即"对外部世界产生影响的行为"(Schulz & Heckhausen,1999,p.142),所以老年父母应该让子女代理自己去完成这一部分的把控。当然,父母需要参与适应性或次级控制策略来维持能力感(Heckhausen & Schulz,1995;Schulz & Heckhausen,1999)。根据 Schulz 和 Heckhausen(1999)的看法,所谓"次级控制",意味着"个体塑造自己情绪、动机状况、自我认知以及周围世界的能力"(p.142)。例如,老年父母的次级控制可能关系到优先目标的评估(如居住在自己家里)以及替代目标的取舍(如选择一个风景最好、服务最佳的老年公寓)。

决策制订过程中,全体家庭成员的参与是十分重要的。这关系到老年父母是否能在决策的执行过程中得到合适的帮助,也可以在一定程度上消除家庭冲突。Lieberman 和 Fisher(1999)研究了老年痴呆症患者照料中的隔代家庭成员关系。他们发现,如果家庭成员的决策制订风格是目标明确型的(通过讨论而共同进行决策制订),或家庭成员的冲突解决风格是积极的(如折中考虑),那么这样的家庭就可以给老年痴呆症患者带来更好的帮助和照料。

年老、沟通与健康
——成功老化的研究与实践

我们研究(Hummert & Morgan,1999)中的一对夫妇(85 岁的丈夫和 83 岁的妻子)可以看作四个原则的实践范例。在我们进行访问的几个月前,这对夫妇刚从自己的家中搬到老年公寓居住。在搬家的过程中,他们遭遇到健康危机:由于多次感染治疗的失败,妻子接受了一条腿的截肢手术。这对夫妇有两个儿子和两个女儿,他们中最小的年龄 42 岁,最大的 61 岁。除了一个儿子之外,其余三人都同父母居住在一个社区。当这对夫妇准备搬家时,妻子还在住院。丈夫在采访中这样说:"我们都知道我们必须得搬走,因为我们没办法。是的,她那时候非常需要照顾。我们必须卖掉农场。"一开始,这对夫妇最先考虑的是搬到两家养老公寓中他们比较熟悉的一家,这家养老公寓是较大的职业照料机构,位于距离他们所住社区 20 英里的大城市中。他们描述了子女是如何找到现在的老年公寓的:

采访 8,摘录 2

1.丈夫:我觉得那时候我们不想这么做(搬到更大的城市里),所以我们,呃,这是 S(最小的女儿)的主意。她说,哦,她来过这里听说过这家,呃,

2.妻子:老年公寓。

3.丈夫:我从来没来过这儿。我知道这个地方,但我从来没有……

4.妻子:我也从来没有注意过。

5.丈夫:所以有一天她过来,带我们来这儿看了看,那时刚好有两个人的位置。看,现在已经住满了。

6.访者:嗯。

7.妻子:要排在等待名单上。

8.丈夫:要排在等待名单上。但是我们,呃,呃,我们很喜欢这儿,因为我喜欢这儿的风景。你看,从这边看出去,无论什么时候,这外面到处都种着花。这边有一个大花圃,呃,在另一家你只能看着一面墙。

◀◀ 216 ▶▶

9.访者:嗯。

10.丈夫:而且当有人进来时我可以看见。如果在另外那家,你什么都看不见。

丈夫清晰地描述出他们的女儿在收集他们社区老年公寓的信息上提供了关键的帮助(第1段),并且带着父亲去参观了那家老年公寓(第5段)。最终做出搬到当前这家老年公寓决策的是父母(第8段)。在后面的采访中,这对夫妇更为细致地描述了子女的参与。

采访8,摘录3

1.访者:你们还记得,那时候,那时候你们跟孩子们谈论过这件事吗?

2.妻子:[那绝对谈过]

3.丈夫:[绝对谈过]

4.访者:绝对?

5.妻子:他们全都跑到医院里跟我一直谈[一直谈]

6.丈夫:[一直谈]

7.妻子:我说出来吧?

8.访者:好的。

9.丈夫:好的,好的,说出来吧。

10.妻子:她们(女儿们)跟我保证说我会喜欢,说我会觉得跟在家里一样。然后我一到这儿来……

11.访者:没错。

12.妻子:看到((笑声))他们放在房间里的这些东西,他们也拿走一部分,但他们把这儿弄得跟家里一样。是的,确实一样。

13.访者:总之,感觉很好吧?

14.妻子:是的,是的。

15.访者:所以说他们,听起来你的女儿们非常……

16.妻子:我有世界上最好的孩子。

在摘录的开头,这对夫妇的话说明了整个决策过程中包含同子女的深入交流(第1~6段)。尽管"一直谈"这样的用词可能说明与父母进行的谈话是单方向的(如子女一直作为发言者而父母一直在听),但从摘录中夫妇和访者的语气中可以看出,夫妇对这种传递信息的行为是表示赞赏的(第16段)。在摘录的第二部分,妻子的话表明,子女不仅仅减轻了搬家这一事件给父母带来的心理压力,甚至减轻了陌生环境可能给父母带来的心理压力。子女对父母的情绪反应表现出敏感,并细心地为父母选择了房间中的物品来达到"跟家里一样"的感觉(第12段)。

但这家老年公寓有一个缺点:公寓内的地毯不够平整。这经常会给妻子的行走辅助器具以及轮椅的使用带来麻烦。在居住期间更换地毯对这对夫妇影响甚大,但他们的孩子使用了一种策略使父母的压力最小化。子女让父母先住到一个亲戚家中。这对夫妇这样描述:

采访8,摘录4

1.妻子:……然后,大概20多个孩子一起过来,有我们的孙子,还有邻居,他们把所有的家具从这个走廊搬到另一边(房间)[那是租的]。

2.丈夫:[房间完全空了。]

3.访者:完全空了?

4.妻子:完全空了,总之要在房间里铺一张新地毯。他们把我们的家具全搬到那一边。然后,男孩子们在一个星期天中午过来,把旧地毯卷起来——他们跟地毯工人说这个他们自己来做——孩子们把地打扫干净,地毯工人说他们从来没遇到过客户先把这件事替他们做好的。星期一,地毯工人过来直接铺上新地毯,孩子们又过来,把所有的家具移回原位((笑声))。

5.访者：感觉就像重新回到家一样。

6.妻子：没错，没错，因为男孩子们把家具重新安排了一下。

（谈论部分家具原来在什么位置。）

7.妻子：然后，我们告诉他们等下次大家能全部聚在一起的时候，我们去饭店吃饭，后来我们这样做了，［就在］

8.丈夫：［大概在一星期之后］

9.访者：嗯！

10.妻子：那天一起来吃饭的有那几天收留我们暂住的亲戚，还有帮忙收拾房间的所有孩子。我们 25 个人一起去了饭店。

11.访者：哦，我的天啊！

12.丈夫：我先点了菜，然后让大家点自己想吃的，我付了钱。大概是_____美元。

13.访者：哇！

14.丈夫：但大家都吃了很多。

15.妻子：而且大家都知道我们是感激他们的。

这段摘录再次强调了家庭成员的协助。就像搬家的过程一样，这里孩子们的协助是以父母自己的决策为中心的。这段摘录同时显现出这对夫妇是如何建立次级控制策略的（Heckhausen & Schulz, 1995；Schulz & Heckhausen, 1999），次级控制策略的建立使得他们在接受家人帮助的同时得以维持对自我能力的感知。首先，妻子带着笑声说"男孩子们"重新安排了家具的位置（第 4 段，第 6 段）。在这里，她似乎是在表达："没错，他们非常厉害，也做了很多事，但他们仍然是我的孩子。尽管我爱他们，但他们并不是完美的"。其次，这对夫妇有能力通过为家人服务的方式来感谢家人的帮助：他们邀请了所有参与帮忙的家庭成员去饭店吃饭（第 7 段到第 12 段）。这次聚餐的意义在于巩固了夫妇在家庭中男女主人的角色，表明即使父母在身体上可能无法再为孩子提供帮助,但仍然可以在经济上支持家庭。最后,丈夫在第 14 段所说的"但大家都吃了很多",表明这对夫妇将这次聚餐看作对自己自理需求的满足,尽管这种自理仍然需要孩子们的帮助。

在这个案例中,父母和子女的协商是成功的。他们的成功在于遵循了之前我们所列出的四个原则。第一,他们保证了子女的帮助在于为自己收集信息,自己得以根据信息进行合适的决策制订。第二,子女提供了体力方面的协助。第三,所有家庭成员都参与到搬家的过程之中("他们全都跑来医院里跟我一直谈",采访 8,摘要 3,第 5 段)。第四,在应对搬家中的问题时,父母通过保持决策的初级控制,并且采取次级控制策略来使自己乐意接受子女的帮助。这些策略使得父母得以维持自己对自我能力的认识,也使自己的家长身份得以保持。尽管在这之前,女儿曾以质疑父亲驾驶能力的方式挑战过这种对自我能力的认识(采访 8,摘录 1)。

最终,这对夫妇把搬家和子女的协助与自己的家庭能力结合起来。就像妻子所说,讨论中最让她满意的部分在于"他们(孩子们)想让我们住得离他们近一些"。这句话中描述的地理位置上的"近一些"是与心理上的亲近有联系的("他们想让";Hummert & Morgan,1999)。当被问到搬家的过程如何影响自己同子女之间的关系时,妻子直接回答说:"我觉得我们更亲近了。"

总　结

在研究中,我们曾试着总结在由老化而带来的生活习惯的转变过程中,决策制订可能伴随的家庭沟通方面的问题。我们也试着提出一些指导方针来帮助家庭成员更好地应对这些问题。无论如何,我们所列举的方法只能部分解决这些问题。如何提出更全面的指导方针还需要在未来继续研究。

例如，未来研究应该关注的目标之一是家庭沟通中应该如何展开关于敏感问题的谈话，如是否应该继续驾驶、是否应该搬到养老机构居住等。策略制订只有在沟通的一方提出这些问题之后才能进行，但父母和子女双方都倾向于避免提出这些问题，因为他们不知道如何处理敏感话题，也可能害怕对这些问题的强调可能会在道德上伤害父母。一位被访者（Hummert & Morgan，1999，采访10）曾说："如果大家都可以放开就好了，在问题恶化之前能放开讨论多好。但是如何去谈？我的意思是说，我马上就60岁了。我每次谈到那些事情的时候都会吓到我的孩子。这个我理解，我也年轻过，我也不想跟父母谈论那些事。"根据Cicirelli（1993）的研究，这种避免谈论可能是一种避免家庭冲突的行为。然而，即使家庭成员间展开了关于敏感话题的讨论，他们也很可能不加深入考虑地、草率地得出结论，进而做出不够乐观的决策。

未来研究需要关注的主题还包括与决策制订相关的长期家庭沟通模式。Pecchioni（1999）在研究中指出，危机中的决策制订流程可以反映出非危机决策制订的标准实践流程。就像我们之前提到的，让一对母女在母亲仍然健康的情况下对假设的健康问题进行讨论，一些女儿会表现出指挥型的决策制订风格，而她们的母亲则会对这种风格表现出顺从。根据现有的关于家庭决策制订和家庭照顾关系的研究（Lieberman & Fisher，1999），以及关于老年人健康与自我控制的研究（Schulz & Heckhausen，1999），未来关于家庭决策制订模式是如何随时间发展而变化的研究是非常重要的。

我们也认为，未来关于家庭决策制订流程的复杂化因素的研究也是重要的。这些因素包括，当父母和子女分别处于不同的地区、城市，甚至国家时，地理距离可能为决策制订带来的问题；或者在再婚家庭中，复杂的血缘关系将给决策制订带来的问题。另外，单身的老年人或无子嗣的老年夫妇可能要依靠侄女或侄子（或者更为旁系的远亲）的帮助来进行决策制订（Hummert & Morgan，1999）。这些复杂的关系可能会给家庭决策制订带来不同的问题。

最后一种需要在未来关注的情况是：当老年人没有能力或不愿意参与时，决策制订应该怎样进行。这种情况下有两个问题特别重要：(a)在什么样的情况下，子女认为自己有权利代替父母进行决策制订？(b)这种情况下最乐观的决策制订流程是怎样的？

即使在最佳情况下，我们所列举的决策也大都包含父母或子女的勉强和屈就(Cicirelli,1993;Hummert & Morgan,1999;Lieberman & Fisher,1999;Pecchioni,1999)。不幸的是，这些决策经常是长寿所带来的不可避免的结果，越来越多的家庭也会由于这些固有的困境而在决策制订时面临困难。但另一方面，父母依赖的增长并不是这些决策制订流程的必然结果。Baltes(1996)认为："所谓老龄失能而产生的依赖，大部分是由于社会对老年人的负面态度造成的。这种依赖的本质是一种自我实现的预言，而不是对老年人真正能力层次的反映。"父母和子女必须要避免这种自我实现的预言，在对决策进行协商的过程中，一定要注意独立与依赖的平衡、双方把控与单方把控的结合以及以尊重彼此为前提的家庭关爱。

致　谢

本章是在国家老化研究中心(国家老化研究中心专款编号：1 R01 AG16352)的支持下完成的，同时也要感谢堪萨斯大学的 Hummert 教授在休假时期提供的帮助。

参考文献

Aldous, J. (1987). New views on the family life of the elderly and near-elderly. *Journal of Marriage and the Family*, 49, 227—234.

Amota, P. R., & Booth, A. (1991). Consequences of parental divorce and marital unhappiness for adult well-being. *Social Forces*, 69, 895—914.

Aquilino, W. S. (1994). Impact of childhood family disruption on young adult's relationships with parents. *Journal of Marriage and Family*, 56, 295—313.

Baltes, M. M. (1996). *The many faces of dependency in old age*. New York: Cambridge University Press.

Blenker, M. (1965). Social work and family relationships in later life with some thoughts on filial maturity. In E. Shanas & G. F. Streib (Eds.), *Social structure and the family: Generational relations* (pp. 46—59). Englewood Cliffs, NJ: Prentice-Hall.

Brown, P., & Levinson, S. (1987). *Politeness: Some universals in language usage*. Cambridge, England: Cambridge University Press.

Cicirelli, V. (1983). Adult children's attachment and helping behavior to elderly parents: A path model. *Journal of Marriage and the Family*, 45, 815—826.

Cicirelli, V. G. (1981). *Helping elderly Parents: The role of adult children*. Boston: Auburn.

Cicirelli, V. G. (1989). *A measure of family members' belief in autonomy and paternalism in relation to caregiving Practices toward elderly parents* (Final report to the Retirement Research Foundation). West Lafayette, IN: Purdue University, Department of Psychological Sciences.

Cicirelli, V. G. (1992). *Family caregiving: Autonomous and Paternalistic decision making*. Newbury Park, CA: Sage.

Cicirelli, V. G. (1993). Intergenerational communication in the mother—daughter dyad regarding caregiving decision. In N. Coupland & J. F. Nussbaum (Eds.), *Discourse and lifespan identity* (pp. 215—236). Newbury Park, CA: Sage.

Clark, M. (1969). Cultural values and dependency in later life. In R. A. Kalish (Ed.), *The dependencies of old people* (pp. 59—72). Ann Arbor: Institute of Gerontology, University of Michigan.

Coupland, N., Wiemann, J. M., & Giles, H. (1991). Talk as "problem" and communication as "miscommunication": An integrative analysis. In N. Coupland, H. Giles, & J. M. Wiemann (Eds.), *"Miscommunication" and problematic talk* (pp. 1—17). Newbury Park, CA: Sage.

Fitzpatrick, M. A., & Badzinski, D. M. (1994). All in the family: Interpersonal communication in kin relationships. In M. L. Knapp & G. R. Miller (Eds.), *Handbook of interpersonal communication* (pp. 726—771). Thousand Oaks, CA: Sage.

Giles, H., Coupland, N., & Coupland, J. (1991). (Eds.), *Contexts of accommodation: Developments in applied sociolinguistics*. Cambridge, England: Cambridge University Press.

Heckhausen, J., & Schulz, R. (1995). A life-span theory of control. *Psychological Review*, 102,284—304.

Horowitz, A., Silverstone, B.M,. & Reinhardt, J. P. (1991). A conceptual and empirical exploration of personal autonomy issues within family caregiving relationships. *The Gerontologist*, 31, 23—31.

Hummert, M. L., & Morgan, M. (1999, May). *Personal and familial identity in later life: Decisionmaking about lifestyle changes*. Paper presented at the annual meeting of the International Communication Association, San Francisco.

Hummert, M. L., & Ryan, E. B. (1996). Toward understanding variations in patronizing talk addressed to older adults: Psycholinguistic features of care and control. *International Journal of Psycholinguistics*, 12, 149—169.

Hummert, M. L., & Ryan, E. B. (in press). Patronizing communication. In W. P. Robinson & H. Giles (Eds.), *The handbook of language and social Psychology* (2nd ed.). Chichester, UK: Wiley.

Hummert, M. L., Shaner, J. L., Garstka, T. A., & Henry, C. (1998). Communication with older adults: The influence of age stereotypes, context, and communicator age. *Human Communication Research*, 25, 124—152.

Langer, E. J., & Rodin, J. (1976). The effects of choice and enhanced personal responsibility for the aged: A field experiment in an institutional setting. *Jounaal of Personality and Social Psychology*, 34, 191—198.

Lawton, L.,Silverstein,M.,Bengston,V.L.(1994). Solidarity between generations in families. In V. L. Bengston & R. A. Harootyan (Eds.), *Intergenerational linkages: Hidden connections in American society* (pp. 19—42). New York: Springer.

Lieberman, M. A., & Fisher, L. (1999). The effects of family conflict resolution and decision making on the provision of help for an elder with Alzheimer's disease. *The Gerontologist*, 39: 159—166.

Lustbader, W., & Hooyman, N. R. (1994). *Taking care of aging family members: A practical guide*. New York: Macmillan.

Lye, D. N. (1996). Adult child—parent relationships. *Annual Review of Sociology*, 22, 79—102.

Mancini, J. A. (Ed.). (1989). *Aging Parents and adult children*. Lexington, MA: Lexington Books.

Mancini, J. A., & Blieszner, R. (1989). Aging parents and adult children: Research themes in intergenerational relations. *Journal of Marriage and the Family*, 51, 275—290.

Menec, V. H., & Chipperfield, J. G. (1997). The interactive effect of perceived control and functional status on health and mortality among young-old and old-old adults. *Journal of Gerontology: Social Sciences*, 52B, S118—S126.

Morgan, M., & Hummert, M. L. (2000). Perceptions of communicative control strategies in mother—daughter dyads across the lifespan.*Journal of Communication*, 56(3), 48—64.

Norris, J. E., Powell, V. & Ryan, E. B. (1996, May). *Family communication Predicaments: Balancing a sense of responsibility with respect for older Persons'autonomy.* Paper presented at the Third International Communication, Aging and Health Conference, Kansas City, MO.

Norris, J. E., & Tindale, J. A. (1994). *Among generations: The cycle of adult relationships*. New York: Freeman.

Nussbaum, J. F., Thompson, T., & Robinson, J. D. (1989). *Communication and aging*. New York: Harper & Row.

Olson, D. H., & Wilson, M. (1982). Family satisfaction. In D. H. Olson, H. I. Mc-Cubbin, H.Barnes, A. Larson, M. Muxen, & M. Wilson (Eds.), *Family inventories* (pp. 97—118). St. Paul: University of Minnesota Press.

Pecchioni, L. L. (1999, May). *The older mother—daughter relationship: Three interaction styles*. Paper presented at the annual meeting of the International Communication Association, San Francisco.

Person, D. (1993). The elderly driver: Deciding when to stop. *The Gerontologist*, 33, 88—91.

Pratt, C. C., & Jones-Aust, L. (1993). Decision-making influence strategies of caregiving daughters and their elderly mothers.*Family Relations*, 42, 376—383.

Rodin, J., & Langer, E. J. (1977). Long-term effects of a control-relevant intervention with the institutionalized aged. *Journal of Personality and Social Psychology*, 35, 897—903.

Rossi, A. S., & Rossi, P. H. (1990). *Of human bonding: Parent—child relations across the life course*. New York: Aldine de Gruyter.

Ryan, E. B., Giles, H., Bartolucci, G., & Henwood, K. (1986). Psycholinguistic and social psychological components of communication by and with the elderly. *Language and Communication*, 6, 1—24.

Ryan, E. B., Hummert, M. L., & Boich, L. H. (1995). Communication predicaments of aging: Patronizing behavior towards older adults. *Journal of Language and Social Psychology*, 14, 144—166.

Silverstone, B. M., & Horowitz, A. (1992). The role of families. *Generations*, 16, 27—31.

Schulz, R. (1976). Effects of control and predictability on the physical and psychological well-being of the institutionalized aged. *Journal of Personality and Social Psychology*, 33, 563—573.

Schulz, R., & Hanusa, B. H. (1978). Long-term effects of predictability and control enhancing interventions: Findings and ethical issues. *Journal of Personality and Social Psychology*, 36, 1194—1201.

Schulz，R.，& Heckhausen，J. (1999). Aging，culture and control：Setting a new research agenda. *Journal of Gerontology*，54B，P139－P145.

Troll，L. E.，Miller，S. J.，& Atchley，R. J. (1979). *Families in later life*. Belmont，CA：Wadsworth.

Umberson，D. (1992). Relationship between adult children and their parents：Psychological consequences for both generations. *Journal of Marriage and the Family*，54，664－674.

Weigel，D. J.，& Weigel，R. R. (1993). Intergenerational family communication：Generational differences in rural families. *Journal of Social and Personal Relationships*，10，467－473.

Weigel，D. J.，Weigel，R. R.，& Blundall，J. (1987). Stress，coping，and satisfaction：Generational differences in farm families. *Family Relations*，36，45－48.

（译者：李傲）

9 家庭照顾、沟通以及被照顾者的健康

Helen Edwards 澳洲昆士兰理工大学

从 1999 年开始,人们逐渐意识到,65 岁及其以上的老年人数量逐年增长,更重要的是他们将活得更久、更有活力、更健康,并且比以前更独立,老年人在社会中的重要性与贡献也被重新关注,所以,这一年也被认为是国际老年人年［Australian Institute of Health and Welfare (AIHW),1997］。尽管健康老化已经可以实现,但一部分老年人仍然体弱多病。具体而言,尽管能为老年人提供专门的医疗服务,老年人也有自己的自主决策权,但是老年人的确需要获得一些额外的帮助与关照。随着老龄化的增长,社会、经济、健康等各个领域都有一个共同趋势,那就是认为在关照老年人方面家庭有更大的责任,家庭照顾也正在为体弱多病的老年人建立基本的长程保障(AIHW,1997;Blasinsky,1998)。

以往研究的焦点在于对老年人的家庭照顾,尤其是从照顾者的角度来研究。现今已经有许多理论研究的结果被运用在政策制定与实践服务中,用来指导这些照顾者应对他们照顾老年人时所承受的负荷与心理压力(参见 Braithwaite,1990;Miller,McFall,& Montgomery,1991)。在过去的理论与实践研究中,家庭照顾中的两个方面很少受到应有的关注。首先,很少有研究从关注被照顾者的角度来研究家庭照顾;其次,研究大都关注在家庭照顾中占主要地位的照顾者的负担与心理压力,只有

极少数的研究涉及照顾的互动过程或照顾的质量(参见 Phillips et al.，1995)。本章主要描述老年人及其家庭照顾这个大型课题中被忽视的部分:从被照顾者的角度来研究家庭照顾,关系在家庭照顾中的作用,以及被照顾者的心理舒适度。考虑到家庭关系的多样性与复杂性,本研究中的数据主要来自被照顾者的配偶和子女。最后,本章将基于研究结果给出适当的实践建议。

照顾的另一方面——被照顾

通常家庭照顾论文里的假设都是老年人能够从家庭关照中得到帮助。然而,从过去的研究中可以看出,虽然照顾者有付出,但家庭照顾却可能对被照顾者造成以下不良的结果:抑郁(Thompson & Sobolew-Shubin,1993)、无助(Walker,Marin,& Jones, 1992)、消极行为的增加(Vitaliano,Young,Russo,Romano,& Magana-Amato,1993)、士气下降(Stoller,1984)、关系质量下降(Johnson & Catalano,1983)、对未来的期望降低(Rakowski & Clark,1985)。这些研究说明,被照顾者并不总是能够从照顾中受益,且与照顾结果相关的变量对照顾者和被照顾者的影响可能是不同的。其中有一项研究(Lawtan,Moss,& Duhamel,1995)专注于年老的被照顾者。该研究表明,为年老的被照顾者提供一个充实、丰富且在家的环境,将会提升这些老年人的生活质量。由于“被照顾”这一行为同心理健康高度相关,因此在这一章中,我们主要研究年老被照顾者的心理健康与照顾过程中不同因素的关系。

年老被照顾者的心理幸福程度

年老被照顾者的心理幸福程度可以通过一系列维度来进行概念化,这些维度包括:使人痛苦的心理症状、现有的情绪状态、对生活的认知判断(Lawton,1983)。在本章中,对这三个维度的测量分别使用了三种指标:焦虑/抑郁、情感平衡、对生活的满意度。

与心理幸福程度的多维度定义相似,心理幸福的决定因素也可能是多样的。前人的研究表明:社会支持的质量、人际关系是年老被照顾者在家庭成员照顾下获得幸福感的重要因素。在长期残疾领域中的研究也发现,高水平的幸福感与高水平的社会支持相关,尤其是对基本饮食起居的关照(Schulz & Decker,1985)。除此之外,来自配偶、朋友、成年子女的照顾也可以改善老年人的抑郁症状(Dean,Kolody,& Wood,1990)。更具体地说,老年人与支持团体成员的人际关系质量可能会影响老年人的幸福感。研究者研究照顾者与被照顾者的关系时发现,情感、依恋、亲密、冲突、互动以及沟通,对老年人的幸福感、家庭人际关系以及生活质量都十分重要(Braithwaite,1998;Carruth,Tate,Moffett,& Hill,1997;Edwards & Noller,1998;Ferris & Bramston,1994;Neufeld & Harrison,1998;Walker et al.,1992;Whitbeck,Hoyt,& Huck,1994)。

生理健康状况对老年人心理幸福的重要性也被证实了。在 Bowling 和 Browne(1991)的研究中,对老年人而言,生理健康状况是一个很好的预测心理幸福感的指示器,这个指示器要优于社交网络或者其他支持变量。Walker 等人(1992)发现,研究中身体状况欠佳的母亲们虽然报告感觉到无望,但是她们同时也报告感受到了更多的爱。这些研究结果都强调,健康状态是被照顾者幸福感的一个决定性因素。

照顾者的幸福感可能是另一个决定性因素。Schulz、Tompkins、Wood 和 Decker(1987)的研究发现,照顾者的负担过重同被照顾者的抑郁状态之间有明显的关联性。在这个研究中,研究者让照顾者来评价被照顾者的抑郁程度,发现照顾者的评价往往投射出自身的情绪状态。由于同时涉及照顾者与被照顾者的研究较少,因此,在这个研究领域中的工作受到了限制。在这个研究中,由于同时收集了双方的自我报告,研究照顾者与被照顾者心理健康之间的关系成为可能。

　　研究者已经找到用来解释压力与照顾之间关系的模型（参见Pearlin，Mullan，Semple，& Skaff，1990）。在这些模型中，应对是一个主要的中介变量，同时，应对在整个照顾过程中也是十分重要的。Braithwaite（1990）发现，家庭照顾者采用的应对策略有问题关注型［例如，找其他人来帮忙（控制）；离开几天（退缩）］和情绪关注型［例如，告诉自己事情将会很糟糕（重新解释/重新架构）；看书（逃避）］。采用这些应对策略并不能减轻压力，而只是对负荷的一个回应。除去对压力的控制效果，应对策略的使用也可以用来预测轻微精神症状。控制和退缩同一些精神症状相关联，而重新解释和重新架构则会同更多的症状相关联。特定的应对策略会引发照顾者的不同精神症状，但是现在还不清楚照顾者的应对策略对被照顾者的影响是什么。本章将会探讨照顾者的应对策略和被照顾者的幸福感之间的关系。

　　有研究显示，照顾的时间长度和类型可以区分出是配偶还是子女提供照顾（Montgomery & Kosloski，1994）。尽管这两种照顾者都会承受重担和压力，但二者对重担和压力的体验是不同的（Miller et al，1991）。也有研究关注到照顾者的性别与照顾之间的关系，发现女性照顾者相比男性照顾者而言更容易感受到压力（Miller & Cafasso，1992）。由于男性照顾者的数量正在逐渐增长，照顾者的性别为照顾带来的影响逐渐得到了学者们的关注，关于丈夫（Kramer，1997；Lutzky & Knight，1994）以及儿子（Harris，1998；Mui，1995）作为照顾者的研究已经越来越常见。

　　正如 Young 和 Kahana（1989）所记录的，类似关注到性别和亲属关系的研究十分少见。配偶照顾者和子女照顾者之间有明显的差异，关于性别的研究非常稀少。Barber 和 Pasley（1995）在研究照顾者的性别以及同被照顾者的亲属关系时，发现照顾效果会受到性别和亲属关系的影响。女性照顾者在家庭关系上感受到更大的压力，健康状况也会下降得更快。配偶作为照顾者时报告他们的社交活动受限。由于女性照顾者会在照顾过程中受到更多的负面影响,她们的被照顾者似乎也会受到更多的影响。

照顾与被照顾者的研究

与大部分家庭照顾研究相反,本研究在这里讨论的焦点在于照顾者与老年被照顾者的共同体验。研究的目的在于系统地检验老年人在配偶或者子女的照顾下的幸福感。可能影响幸福感的因素包括生理健康状况、社会支持、关系质量、照顾者的幸福感,以及照顾者的应对策略。研究对照顾者的性别也进行了分析。下面是我们将要讨论的问题:

1.老年被照顾者在配偶和子女的照顾下,其心理幸福感如何?

2.老年被照顾者的幸福感的决定性因素,如社会支持、生理健康状态、关系质量、照顾者的幸福感、性别、应对,其重要性到底如何?

研究中一共有 93 位老年参与者(年龄在 60 岁以上)和他们的主要照顾者。他们都住在社区,并且照顾者与老年被照顾者一起居住。这些老年被照顾者的视力与听力都没有问题(例如,能够看到电视机屏幕上的画面,听到电视机中传出的声音),能够用英语表达以及理解英语,并且没有痴呆、混乱、抑郁以及此类病症的病史。照顾者主要是被照顾者的丈夫、妻子、女儿、儿子,并且与被照顾者同住。所有的照顾者都在接受住家护理中心的帮助,也就是一种政府对家庭中有需要被照顾者所提供的福利。

这个研究包括四个分组:27 位被照顾者为妻子,由她们的丈夫照顾;26 位被照顾者为丈夫,由他们的妻子照顾;28 位被照顾者为母亲,由她们的女儿照顾;12 位被照顾者为母亲,由她们的儿子照顾。接下来将会详细描述这些参与的照顾者与被照顾者。

被照顾者

被照顾者的年龄在62～95岁之间，由成年子女照顾的被照顾者要比那些由其配偶照顾的年龄更大。他们中的大多数出生于澳大利亚，其他的则出生在英国和欧洲其他国家。教育水平存在组间差异，男性被照顾者的教育水平要高于女性被照顾者。大多数人曾经是工人、职员以及商人。大约2/3的人报告说他们的钱刚刚够生活，而1/3的人则报告其经济水平较高。

由配偶照顾的被照顾者平均婚龄大约是51年。大部分由成年子女照顾的母亲是寡妇。大概一半的母亲仍然住在自己家里。相比女儿，儿子更倾向于居住在母亲家中。

大约有3/4的被照顾者认为他们的身体状况是合格或者良好的，但是，多数人认为自己的身体状况经常不允许他们去做一些他们想做的事情。在研究开始的前一年，大约一半的人患有关节炎，大约1/3的人患有不同的心血管疾病。由于选取被试时排除了痴呆、混乱、抑郁等情况，所有的被照顾者在前一年中报告患有精神疾病的不到1%。

照顾者

照顾者的平均年龄为65岁。照顾者的年龄存在组间差异，子女照顾者比配偶照顾者年轻，妻子照顾者比丈夫照顾者年轻。照顾者与被照顾者同住的情况也存在组间差异，子女照顾者的同住率比配偶照顾者要高。

大多数照顾者出生在澳大利亚，而其他的照顾者则出生在英国与欧洲其他国家。仅有3/4的人完成了基本学业并且进入了高中。相比丈夫照顾者和女儿照顾者，儿子照顾者和妻子照顾者从未就业的百分比要高。子女照顾者的就业百分比比配偶照顾者高。照顾者所从事的职业类型不存在组间差异,他们正在工作或者曾经工作的类型主要是职员、工人和商人。收入存在组间差异,子女照顾者中收入超过 2 万美元的人数所占的百分比比配偶照顾者高。有意思的是,研究发现,儿子照顾者中收入低于 1 万美元的人数百分比最高。一半的子女照顾者报告说他们在经济上帮助了他们的母亲,而 1/3 的人则报告说他们的母亲在经济上帮助了他们。

提到子女照顾者,1/3 的子女未曾结过婚。女儿的结婚比率高于儿子。在结过婚的子女中,大多数人依然是已婚状态,1/3 的人是离婚或者分居状态。只有一小部分人是丧偶状态。大约一半子女照顾者报告说,成为照顾者是因为没有其他人可以承担照顾的责任。

这些照顾者照顾其配偶或者母亲的时间平均在 7 年左右。妻子作为照顾者比丈夫、儿子、女儿作为照顾者的年限更长。配偶作为照顾者大部分是因为被照顾者的某个具体的健康问题,而子女作为照顾者则主要是因为老年人逐渐恶化的健康状况。

许多照顾者认为自己的健康是合格或者良好的。1/3 的人报告说他们有关节炎以及一些肌肉、骨骼问题,而少于 1/3 的人有心血管问题。有心理问题以及先天的精神问题的人占所有照顾者的 16%。

数据收集

这些被照顾者和照顾者都来自各个不同的高级居民中心、教会团体、社区服务机构以及日常暂托中心。最开始一对一的接触是与愿意参与的人通过电话的形式开始的,然后约定相互合适的时间进行一对一的会面。只有 6% 的备选参与者在一对一的联系之后拒绝参与。参与者都被保证了研究的保密性和匿名性。两位研究者作为会谈者与参与者见面,一个会谈照顾者,一个会谈被照顾者。

会谈包括一系列照顾者与被照顾者经历的提问以及参与者个人对其自

身状况的表达。不论是照顾者还是被照顾者都被问及了他们的心理幸福感，如焦虑与抑郁的症状、消极或积极情绪的频率、对日常生活的满意度等。除此之外，照顾者也被问及他们作为照顾者所承受的压力情况。

会谈也包括一些其他问题，这些问题可能对被照顾者的幸福感造成影响。这些问题包括：被照顾者的健康情况、照顾者与被照顾者之前以及现在的关系质量、被照顾者接受的社会支持程度，以及照顾者所采用的应对策略等。

研究结果

被照顾者的幸福感

被照顾者中不同的人群有着相似的心理幸福感，他们表现出来的焦虑和沮丧程度表明他们处于一种病理的烦闷中，也就是说，他们的幸福感水平仅仅比日常水平高一点点。被照顾者反应出来的情绪或者情感水平同样也处于一个临界点，积极的和消极的情感水平几乎相同。1/3的被照顾者对生活的满意度不高。

与住在社区（Stacy & Gatz，1991）的其他老年人群相比，被照顾的老年人的幸福感水平是相当低的，甚至可以被看成一个公共健康问题。本研究结果同时还证实了先前的研究，被照顾者在接受照顾时是会引起心理问题的。相比那些需要照顾却又选择独立的老年人来说，这些被照顾者反应出来的幸福感水平是"达标"的，或者说是符合期望的。然而，有证据显示，接受家庭照顾的群体体现出来的那种（幸福感）水平是比养老院中的群体低的（Parmelee，Katz，& Lawton，1989）。这个发现使得各种社会健康基金项目组织产生了担忧，因为人们通常认为对于老年人而言，家庭照顾相比养老机构照顾要合适得多。尽管还需要更多的研究来检验社区养老的好处,然而本研究支持 Lawton 等人(1995)的一个观点,那就是不能想当然地认为家庭照顾对被照顾者只会产生益处。

被照顾者的幸福感预估

从照顾者和被照顾者那里收集而来的数据,可以用来研究哪些因素能够推测被照顾者的心理幸福感是低水平的。像我们所预料的一样,影响被照顾者心理幸福感的重要因素包括被照顾者的生理健康、社交互动、社交水平,以及照顾者的幸福感、应对能力和性别。对被照顾者的健康状况做了检测之后,我们还可以用以上谈及的这些因素来推测被照顾者的幸福感指数。来自配偶和子女的照顾需要分开来讨论,因为它们涉及的重要因素不同。

影响身为配偶的被照顾者的幸福感的重要因素

健康状况是配偶照顾最为重要的影响因素,可以预测被照顾者的焦虑和沮丧情况(见表 9.1)。像我们所预料的那样,被配偶照顾的人在身体健康状况不好的情况下更容易感到焦虑和沮丧。见表 9.1,更进一步地说,配偶照顾者本身的生活满意度和被照顾者对冲突的报告是被照顾者负面情绪的重要探测因素。当配偶照顾者与被照顾者出现高度的冲突,或照顾者的生活满意度非常高的时候,被照顾者就很可能出现情感的不平衡。最后,在配偶照顾这个模式中,照顾者对回避型应对策略的使用以及被照顾者对冲突的报告,都可以作为预估被照顾者生活满意度的依据(见表 9.1)。也就是说,在配偶照顾中,生活满意度低的被照顾者更多地遇到照顾者使用回避型应对策略的状况,并且他们之间也有更多的冲突。

表 9.1　被照顾者的幸福感分层回归分析(配偶照顾样本)

检测项	β	R^2	R^2 改变
焦虑/沮丧			
第一步		0.13*	0.13*
被照顾者的健康[a]	−0.38**		
第二步		0.25	0.12
被照顾者的健康[a]	−0.27		
照顾者的性别	−0.01		
冲突[a]	0.24		
社会互动的有效性[a]	−0.14		
回避[b]	0.01		
生活满意度[b]	0.19		
情感平衡			
第一步		0.04	0.04
被照顾者的健康[a]	0.25		
第二步		0.42**	0.38**
被照顾者的健康[a]	0.07		
照顾者的性别	−0.09		
冲突[a]	−0.34*		
社会互动的有效性[a]	0.19		
回避[b]	0.01		
生活满意度[b]	−0.46**		
生活满意度			
第一步		0.01	0.01
被照顾者的健康[a]	0.13		
第二步		0.37**	0.36**
被照顾者健康[a]	−0.02		
照顾者的性别	0.19		

续表

检测项	β	R^2	R^2 改变
冲突[a]	-0.31^*		
社会互动的有效性[a]	0.22		
回避[b]	-0.34^*		
生活满意度[b]	-0.23		

注:性别的分组男$=0$,女$=1$。

a 指的是被照顾者的比率;b 指的是照顾者的比率。

$^*p<.05,^{**}p<.01$。

这里着重强调冲突在情绪平衡、生活满意度这两个幸福感测量指标中的重要性。过往研究表明,对于老年被照顾者而言,由冲突而导致的贫乏的人际关系对他们的幸福感有消极的影响(Rakowski & Clark,1985;Talbott,1990;Walker et al,1992)。Hansson 和 Carpenter(1994)认为,由于照顾是长期并且可能是没有尽头的,所以冲突自然也是不可避免的。尽管数据显示,冲突与被照顾者的幸福感之间有着很大的关系,但是不能作为因果推论。照顾者和被照顾者之间的冲突可能会导致被照顾者的幸福感下降,较低的幸福感也可能引起关系的紧张。实际上,冲突和幸福感之间的关系更像是循环型影响,而不是直线型影响。尽管两者之间没有因果关系,但是结果表明,如果照顾者和被照顾者之间的人际关系质量可以提升,照顾对双方产生的积极影响也会随之提升。

照顾者的生活满意度以及采用回避的应对策略将不会像他们所期望的那样对提升被照顾者的幸福感发挥作用。被照顾者低的情感平衡度和低的生活满意度与照顾者的高生活满意度相关。或许被照顾者感受到自己正在依于一个对生活十分满意、感到十分幸福的配偶。这种情况可以看作一个关爱过度的案例,提供照顾的一方本着对生活满意与生活幸福的态度提供了过度的保护,另一方则因为必须被迫去适应自己的依赖角色而感到不满意、不幸福，由此对照顾者的满意、幸福产生了抗拒。当照顾者自我感觉良好时，可能也就意味着被照顾者会感受到更多由于依赖而带来的负面情绪，如控制感减少、需要忍受隐私被侵犯以及被过度保护（Hansson & Carpenter，1994）。对这个研究结果的另一种解释是：照顾者更多关注的是自己的需要而不是被照顾者的需要。考虑到照顾过程中的要求，这个解释的可行性需要未来研究来进行证实。

Braithwaite（1990）认为，暂时性回避是一种非常有正面帮助的应对策略，尤其是生活上实际的分离，让照顾者得以休息、放松，这已被证实能有效改善照顾者的心理状态。作为一种积极的问题解决型策略，回避被认为可以同时提高被照顾者的幸福满意度。然而实际上，回避对被照顾者来说会对他们的生活满意度产生负面影响。虽然这种策略对改善照顾者的状态来说十分有用，但对于被照顾者而言，他们会认为照顾者想要逃离照顾生活，并且认为照顾者已经不喜欢或是不想要照顾他们，更有甚者会将此视为一种强烈的拒绝象征。诸如此类的负面认知会对被照顾者的心理状态产生非常负面的影响。而当照顾者是被照顾者的配偶时，暂时性回避策略会造成更大的影响，因为被照顾者容易将此联结到婚姻承诺上。

影响身为母亲的被照顾者的幸福感的重要因素

在子女照顾母亲的案例中，我们发现影响被照顾者幸福感的重要因素为：母亲的健康状况与社交生活的活跃度，照顾者的性别以及照顾者是否使用重新解释和重新架构的应对策略（见表9.2）。一如过往的研究（例如，Bowling & Browne，1991；Walker et al.，1992），生理健康程度是影响身为母亲的被照顾者心情的最重要因素。这很可能是因为身为母亲，她们担心的不仅是自己的身体状况，还更担心自己生病对家庭与子女造成的影响。

从表 9.2 中我们可以发现，当照顾者是女儿时，母亲感受到焦虑与沮丧的机会更大。和过往研究结果一致，本研究中女儿在照顾母亲时感受到的压力相较于儿子来说更大，因此女性照顾者觉得焦虑与沮丧的程度也特别高。这些负面情绪往往会进一步对其母亲的幸福感产生负面影响。如果照顾者总是感到压力很大而且常处于焦虑中，她们就很难与被照顾者产生良好的互动。在这种不良互动的影响下，身为母亲的被照顾者很容易察觉到女儿的负面情绪，进而会感到焦虑。

从表 9.2 中亦可以观察到，当子女使用重新解释/重新架构的应对策略时，母亲比较不会感到焦虑与沮丧，且情绪平衡度更高。重新解释/重新架构被视为一种情感面向的应对策略，且因为重新解释/重新架构无法直接解决照顾者面临的问题，其常常被视为与照顾者出现的病症有高度联系（Braithwaite，1990）。总而言之，在过往的研究中，照顾者经常使用重新解释/重新架构策略的行为常被认为对被照顾者有负面影响。与以往研究不同的是：本研究发现，当照顾者经常使用重新解释/重新架构策略时，被照顾者会有较佳的心理状态。此发现证明，虽然类似的应对策略并不能直接改善照顾者面对的问题，但对于被照顾者来说，这种策略是有益的。

表 9.2 　被照顾者的幸福感分层回归分析（子女照顾样本）

检测项	β	R^2	R^2 改变
	焦虑/沮丧		
第一步		0.17[*]	0.17[*]
被照顾者的健康[a]	−0.41[*]		
第二步		0.40[*]	0.23
被照顾者的健康[a]	−0.51[*]		
照顾者的性别	0.40[*]		
冲突[a]	0.02		

续表

检测项	β	R^2	R^2 改变
社会互动的有效性[a]	−0.11		
回避[b]	−0.34[*]		
生活满意度[b]	−0.16		
情感平衡			
第一步		0.16[*]	0.16[*]
被照顾者的健康[a]	0.39		
第二步		0.46[**]	0.30[**]
被照顾者的健康[a]	0.11		
照顾者的性别	0.02		
冲突[a]	−0.29		
社会互动的有效性[a]	0.22		
回避[b]	−0.39[*]		
生活满意度[b]	−0.25		
生活满意度			
第一步		0.19[**]	0.19[**]
被照顾者的健康[a]	0.44[**]		
第二步		0.40[*]	0.21
被照顾者的健康[a]	0.23		
照顾者的性别	−0.25		
冲突[a]	−0.26		
社会互动的有效性[a]	0.32[*]		
回避[b]	0.16		
生活满意度[b]	0.01		

注:性别的分组男＝0,女＝1。

a指的是被照顾者的比率,b指的是照顾者的比率。

[*] $p < .05$, [**] $p < .01$。

最后一点,当身为母亲的被照顾者缺少社交活动时,她们的生活满意度有显著的降低(见表 9.2)。诸多文献显示,不管社交活动的内容形态为何,社交活动对于人类来说都是不可或缺的一部分。年长者与年轻人一样会面对各种危机,在这种时候通过人际关系得到的支持对帮助年长者调适心情是很重要的。此研究显示,对于被照顾的母亲而言,子女照顾者必须要认真满足其社交需求。通常身为照顾者的子女比较繁忙,容易忽略母亲社交生活的重要性。

照顾者为配偶或子女的比较

在照顾者为配偶的案例中,使用暂时性回避的应对策略对被照顾者的幸福感有重要影响,使用重新解释/重新架构作为应对策略则在照顾者为子女的案例中有重要影响。其中,暂时性回避策略对被配偶照顾的老年人的影响相对较大,主要是因为容易联结到婚姻关系上。虽然在两种案例中,产生重要影响的应对策略并不相同,但应对策略这一变量对预测被照顾者的心理状况的确十分重要。有趣的是,应对策略对照顾者与被照顾者的影响并不是一致的。举例来说,采用暂时性回避的应对策略对照顾者十分有帮助,但对被照顾者来说常常有负面影响;重新解释/重新架构策略对照顾者来说是一种不健全的应对策略,却能有效改善被照顾者的心理状态。这在临床上有重要意义,因为这代表应对策略在家庭照顾中并不总是对双方有利的。照顾者可能需要外力来帮助他们找出能解决压力且对双方都有帮助的方法。更重要的是,照顾可以被视为沟通性举动(Giles, Coupland, & Weimann, 1990),很多应对策略都是基于与被照顾者的互动来制订的(举例来说,照顾者要避免讨论特定主题,要避免表达情绪)。此结果显示,这些互动过程中的细节需要更为仔细的检验。

在探讨照顾者心理状态是否会影响被照顾者时,可以发现配偶照顾者造成的影响比子女来得大。同时,我们可以观察到,虽然两种不同类型的照顾者都会感受到压力,但子女照顾者通常比较容易找到对外宣泄的渠道。相对来说，身为配偶的照顾者的心理状态更容易受到照顾生活的影响（Young & Kahana，1989），因为他们会更容易认为提供照顾是他们的责任，并且是维持关系重要的承诺（Johnson & Catalano，1983）。

冲突影响照顾关系的例子在子女照顾者的案例中较不显著，原因很可能来自照顾者身为子女，拥有对自身需要为父母提供照料的自然属性的认识。若子女与其母亲原本存在冲突，通常双方都会比较愿意选择长远的替代方案，即分开居住。在真正选择同住并家庭照顾的案例中，照顾者都有相当强烈的且正向的感情，并且双方不会有太多冲突。而当配偶必须要照顾其另一半时，即便原本就有冲突，他们也倾向于不寻找可行的替代方案。可以透过纵向研究来检视冲突发展中角色的特点以及其随时间发展而表现出的变化。

现行研究显示，女性照顾者相较男性照顾者，其心理状态更容易受到照顾行为的影响，照顾者的性别在配偶照顾的案例中对被照顾者的心理状态也如同在子女照顾者的案例中一样十分重要。这很有可能是因为长期以来女性在婚姻中已经非常善于对其配偶掩饰内心的痛苦，也或许是因为女性照顾者会采用暂时性回避策略，导致其丈夫并不能完全察觉其痛苦。另一种可能是即便丈夫察觉到了妻子的痛苦，也并不太会影响他们的心情，这可能是因为彼此对婚姻的认知以及彼此长时间以来积累而得的稳固亲密关系。

在子女为照顾者的案例中，被照顾者的年纪较长可能导致的健康状况成为影响被照顾者（母亲）心理状态的重要因素。这种联系在相当程度上反映了母亲担心自己成为子女的负担，担心对子女的要求超过了亲子关系能负荷的程度。而在配偶为照顾者的案例中，健康状况的影响并不显著，可能是因为在婚姻的承诺上，配偶本来就认为要照顾对方，无论生老病死。

社交生活对子女为照顾者的母亲来说更为重要，她们需要照顾者以外的社交活动。配偶双方的社交圈本就有重复，所以他们很容易一同挑选适当的社交场合。但在子女与母亲的关系中，母亲需要参与除了与子女互动外的社交活动。

实践应用

本研究的发现对年长者家庭照顾提出了几个重要的应用方向。第一，报告中年长的被照顾者出现不良心理状态的情形需要被认真看待，因为这对照顾者与被照顾者双方都会造成健康上的伤害。被照顾者在情感上承受的代价与照顾者所承受的压力是一样严重的。这些发现挑战了家庭照顾实践上的原有观念，必须要更审慎地考虑如何实行家庭照顾，因为家庭照顾不见得是最佳的照顾形式。我们需要重新审视并评估那些需要照顾的老年人，以及愿意提供家庭照顾的照顾者们，为家庭照顾构建一个更为合适的模型。实践者必须考虑照顾者与被照顾者的不同需求，而且由配偶提供照顾与由子女提供照顾会面临不同的问题。此外，家庭照顾的评估必须长期且持续进行，因为照顾老年人是一种长期行为，照顾者与被照顾者的需求都很可能随时间而改变。在这一领域的实践者必须认真地审视自己的工作，并且一定要有双向视角，不能仅仅停留在单一的被照顾者或照顾者一方上。

第二，实践者必须很慎重地重新审视各种家庭照顾社群、协助计划等。由于家庭照顾被视为照顾年长者的较佳选项，有非常多的计划着眼于提供各种家庭照顾所需要的技能与知识。此外，尚有很多其他的计划着重于协助照顾者纾解压力与精神上的痛苦。这些计划通常包括为照顾者提供一天或更长时间的休息缓解计划。尽管有一些项目会为老年人提供身体训练和康复运动，但大部分项目仍然主要关注照顾者的压力缓解。针对我们的研究，这些项目应该得到恰当的调整。无论如何，照顾者的压力应该得到缓解，每一个项目的关注点都应该包括提高被照顾者的心理幸福感受。这并不是说现有的项目应该被终止，而是说项目的实践者应该认识到，被照顾者同照顾者一样背负着照顾的重荷。项目的合适内容应该包含相关的咨询、应对策略指导、人际关系技巧以及交际网络的使用。当照顾双方都是女性时,照顾中双方的情绪压力都会相对较大。关于这一群体的项目则应该考虑休息时间的增加、个人交际的增加以及面向双方的咨询。

第三,实践者需要为协助解决照顾中的人际关系问题做好准备。值得一提的是,一些旨在解决家庭内人际关系问题的项目已经被广泛接受。这样的项目内容包括婚姻指导、家长情绪训练以及正向养育指导。然而,在这些项目中,针对老年人及其家庭人际关系问题的内容并不在优先范围之内。这对于实践者而言,是一个为老年人家庭照顾中的人际问题发起协助项目的契机。我们的研究指出,照顾过程中产生的冲突是影响被照顾者心理幸福感的重要因素。没有解决的冲突只会成为人际关系发展的阻碍(Rolff & Cloven,1990),并长期地影响照顾者和被照顾者的心理健康。其他研究中的数据(Edwards,1996)显示,大部分的照顾参与者,尤其是在配偶照顾中,照顾双方都不会主动谈论与冲突相关的问题,尽管彼此都愿意与对方谈论这一话题。实践者可以撮合双方去谈论这些问题,并鼓励他们为这些问题找到彼此认同的解决方法。冲突管理训练不应该被视为一项针对"年轻"一代的技能,实践者也应该运用它去减少照顾过程中的冲突。

第四,在人际关系层面,实践者可以协助照顾双方认识应对策略是如何被运用以及被接受的。这一章中的数据表明,应对策略的运用对照顾双方都能产生明显的效果,但不恰当的运用可能对其中一方产生负面影响。实践者可以鼓励双方去谈论各自的应对策略,以及他们在应用时所持的视角。照顾者需要他人的协助来缓解自己的压力而寻找同时可以促进被照顾者健康的方法。帮助照顾双方积极地理解并接受彼此的观点可以提高照顾中人际关系的质量。最后要说的一点是,照顾者和被照顾者都应该被鼓励去使用各种各样的应对策略,无论这些策略是问题解决型的还是情绪型的。

下面为配偶照顾中的照顾者与被照顾者提供一些策略,以便他们能更多地说出心里担心的问题。首先,照顾者与被照顾者每个月至少要进行一次关于当前照顾关系现状的专门讨论,讨论时必须专注不分心,彼此都尽可能地处于一种舒适和放松的状态,讨论的时间分配要均衡。需要提醒照顾者的是,尽管被照顾者需要依赖于照顾者的照顾,但是基于平等的、双方沟通会使沟通的效果最大化。为了避免产生控制型沟通,照顾者需按以下建议去做:

- 允许被照顾者发起和更换讨论主题;
- 当被照顾者发起新的话题时,表示出浓厚的兴趣并给予鼓励(背后引导);
- 允许被照顾者继续讨论自己或者照顾者引出的话题;
- 避免打断谈话或是凌驾于被照顾者之上;
- 避免忽略或偏离被照顾者发起的话题;
- 通过开放性的问题向被照顾者发起谈话(提出问题意味着期待对方的回答,这样话题才能打开;如果只是讲一段陈述的话,可能会被接受但也可能被忽视);
- 采用"允许不同观点"的态度来谈论问题,不要期望被照顾者分享或认同照顾者关于家庭照顾的观点;
- 尽量平衡"寻求信息"和"提出建议",以及"给予信息"和"表达意见"。
- 表达自己的感受,喜欢、关心、沮丧和紧张等。

为了促进照顾者与被照顾者之间的沟通,鼓励被照顾者做到以下几点:

- 向照顾者提出自己关心的话题;
- 自己要继续讨论话题,不要把舞台交给照顾者;

- 当照顾者在发言时,表示出浓厚的兴趣和给予鼓励(背后引导)
- 避免打断谈话或是凌驾于照顾者之上;
- 避免忽略或偏离照顾者发起的话题;
- 回答照顾者提出的问题,对照顾者的陈述给出回应;
- 当照顾者的观点和自己的观点不同时,要提出来并且准备好一起来谈论这些不同观点;
- 对于自己关心的问题,向照顾者获取建议或者观点;
- 当自己有沮丧、无助、感激、喜欢和敬佩等情绪时,要表露出来。

虽然这些建议不能解决照顾者与被照顾者之间的一切问题,但是可以创造积极的沟通环境。在这样的环境下,照顾双方才能发现这种关系为何会如此影响彼此。

最后,实践者在面对不同的照顾者与被照顾者时,需要采用不同的干预措施。当与作为配偶的照顾者与被照顾者一起工作时,从业者需要承认,尽管夫妻中的一方的幸福感会影响另一方的幸福感,但是他们的关系也可能不尽如人意。夫妻中的一方有着积极的情感体验可能会对其配偶产生消极的影响。实践者可以通过了解夫妻双方的期望与反应来了解他们在婚姻关系中的角色。这些期望与反应需要在彼此之间进行讨论,以便彼此之间能够被理解与认同。实践者需要积极地促进此类讨论的发生。

当和孝顺的照顾者与被照顾者一同工作时,实践者不仅仅需要确认是不是照顾者已经尽其所能来改善作为被照顾的母亲的身体状况,而且也需要准备一些策略来帮助其母亲减少焦虑与抑郁。除此之外,实践者也需要监控被照顾者有效社交联结的程度与类型,如果有可能,利用休息的机会,通过社区活动以及社区工作方案来维持被照顾者的社会联结。

配偶照顾与子女照顾的差异导致了实践者必须运用不同的方法去

对不同的家庭照顾进行了解、策划以及干预。现有的项目并没有考虑到被照顾者的需求。如何为照顾双方创造一个共同获益的项目对于实践者而言将是一个挑战。

结　论

本章研究的目的在于挑战与刺激那些在为老年人提供家庭照顾领域的研究者和从业者。就如在引言里介绍的，许多家庭照顾文献聚焦于照顾者的幸福感和照顾者的照顾体验。与此相反的是，本章主要关注的是被照顾者的幸福感以及被照顾者的被照顾体验。当实践者进行家庭照顾的协助工作时，如果实践者与照顾双方一起工作，则会受到批评。但是考虑到家庭关系和家庭照顾的复杂性，这对从业者来说的确是一个很大的挑战。

正如研究所揭示的，老年被照顾者接受家庭照顾时的幸福感是很低的，这需要引起大家足够的关注，并且其幸福感可能还低于长期受到仪器照顾的老年人，这也显示出被照顾者的幸福感与照顾者的幸福感一样是值得关注的重要议题。同样重要的是，这将鼓励实践者去质疑家庭照顾比机构照顾更好的假设。从一般的标准而言，家庭照顾一直被认为是"好的"，因为大家对彼此熟悉，照顾双方协调一致，并且基于政府经济支出的考虑，家庭照顾显然也是"好的"选择。但是，从家庭照顾的单方面体验而言，一般的假设则站不住脚了。因此，实践者在采取重要措施之前，需要评估照顾者与被照顾者的共同需要。

本章也预测了降低被照顾者幸福感的因素。这些发现会帮助实践者去评估被照顾的过程以及照顾的环境，从而设计出最为合适的干预方法来提高照顾者与被照顾者的幸福感。研究同时也表明，一些因素对照顾者与被照顾者会有不同的影响，而这也就要求实践者密切关注照顾者与被照顾者双方，从而使得其干预能让照顾者与被照顾者获得的利益最大化。研究也提醒实践者需要意识到配偶照顾与子女照顾的不同，设计干预策略时要考虑到他们的不同关系。

　　家庭照顾是非常重要的。家庭关系通常十分复杂，而当关系压力逐步上升的时候，需要获得各方的支持。实践者的挑战是需要确保那些需要家庭照顾的老年人能够在其中获益。本章为实践者带来的主要挑战是如何评估和提升被照顾的老年人的心理幸福感。

参考文献

Australian Institute of Health and Welfare. (1997). *Older Australia at a glance*. Canberra, Australia: Author.

Barber, C. E., & Pasley, B. K. (1995). Family care of Alzheimer's patients: The role of gender and generational relationship on carer outcomes. *Journal of Applied Gerontology*, 14, 172—192.

Blasinsky, M. (1998). Family dynamics: Influencing care of the older adult. *Activities, Adaption and Aging*, 22(4), 65—72.

Bowling, A., & Browne, P. D. (1991). Social networks, health and emotional well-being among the oldest old in London. *Journal of Gerontology: Social Sciences*, 46, S20—S32.

Braithwaite, V. (1990). *Bound to care*. Sydney, Australia: Allen & Unwin.

Braithwaite, V. (1998). Institutional respite care: Breaking chores or breaking social bonds. *The Gerontologist*, 38(5), 610—617.

Carruth, A., Tate, U., Moffett, B., & Hill, K. (1997). Reciprocity, emotional well-being, and family functioning as determinants of satisfaction in caregivers of elderly parents. *Nursing Research*, 46(2), 93—100.

Dean, A., Kolody, B., & Wood, P. (1990). Effects of social support from various sources on depression in elderly persons. *Journal of Health and Social Behaviour*, 31, 148—161.

Edwards, H. (1996). *Communication between older people and their family carers*. Unpublished doctoral dissertation, University of Queensland, Australia.

Edwards, H., & Noller, P. (1998). Factors influencing caregiver—carereceiver communication and its impact on the well-being of older care receivers. *Health Communication*, 10(4),317—341.

Ferris, C., & Bramston, P. (1994). Quality of life in the elderly: A contribution to its understanding. *Australian Journal on Ageing*, 13, 120—122.

Giles, H., Coupland, N., & Wiemann, J. (Eds.). (1990). Communication, health and the elderly (pp. i-iv). *Fulbright International Colloquium*, *8*. Manchester, England: Manchester University Press.

Hansson, R. O., & Carpenter, B. N. (1994). *Relationships in old age: Coping with the challenge of transition*. New York: Guilford.

Harris, P. (1998). Listening to caregiving sons: Misunderstood realities. *The Gerontologist*, 38(3), 342—352.

Johnson, C. L., & Catalano, D. J. (1983). A longitudinal study of family supports to impaired elderly. *The Gerontologist*, 23, 612—618.

Kramer, B. (1997). Differential predictors of strain and gain among husbands caring for wives with dementia. *The Gerontologist*, 37(2), 239—249.

Lawton, M. P. (1983). Environment and other determinants of well-being in older people. *The Gerontologist*, 23, 349—357.

Lawton, M. P., Moss, M., & Duhamel, L. M. (1995). The quality of daily life among elderly care receivers. *Journal of Applied Gerontology*, 14, 150—171.

Lutzky, S. M., & Knight, B. G. (1994). Explaining gender differences in carer distress: The roles of emotional attentiveness and coping styles. *Psychology and Aging*, 9, 513—519.

Miller, B., & Cafasso, L. (1992). Gender differences in caregiving: Fact or artifact? *The Gerontologist*, 32, 498—507.

Miller, B., McFall, S., & Montgomery, A. (1991). The impact of elder health, carer involvement, and global stress on two dimensions of carer burden. *Journal of Gerontology: Social Sciences*, 46, S9—19.

Montgomery, R. J., & Kosloski, K. (1994). A longitudinal analysis of nursing home placement for dependent elders cared for by spouses vs. adult children. *Journal of Gerontology: Social Sciences*, 49, S62—S74.

Mui, A. C. (1995). Caring for frail elderly parents: A comparison of adult sons and daughters. *The Gerontologist*, 35, 86—93.

Neufeld, A., & Harrison, M. (1998). Men as caregivers: Reciprocal relationships or obligation? *Journal of Advance Nursing*, 28(5), 959—968.

Parmelee, P. A., Katz, I. R., & Lawton, M. P. (1989). Depression among institutionalised aged: Assessment and prevalence estimation. *Joumal of Gerontology: Medical Sciences*, 44, M22—M29.

Pearlin, L., Mullan, J., Semple, S., & Skaff, M. (1990). Caregiving and the stress process: An overview of concepts and their measures. *The Gerontologist*, 30, 583—594.

Phillips, L., Morrison, E., Steffl, B., Chae, Y., Cromwell, S., & Russell, C. (1995). Effects of the situational context and interactional process on the quality of family caregiving. *Research in Nursing*, 18, 205—216.

Rakowski, W., & Clark, N. M. (1985). Future outlook, caregiving, and care-receiving in the family context. *The Gerontologist*, 25, 618—623.

Roloff, M., & Cloven, D. H. (1990). The chilling effect in interpersonal relationships: The reluctance to speak one's mind. In D. D. Cahn (Ed.), *Intimates in conflict: A communication perspective* (pp. 49—76). Hillsdale, NJ: Lawrence Erlbaum Associates.

Schulz, R., & Decker, S. (1985). Long-term adjustment to physical disability: The role of social support, perceived control and self-blame. *Journal of Personality and Social Psychology*, 48, 1162—1172.

Schulz, R., Tompkins, C. A., Wood, D., & Decker, S. (1987). The social psychology of caregiving: Physical and psychological costs of providing support for the disabled. *Journal of Applied Social Psychology*, 17, 401—428.

Stacey, C. A., & Gatz, M. (1991).Cross-sectional age differences and longitudinal change on the Bradburn affect balance scale. *Journal of Gerontology: Psychological Sciences*, 46, P76—P78.

Stoller, E. P. (1984). Self-assessments of health by the elderly: The impact of informal assistance. *Journal of Health and Social Behaviour*, 25, 260—270.

Talbott，M. M. (1990). The negative side of the relationship between older widows and their adult children: The mothers'perspective. *The Gerontologist*, 30, 595—603.

Thompson，S. C.，& Sobolew-Shubin, A. (1993). Overprotective relationships: A non-supportive side of social networks. *Basic and Applied Social Psychology*, 14, 363—383.

Vitaliano，P.，Young，H.，Russo，J.，Romano,J.，& Magana-Amato, A. (1993). Does expressed emotion in spouses predict subsequent problems among care recipients with Alzheimer's disease? *Joumal of Gerontology: Psychological Sciences*, 48, P202—209.

Walker，A. J.，Martin, S. S.，& Jones, L. L. (1992). The benefits and costs of caregiving and care receiving for daughters and mothers. *Journal of Gerontology: Social Sciences*, 47, S130—S139.

Whitbeck，L.，Hoyt, D. R.，& Huck, S. M. (1994). Early family relationships, intergenerational solidarity and support provided to parents by their adult children. *Journal of Gerontology*: Social Sciences,49,S85—S94.

Young，R. F.，& Kahana，E. (1989). Specifying carer outcomes: Gender and relationship aspects of caregiring strain. The Gerontologist,29,660—666.

（译者:刘鸿娇　校对:李傲）

10 家庭照顾者、沟通以及 阿尔茨海默病患者

J. B. Orange　加拿大西安大略大学

获得性痴呆综合征的症状看似长期缓和地慢慢出现,但是事实上是对老年患者思想及行为的毁灭性打击过程。目前,获得性痴呆综合征越来越广泛地出现在老年人当中,年龄为 85 岁左右的老年人为高发群体,且患病率在 35% 左右(Canadian Study of Health and Aging,1994)。其中最常见的获得性痴呆综合征是阿尔茨海默病(Alzheimer's disease,AD)。据统计数据显示,阿尔茨海默病的患病率占获得性痴呆综合征所有类型的 60%~65%(Canadian Study of Health and Aging,1994)。阿尔茨海默病出现的初期伴随着不可逆且渐进性的认知功能退化,这种认知功能退化主要发生在记忆系统和记忆加工过程中(American Psychiatric Association,1994)。患者在阿尔茨海默病的早期就会出现语言和沟通方面的变化,大多数患者的具体表现是选词困难和社会沟通方面(例如,与家人、朋友的日常沟通)的障碍(Bayles & Kaszniak,1987)。

依据病理学和行为样式的研究,临床上将阿尔茨海默病划分为三个阶段(例如,早期/轻度、中期/中度和晚期/重度),并对三个阶段都有具体详尽的症状描述。越来越多的研究者以及临床工作者已经意识到阿尔茨海默病的诊断是伴随着多样化影响因素的。在诊断时绝不能仅仅只看到阿尔茨海默病患者本身,患者的家庭、朋友、邻居,甚至专业看护

都会由于患者病情的不断加重而受到不小的影响,并且阿尔茨海默病患者病情的加重是全面的且不间断的连续过程。相关研究指出,阿尔茨海默病患者本身、他们的照顾者、家庭成员都处在巨大的风险之中,这些风险是指那些可能在他们健康、社交、情绪、心理以及经济方面产生的消极影响(Gwyther,1998;Welleford,Harkins,& Taylor,1994)。特别需要提到的是,阿尔茨海默病患者的家庭成员需要面对的现实是他们与患者的沟通和交流将日益减少。为了战胜这些通常会出现于阿尔茨海默病患者周围的问题和社交隔离问题,阿尔茨海默病患者的家人、亲属必须接受一个新的角色,即担当阿尔茨海默病患者沟通和社会互动的促进者。这些附加的责任也同样加重了照顾者在健康、社交、情感、经济以及日常照顾方面的负担。这些积少成多的义务与责任将给家庭成员中的照顾者带来生理和心理上不可忽视的压力以及负担。

基于以上的考虑,本章将针对以下几个问题展开阐述:第一,阿尔茨海默病在临床三个阶段的变化都与患者言语和交流有关系。在本章中这一条是其他三个主题呈现的基础。第二,评估阿尔茨海默病与家庭成员对看护、沟通交流之间的看法的联系;评估阿尔茨海默病与影响交流的因素之间的联系。第三,提出家庭照顾者、家庭成员与阿尔茨海默病患者之间的沟通模式。这些模式都是基于对家庭照顾者与阿尔茨海默病患者对话沟通的双向分析。最后,本章评论总结了当前流行的干预方法,旨在加强以及优化完善沟通模式,还讨论展望了未来可能的干预措施。

阿尔茨海默病患者在语言与沟通上的表现

阿尔茨海默病初期,在患者语言上能够观察到的最具有标志性的特点是:无论在口头或者文字表述上,都难以找到合适的词汇(即命名障碍)。这种命名障碍可能针对人、地方、物品或者动作(Appell,Kertesz,&

Fishman，1982）。早期患者可能会使用模式化的、千篇一律的短语，并且说出或写出的句子也常常是不连贯的，这些表现基本等同于早期命名障碍的症状（Bayles & Kaszniak，1987）。患者可能会重复词句以及他们的意见，并且还可能会暂时地岔开正在讨论的话题。这些特征产生的原因很有可能是工作记忆力、衔接能力和语用能力的退化造成的（Garcia & Joanette，1997；Mentis，Briggs-Whittaker，& Gramigna，1995）。早期患者还会经常参与对话并试图将对话继续下去，但是他们的对话时间常常会缩短，话题的切换也会更频繁（Hutchinson & Jensen，1980；Ripich，& Terrell，1988），自发性的写作（如写信件和卡片）可能会完全荒废（Rapcsak，Arthur，Bliklen，& Rubens，1989）。总的来说，早期的阿尔茨海默病患者可以理解大部分的口头或者书面表达，除非其中包含复杂的语法、句法、比喻（如象征、类比、谚语等）或者包含复杂的结构（Kempler，Van Lancker，& Read，1988）。

中期的阿尔茨海默病患者表现出更为明显的命名障碍。他们的语言表达几乎不携带任何信息，因为其中有意义的词语很少（Nicholas，Obler，Albert，& Helm-Estabrooks，1985）。另外，中期的阿尔茨海默病患者可能无法明确地界定他们正在说的人或事物是什么，他们的含糊表达也将给与他们沟通的人带来更多的理解困难（Ripich & Terrell，1988）。他们常常重复单个的词、一段话或一个想法，这些都让他们的家人和医疗机构万分沮丧（Orange，1991b）。虽然仍然会继续参与对话，但中期患者常常在对话中使用千篇一律的问候和词组（Mentis et al.，1995；Ripich & Terrell，1988）。他们可能会说一些不合时宜的话，对周围所处的语言环境（如社会背景）和与他们对话的人都缺乏敏感性（Bayles & Kaszniak，1987）。他们常常不能描述一个连贯的故事，无论是口头还是书面，因为他们把更多的注意力放在了次要的细节上而不是主要的细节上。他们常常偏离正在讨论的话题并且命名障碍的范围也有所扩大（Garcia & Joanette，1997；Kempler，1991；Ulatowska et al.，

1988)。除了这些明显的问题以外,阿尔茨海默病中期患者会关注并常常试图纠正他们自己的以及与他们对话的人的口头表达错误(Hamilton,1994;McNamara,Obler,Au,Durso,& Albert,1992;Orange,Lubinski,& Higginbotham,1996;Watson,Chenery,& Carter,1999)。另外,当他们不理解对话内容时,他们会让与他们对话的人知晓(Orange et al.,1996;Watson et al.,1999)。中期的阿尔茨海病患者在正常情况下,对单个的、语法规整并且结构简单的问题的回答还是不错的,但是对包含多个步骤的问题,他们就会显现出很大的交流障碍(Bayles & Kaszniak,1987)。患者在日常沟通的功能方面显示出更大的问题。在多人对话的情况下,他们可能会不知所措(Alberoni,Badddeley,Della Salla,Logie,& Spinnler,1992)。中期患者对于常见词汇的阅读理解也会受到限制,如无法完全理解报纸标题中的词汇(Cummings,Houlihan,& Hill,1986)。

晚期的阿尔茨海默病患者表现出在语言和语用表达上的广泛差异,他们可能失语,也可能不停地说出无意义的词和话语(如俗语;Causino Lamar,Obler,Knoefel,& Albert,1994)。部分晚期患者可能会在长期失语后突然转变为可以说出一些毫无关联的并且可能存在意义的词句(Bayles & Kaszniak,1987;Causino Lamar et al.,1994)。他们也可能会重复自己或者他人说过的话(Cummings & Benson,1992),书面表达能力已经完全丧失(Kempler,1991)。晚期的阿尔茨海默病患者主要依赖对话过程中的音高变化、音节和重音模式、情绪化的语调以及声音的熟悉程度和音乐来感受他们周围发生了什么。另外,他们对触觉、表情、简单的手势和其他非语言的沟通非常依赖(Kempler,1991)。

护理和沟通的家庭视角

以往文献中有大量以照顾者视角进行的阿尔茨海默病研究。这些文献包括对丈夫、妻子、成年子女和青少年子女的定性调查（Beach，1997；Kuhn 1998；Parsons，1997；Siriopoulos，Brown，& Wright，1999；Urquhart，1997）。这些研究说明，照顾经常由于患者病理阶段的不同、家庭成员情绪的不同而不同（Abraham，Onega，Chalifoux，& Maas，1994；Kuhn，1998）。在很多的定性分析中，照顾者描述了由于照顾而产生的积极结果和消极结果（Beach，1997）。例如，照顾阿尔茨海默病患者通常会对家庭成员造成心理上、情绪上、社会上以及身体上的压力和负担（Kramer，1997）。家庭照顾者的抑郁是经常出现的（Cohen & Eisdorfer，1988；Haley，1997）。照顾者的负担主要来源于病人的性格以及行为的改变（Gwyther，1998）。尽管可以从性别、教育、社交参与、照顾者健康、应对策略的使用等方面来分析家庭照顾者承受的负担、压力等级，但照顾者对照顾体验的主观评价是具有多维结构的（Beach，1997）。例如，负担、护理满意度、照顾者的优势，都与记忆和行为问题、照顾者的应对风格、控制的核心、自尊、自我力量、抑郁程度和可感知的情绪支撑相关（Talkington-Boyer & Snyder，1994）。对护理压力的正确处理方式包括寻求对工作结果积极的肯定、寻求员工沟通、寻找家庭式或正式的护理机构的帮助，从而从护理工作中解脱出来并且将照顾工作交予他人（Bonnel，1996）。

从患者配偶和其他家庭照顾者的评论中可以看出照顾为他们带来的不同问题。这些评论涉及家庭成员不再被视为生活的伴侣（包括沟通交流的缺失）、家庭照顾者的压力居高不下、对应对策略的寻求，以及对改变生活方式的需求（Kuhn，1998；Siriopoulos et al.，1999）。下面的这些例子展示了部分的评论。

例 1

最基本的挑战是要保持耐心,因为他总是重复地问我问题。同一个问题可能会重复问很多很多次。之前在我们的婚姻中,当我们必须解决问题时,那好,我们就去解决它。但是,现在有很多问题在一个小时甚至一天后都仍然没能解决。所以,我们只能再一次重复这个问题,有的时候我会对他生气。我知道他不能控制自己,但是我很累。有的时候我会觉得还好,但有时我甚至想把他的头拧下来,虽然我不会这样做。这就是最困难的部分(Kuhn,1998,p.193)。

例 2

对于作为照料者的经历,我唯一能够形容的就是:这是我做过的最令人感到沮丧的工作。事实上,她几乎或者完全不能记住任何事情。对于一个照料者而言,替对方记住所有事情是非常困难的,你因此可能有的时候会对此变得敏感或是缺乏耐心(Siriopoulos et al.,1999,p.82)。

这些家庭成员提到了他们之间的关系随着沟通能力的改变而发生恶化。阿尔茨海默病的总体影响包括对照顾者自身的健康产生的影响、对社会和健康体制的需求、对未来的担忧、经济上的担忧、家庭成员之间升级的冲突、煎熬的感觉、对阿尔茨海默病患者的更多警觉、搜索有关阿尔茨海默病信息的需要(Kuhn,1998;Parsons,1997;Siriopoulos et al.,1999;Urquhart,1997)。接下来的这些例子展现了上述部分问题。

例 3

换句话说,我们再也没有倾诉的对象。从身体上来说,他是在那里的,但他实际上不在。他不知道我是谁,我有的时候都忘记了我们之间的父子关系,这真的令人感到难受(Parsons,1997,p. 398)。

例 4

我必须缩减我的社交生活，推掉我想做的事情，甚至认为我如果死了情况会更好，毕竟死是一个终点（Parson，1997，p.398）。

例 5

每周二，我的姐姐会过来，帮我洗衣服，做她的头发和其他事情。如果没有这些亲人，我不知道我应该怎么过下去。你需要来自其他人和你的孩子的帮助。如果可以，把自己暂时地从常规的琐事中解放出来，然后重新投入其中。在我不在的时候，聘请一些家庭护理工，带她去老年市民白日护理中心或者让一些人来陪她是有帮助的。护理中心是一个好地方，她一周可以去四次。我聘请了一个清洁工，每两周来一次，她同时也是一个护士，也能给我一天休息时间（Siriopoulos et al.，1999，p.83）。

例 6

你是真的完全被绑住了。妻子不能被独自留在家中。她曾经有两次为了寻找我而在社区游荡，事情还有可能变得更糟。你必须让她一直处在你的视线范围之内（Siriopoulos et al.，1999，p.83）。

关于沟通问题会给照顾者带来什么样的压力，研究表明，沟通失效是照顾者在应对疾病能力中所感知到的首要问题（Clark，1991）。阿尔茨海默病患者的家人认为，所有行为中最令他们感到压力倍增的是他们亲人的语言与认知沟通问题（如重复问题；Quayhagen & Quayhagen，1988）。Rabins、Mace 和 Lucas（1982）提到，在 74％的家庭报告中，艰难的沟通会引起患者的挫败反应和灾难反应。阿尔茨海默病患者沟通能力的退化不仅会导致他们自己的孤独，也会导致家庭成员的失望（Bayles & Tomoeda，1991；Orange，1991b；Powell，Hale，& Bayer 1995）。Orange（1991b）调查中的家庭成员对他们患有阿尔茨海默病的家人的沟通问题做出了以下评论：

例 7

嗯……是的……因为我们失去了那种亲密感。我有的时候会感到孤独，因为感觉跟以前不一样了。所有的谈话都没有回应，我想念的是说话，我想念对话，我想念那些彼此可以谈论为什么、谈论在哪里、谈论其他人做了什么、谈论哪里发生了什么的日子。我真的非常想念这些（p.184）。

例 8

当你和其他人待在房子里，你不能和他们谈话时，并不是说……这确实没有使我不安，我想，但困难的是对他而言没有人能跟他说话，也没有人能理解他。我们可以坐在人群里（在教堂一类的社交场所），但事实是，我发现他坐在角落里并没有和其他人交流，我觉得这很不好，我觉得非常愧疚。我认为，现在他独自一个坐在角落中，我也应该坐在那里，但另一方面，我是说我不……（p.184）

迄今为止，已经发表的研究中只有很少一部分指出阿尔茨海默病患者的语言沟通障碍和照顾者所承受的负担及压力之间联系的确切本质。然而，随着《照顾者负担量表》（*Screen for Caregiver Burden*）的发展完善，研究者发现，在有阿尔茨海默病患者的家庭中，普遍流行且造成最大压力的是交流方面的问题（Vitaliano, Russo, Young, Becker, & Maiuro, 1991）。其他照顾者的压力和负担量表是通过阿尔茨海默病患者的亲属，定量地划分出家庭成员的压力等级与沟通障碍经历之间的关系。这一类量表包括 Poulshock 和 Deimling 的量表（1984）；Given, Colins 和 Given 的《照顾者评估表》（*Garegiver Assmessment*, 1988）；Zarit、Reever 和 Bech-Peterson 的《护理者负担量表》（*Burden Interview*, 1980），负担量表将沟通问题与患者以及他们的家庭成员联系起来。

在最近的研究中，Orange、Lubinski、Kyan、Dvorsky 和 Harkness
(1999)对问卷进行改进，他们在语言沟通自陈式测评问卷中加入对阿尔
茨海默病患者的家庭成员的相关调查。PCI-DAT（The Perception of
Communication-dementia of the Alzheimer's type）旨在为研究者和临
床工作者提供关于患有阿尔茨海默病的个体在语言沟通方面有价值的
信息。问卷的设计目的同样是为了直观地证明语言沟通方面有来自照
顾者社交和情绪上的影响。然而，更为重要的是，PCI-DAT 能够提供改
善家庭照顾者与阿尔茨海默病患者之间沟通方式的建议的相关信息。
迄今为止，我们已经收集到了 100 个家庭成员的信息和 50 例言语病理
学家的案例。照顾者的回应显示，沟通问题是他们极为关注的，并且沟
通问题对社交和情绪的表现都有极大的影响。临床工作者相信，PCI-
DAT 能够阐明阿尔茨海默病患者的语言沟通障碍与照顾者所承受的压
力负担之间复杂的关系。未来的研究会侧重于探索语言沟通障碍在多
大程度上影响、左右了照顾者的压力负担，尤其会关注如何将其应用在
为照顾者建立关于沟通的教育、训练性项目上。

部分文献指出，家庭成员一般都是首先发现阿尔茨海默病患者出现
症状的，如出现语言沟通障碍（Bayles & Tomoeda,1991；Ory et al.,
1985）。家庭成员的认知观念是阿尔茨海默病患者的照顾者压力形成的
决定因素（Poulshock & Deimling,1984）。研究指出，照顾者和患者的
沟通与照顾者的压力相关，沟通的障碍是照顾者面对的一个基本问题，
照顾者在照顾中对患者自身感知的应对方式是关键；语言沟通障碍增加
了阿尔茨海默病患者早期接受养老院式生活的风险（Clark,1995；Gur-
land,Toner,Wilder,Chen, & Lantigua,1994；Orange,1991b；Richter,
Roberto & Bottenberg,1995；Williamson & Schulz,1993）。

照顾者与阿尔茨海默病患者之间的沟通

有关阿尔茨海默病患者在语言沟通方面的主要工作包括三个临床

阶段的专业分析以及老年性痴呆和其他神经问题的区分（如阿尔茨海默病 vs 失语症、多发性脑梗死性痴呆、额颞叶失智症、皮克病、原发性进行性失语症等；Appell et al.，1982；Bayles，Boone，Tomoeda，Slauson，& Kaszniak，1989；Illes，1989；Nicholas et al.，1985）。有大量研究坚持认为，阿尔茨海默病患者表达和对话的表现具体指的是患者与不熟悉、非家庭人员沟通完成陈述和图片简述等语言任务时表现出的沟通障碍（Bayles，Tomoeda，& Trösset，1992；Garcia & Joanette，1997；Hamilton，1994；Mentis et al.，1995；Ramanathan，1997；Ripich & Terrell，1988；Tomoeda & Bayles，1993；Ulatowska et al.，1988）。一项相关研究提到阿尔茨海默病患者与专业照顾者（如护士、护理人员）在相互沟通中的作用，其中阿尔茨海默病患者往往被认为语言表达是分解、破碎以及凌乱的（Hallberg & Norberg，1990；Lai，1999）。然而，一个更小、更新的研究团队通过对话数据的收集，指出家庭成员与阿尔茨海默病患者的对话交流与其病情诊断存在一定的相关性。这些研究检验出沟通的障碍、修复行为与对请求的回应之间，沟通模式和照顾者在沟通中表现出的沮丧与失望之间，以及家庭照顾者和他们患有阿尔茨海默病的亲属之间的沟通情况都存在相关性。

Goldfein(1990)、Orange(1991a)、Orange 等人（1996），以及 Van Gennep、Miller 和 Johnson(1998)首先研究了阿尔茨海默病患者与家庭成员之间的沟通模式。这个研究中的学者主要关注沟通封闭、修复沟通的策略以及如何使用修复策略使对话得以继续进行。

Goldfein(1990)通过四对夫妇的对话检验了对话"修复模式"，这四对夫妇中所有妻子都是处于阿尔茨海默病中期的病人。Goldfein 发现，丈夫越是频繁地提醒妻子纠正对话中的表述错误以及一些容易让人误解的语句，患病的妻子越是能注意并记下丈夫纠正过的地方。

Orange 等人（1996,1998）更为细致地研究了照顾者发出修复信号的模式。在一种系统化的方式下，研究使用拉格朗日序列法分析了阿尔茨海默病早期($n=5$)及中期($n=5$)患者的沟通障碍和"修复模式"。Orange(1991a)发现,阿尔茨海默病患者与其家庭成员之间语言修复的信号和修复行为存在独特的、阶段性的特征。Orange 发现,对于阿尔茨海默病早期患者,家庭成员倾向于更多地发现错误的表达,然后要求患者修正自己的言语后重新表述。同样,家庭成员也会时常自我修正没有理解到患者的地方。这种模式在复杂连续的语言状态下是显而易见的,在日常的语言状态中,阿尔茨海默病患者在表达中有需要修复的信号,而家庭成员的表达中有修复的愿望。Orange 假设,阿尔茨海默病早期患者的家庭成员不会为了照顾他们患有阿尔茨海默病亲属的语言以及认知系统退化而调整他们言语中复杂语义和复杂句法的运用。

接下来的例子阐释了这样的模式,在例9中,早期阿尔茨海默病患者(ED)在家庭成员(FP)说话后,重复地询问情况,想要弄清新来的家庭护理员的情况,家庭成员重复地纠正患者理解错误的地方。

例9

FP:明天将会有一个新的家庭护理员来家里工作。

ED:是真的吗?

ED:临时的还是一直都会来?

FP:临时的,一周来一天。

ED:噢。

ED:你是说多加了一个护理员吗?

FP:不是,只是在同一天换了一个不同的护理员。

ED:这样啊。

FP:她会做……

ED:(打断)是要做一些特殊护理吗?

ED:是做一般的事还是特殊的?

FP：我们会在常规的散步之外做一些其他的事情。

ED：噢。

（Orange et al.，1996）

　　上述的"修复模式"通常出现在阿尔茨海默病的早期向中期发展的阶段。从这个例子中可以发现，阿尔茨海默病中期患者在家庭成员提出修复需要信号时，会时常出现语言误解。Orange（1991a）做出假设，这种模式的产生是由于阿尔茨海默病患者语义系统和认知系统的病理性恶化，限制了患者自身表达的内容及其准确性。在例 10 中，处于中期的阿尔茨海默病患者（MD）存在着沟通问题，在由家庭成员（FP）多个信号提示之后努力地试图修复误解。

例 10

MD：可能……也许……她能告诉你……你知道。

FP：什么？再说一遍。

FP：可能什么？

MD：这样的，我和她聊过了，她说，我说，我必须走了。

FP：呃……嗯……

MD：一个她说，你，嗯，你想做什么就走，嗯……就是这样……

MD：我的意思是，那个，Mary 阿姨是个好主意……如果让 Mary 阿姨来的话……

FP：我不知道你是什么意思。

MD：我们做我们想做的就好了。

FP：我们做我们想做的就好了？

MD：不……是这样……她的，她的想法，我认为……

FP（试图理解他的想法）：你想要打电话给她？

MD：对对对！

（Orange et al.，1996）

总的来说，Orange(1991a)发现，家庭成员和阿尔茨海默病患者都参与了言语误解的产生、发现以及修复的过程，但是两方参与到模式中的角色随着病情的加重发生着改变。关于修复过程截面数据(1991b)的详细分析可以在 Orange 等人(1996)的文献中看到，更多关于"修复模式"细致、连续的分析可以在 Orange、Higginbotham 和 Lubinski(1999)的研究中找到。关于"言语修复模式"的序贯分析包含的纵向数据是以Orange 研究中夫妻数据为基础的(1998)。特别有趣的是，Mathew(1994)在研究中对各种对话进行观察后，她注意到由沟通障碍和修复模式构成的序列型谈话方式通常频繁地出现在新旧谈话内容交替的间隙中。这个模式下对纵向数据的具体分析仍然在研究中。

Hendryx-Bedalov(1999)记录了三对阿尔茨海默病患者同他们的照顾者的午餐对话，以确定阿尔茨海默病的照顾对家庭照顾者在谈话风格上产生的影响。分析显示，相比没有患阿尔茨海默病的个体而言，阿尔茨海默病患者不能成功地回应他们家庭成员的要求。阿尔茨海默病患者的配偶在交谈中使用重复性的建议、批判性的意见和要求，缺乏与直接环境有联系的相互沟通，都很少能够得到阿尔茨海默病患者的回应，这样也就增加了无效沟通的比例。

在一项相关研究中，Speice、Shields 和 Blieszner(1998)发现了家庭沟通模式和阿尔茨海默病患者家庭照顾者抑郁情绪之间的关系。他们发现，当家庭照顾者和阿尔茨海默病中期患者的谈话重点不一致的时候（如对立性的讨论），照顾者的抑郁情绪更为严重。也就是说，同患者谈论其病情的家庭照顾者比那些维持或延续患者提出的话题的家庭照顾者有更多的抑郁情绪。Speice 等人相信，家庭照顾者和阿尔茨海默病患者之间相互合作、共同交谈与减少照顾者抑郁情绪有联系。

这些关于阿尔茨海默病患者与家庭照顾者沟通模式的研究有一个共同的观点：照顾者消极的回应与沟通出现问题有着很大的关系。研究结果表明，在沟通中不偏离当前语境中的主题，以及努力保证沟通双方在谈论同一个主题，会增加交流的顺利程度并且降低照顾者的抑郁情绪。

加强沟通：策略、教育与训练

近日，部分关于家庭照顾者与阿尔茨海默病患者的沟通教育与训练的研究对一些关于沟通的特别之处进行了论证，包括沟通封闭以及沟通修复、预干预和后干预的策略（Bourgeois，Burgio，Schulz，Beach，& Palmer，1997；Orange & Colton-Hudson，1998）。这些实验以及相关的沟通教育与训练项目的研究成果显示，如果照顾者经过专业阿尔茨海默病的课程培训从而对谈话改变的本质有足够的认识，那么沟通困难带来的负面影响可能不断降低（Buckwalter，Cusack，Kruckberg，& Shoemaker，1991；Shulman & Mandel，1998）。此外，当家庭成员被给予从被观察到的相互沟通中得出的详细周全的策略时，他们更容易积极地应对在阿尔茨海默病中因语言或沟通变化而构成的挑战。比如说，Bourgeois 等人（1997）通过指导阿尔茨海默病患者的家庭照顾者使用记忆治疗策略，如一本记录了相关问题的笔记本或者让阿尔茨海默病患者阅读准备好的反应指数卡或备忘录，成功地降低了阿尔茨海默病患者重复相同的描述或问题的次数。

Orange 和 Colton-Hudson(1998)调查了对于一个配偶为中年阿尔茨海默病患者的照顾者而言，介入沟通干预的有效性。（研究人员）在这位照顾者的家中提供每周两次，共 12 周的关于教育与培训的课程。第一周的课程被设计为教育课程，大概有 90 分钟，主要是语言障碍病理学家与这位照顾者之间关于语言、沟通、认知、阿尔茨海默病行为特征，以及病患在这期间发生的诸多变化的讨论。第二周的课程是专为这位照顾者和她的患者丈夫设计的语言和沟通训练。基于更广泛的语言、讨论和对话的分析而实施的预干预所开发出的更多策略与活动角色扮演，视频回放和讲义被广泛地使用。患有阿尔茨海默病的丈夫参与了第二周的课程。在这次教育与训练项目完成之后,有问题的对话从占全部对话总量的近 1/3 降低到了 1/4。除此之外,夫妻间对诸如沟通困难等有挑战性的行为的负面情绪反应的概率也在项目完成后有效降低。

Buckwalter 等人(1991)进行了一项 15 分钟的研究,去检验家庭成员参与个性化的语言矫正增强项目(简称为 STEP)的有效性。实验群体为居住在美国的一家老干部医疗中心里参与养老护理的人们。一位语言障碍病理学家基于对家庭成员和他们的(患有阿尔茨海默病)亲人的相互接触的视频与音频内容的分析,为家庭成员与护理人员开发了个性化的干预办法。护理人员在正常的日夜轮转的常规活动中实行每天10 分钟的策略培训。家庭成员同时制作他们亲人生活中重要事件的视频和录音磁带,并在没有条件去实地怀旧的情况下提供一些怀旧的图片和照片给他们。家庭成员的参与包括在故地重游时一对一地追忆往事。这些录音带、图像和其他关于生活方面的往事提供了一种语言上和视觉上的加固用以增强个性化的沟通。Buckwalter 等人发现,家庭成员对他们的表达能力和认知能力受损的亲人的满意度明显增加,相比对照组,即那些患病亲人每两周接受一次传统言语治疗的人们。实验组中照顾者的满意程度会不断增加,哪怕患者的沟通能力只有最低程度的改善。研究人员相信,等级的提升是因为家庭成员和护理人员的直接参与,以及与个人相关的纪念品、图片、照片以及视频和音频记录的使用。

研究人员和临床医生达成了一个强烈的共识,那就是在治疗阿尔茨海默病时,在基于实际需要的个性化评估和规划的背景下,加强沟通是最好的实现方式(Orange,Ryan,Meredith,& MacLean,1995),而不是模式化的东西或对老年人的消极误解(Ryan,Meredith,MacLean,& Orange,1995)。除此之外,当家庭照顾者学会去改变他们自己的行为或者制订具体的办法去改变他们患病亲人的行为时,沟通干预措施会得到优化(Bourgeois,1997)。迄今为止的研究清晰地显示了个性化的沟通策略有最好的效果。阿尔茨海默病患者对沟通的需要和他们沟通技巧的提升是尤为重要的,他们的照顾者要在他们生病期间根据临床阶段的不同而做出不同的沟通改变。照顾者必须准备好使用策略方法,将提高他们患病亲人的技能作为目标,同时不去盲从一些并不详细的方法。将个性化需要作为目标的策略往往能最大限度地降低与病人沟通的照顾者的压力和负担,并且可以降低那些因为使用低效的、普遍化的方法带来的紧张氛围。此外,当家庭照顾者想办法促进他们的患病亲人去记住那些技巧与往事的时候,沟通可以得到有效增强。举例来说,回忆疗法帮助阿尔茨海默病患者通过回顾自己过去经历的生活,使这些回忆更好地存留于他们的自传式记忆中(Harris,1997)。

对于如何加强有阿尔茨海默病患者的家庭成员间的沟通的思考在表 10.1 至 10.6 中展示。Orange 和 Ryan 在 2000 年提出了这些策略,大部分源自支持它们有效性的科技论文。列出的这些策略办法绝不是详尽的或者完整的,它们不是公式化的东西。这意味着,它们绝不可被一些阿尔茨海默病患者的照顾者当作统一的规范来操作。部分办法对于某些阿尔茨海默病患者来说是有效的,其他的一些办法可能对部分患者是毫无用处的。必须牢记于心的是沟通必须满足个性化的需求与技能,这一点非常关键。表中展示的是一些家中有亲人患有阿尔茨海默病时,家庭照顾者如何想方设法去满足患者沟通需求的一些例子。

表达、认知以及沟通策略

表达与认知是紧密相连的,这种强烈的关系对于阿尔茨海默病患者的照顾者而言极为重要。对于阿尔兹海默病患者而言,沟通中的语言与认知障碍是标志性的,亦是他们患病的早期危险特征。因此,照顾者必须不断察觉患者使用的语言(如他们常用的词语)、句子与句子之间和句子内词语是如何组合的(如语义和语法)、这些单词和句子与患者亲人先前的知识有什么映射关系、如何映射(如记忆系统),以及患者是否正在参与自己的谈话(如持续的注意力)。相较于其他办法而言,表 10.1 中展示的策略办法反映的是使用个性化的相关词汇和更直接表达含义的词语来陈述或提问,引起并想办法保持一个人的注意力,利用原有的记忆来唤起和进行对话是多么重要。倘若有明确的反馈,就可以澄清交谈中的误解。

表 10.1　表达、认知以及沟通策略

表达

· 使用更加直接的单词与简单有效的阐述意义的句子(举例:你和我去外面散步)。

· 使用是/否问句或封闭式的问题来帮助识别目标词汇是什么意思(举例:你饿还是不饿? 你是想要土豆汤还是奶酪三明治?)。

· 将修饰词放在名词后(举例:你想要什么汤? 土豆汤还是蔬菜汤?)。

· 患者想不起单词时,直接告诉患者这个词是什么,没有必要为难患者让其自己想起这个词。

· 避免模棱两可和模糊的概念以及不那么明确的名词(举例:东西、那个、这里、那里、这个);使用人物、地方和物品的名称。

· 避免使用比喻性的语言,因为患者可能只能理解字面含义(举例:他给了你冰冷的肩膀。)。

· 在面对面的情况下谈话,而不是你们在两个不同的房间;避免通过电话给出指示或者一些重要的信息,因为这消除了沟通中除了谈话外的其他部分(举例:面部表情、手势、身体姿势等。)。

· 掌握多语种的家庭成员可以扮演一个有价值的信息来源的角色或者为一个不会英语的患者做翻译。

认知

· 成为触发这个人记忆的那个人;从个人长期的记忆中提供选择,这可以帮助他们回忆起个人相关信息,从而开始并延续沟通(举例:和我说说你和你的妻子在苏格兰度假的经历吧!)。

· 减少那些在沟通中已然淡忘的技巧带来的影响:

　　* 用书写和简单的步骤来提供指示。

　　* 给出充足的时间等待患者的反应,不要打断。

　　* 使用包含了个人相关图片与照片的记事本。

续表

> ·不要试图挑战或对质一个编造故事的患者;现实定位在此不起作用。
>
> **沟通**
>
> ·沟通需要时间;如果你本来就没空,那就不要试图去开始或维持一场谈话。
>
> ·将注意力放在信息的变化上而不是一个人对词语的使用是否精准上;不要尝试让患者去写或读一个你明明知道他不会的单词。
>
> ·当你在做一些家务活之类的日常活动时,和患者聊聊你正在做的事(举例:洗盘子、扫地或换衣服、做饭),即便这个人没有回应;当你在做事时解释你在干吗。
>
> ·用一些可以维系并拓展沟通主题的表达方式(举例:这听起来实在是太有趣了,告诉我更多关于_____。)。
>
> ·当你试图改变话题时告诉他(举例:现在让我们聊聊_____吧。),但是不要总是不停或者过于迅速地转换话题,这可能使患者感到无所适从。
>
> ·当你不理解时明确地告诉他(举例:我不知道_____是什么意思。),或者提供一种可能的理解进行询问(举例:你的意思是_____吗?)。
>
> ·如果在重复许多遍之后你仍然不能理解这个人说了什么或者他根本不懂你在说什么,承认这个问题,说我们等一会儿再聊这个话题吧,或者直接换个话题。

表述和非口头策略

人们说话时会用语速、音量和重音来表示强调,并且会用非口头行为(如面部表情、手势、姿势等)来获得或维持注意,用于强调他们所说的内容,这些都被看作优化人际沟通的方法(见表10.2)。这些方法对晚期阿尔茨海默病患者特别重要。表10.2中呈现了在和阿尔茨海默病患者的沟通中,多样化地调整语速、音量、重音和使用非语言行为是非常重要的。

表 10.2　表述和非口头策略

表述

- 使用停顿以及单词和音节的重读去强调关键信息。

- 稍微放慢速度与提高声音来更清楚地说话。

- 平静、舒缓的言语和非口头行为的结合可以有效引起并维持注意力。

- 说话时,产生明显的声音变化去清晰地显示这是一个问句、一个陈述句还是一个强调句(举例:祈使语气)。

非口头策略

- 采取平静的面部表情、舒缓的身体动作与姿势;变得生气或过分激动可能会引起一个人的警惕并使之不想与你交谈。

- 采用较慢而且有意识的动作;很快的动作会显得比较有威胁性。

- 在谈话之前先引起对方的注意(举例:呼喊一个人的名字,在坐轮椅的人面前蹲下)。

- 在聊天之前先接近对方(但不要太接近);较近的距离可以最大限度地避免一个人分心,使之集中注意力听你说话。

- 轻轻地触碰对方的手来引起或者重新引起注意,或者安抚你的谈话对象;切记明确你的出现已经被对方发觉后再触碰对方。

- 你不一定总是要使用谈话来交流,比如说,手势、触碰、面部表情以及写在纸上的回应都有助于最小化焦虑与胆怯,并且有助于减少重复的陈述。

- 在沟通中一直保持眼神交流,但是要注意文化和性别可能带来的误会。

- 在相互交流中注意你的肢体语言,尤其是那些展示出不安、缺乏信用或表示拒绝的动作(举例:交叉双臂,皱眉,很少用眼神交流,总是看时间,转身,急躁焦虑的动作,如不断顿足、叹气等)。

以感觉为基础的沟通

几乎所有的老年人都会随着年龄的不断增加存在着听力和视力方面的种种问题。然而,这些问题不尽相同且有着不同的显现方式。在阿尔茨海默病患者中,感觉障碍(包括视力和听力下降)会加剧语言退化和认知障碍,进而影响沟通。对阿尔茨海默病患者进行听力和视力的测试是非常紧迫且必要的事情。助听器和眼镜的推广使用已经成为阿尔茨海默病患者有效的治疗策略。表 10.3 中呈现了其他策略,以帮助照顾者更好地照顾患者、与患者进行良好的沟通。

表 10.3　基于听觉、视觉、触觉以及其他感觉的策略

感觉

· 噪声信号会造成沟通的混淆,所以应尽量减少环境中的噪声信号(包括光线、声音、气味等)。

· 使用其他的方式让沟通变得容易:

＊使用家庭成员、亲属、度假或宠物的图片、照片或录像。

＊使用熟悉的音乐或家庭成员和朋友间对话的录音。

＊使用食物或者香料的香味。

· 使用比平常交谈时稍大一点儿的音量和较低的音调来调节由于听力问题造成的沟通阻碍,但音量不宜过大,如果音量过大,声音容易发生扭曲。

沟通环境

许多研究都提及受损的沟通环境以及受损环境对患者的各种影响(Lubinski,1991)。表 10.4 中呈现的注意事项强调了物理和社会心理环境对沟通的重要性,并强调了阿尔茨海默病患者与照顾者的沟通意愿对沟通的重要意义。

表 10.4　沟通环境策略

环境(物理环境和社会心理环境)

· 将沟通的人群限制在一个较小的、患者熟悉的范围中。

· 私人的、安静的地方(如卧室、花园等)有助于减少沟通干扰的发生。

· 通过社交活动和户外活动提供与亲属和朋友沟通的机会。

· 在沟通中尽量让患者成为主动的参与者而非被动的接受者。

· 要注意疲劳会让沟通变得困难和更难进行。

药物

老年人服用的药物是多种多样的，这些药物都是有医嘱说明的复方用药。照顾者必须了解这些药物对阿尔茨海默病患者在语言、认知、交流、运动控制以及情绪方面的功效及副作用。更重要的是照顾者与医生、药剂师的沟通和交流(见表 10.5)。

表 10.5　影响沟通的药物的策略

> ・有一部分治疗痴呆的药物会阻碍言语表达、说话和认知：
>
> ＊镇静剂、抗抑郁药物、抗焦虑药物、抗精神病药物、抗凝剂、抗压药、麻醉性止痛剂。
>
> ・与医生和药剂师交流，清楚地了解药物对语言功能、表述和认知的影响。

情感、互动风格、角色和人际关系、观念和态度

表 10.6 中所罗列的是一些平时我们会忽略的因素，但是这些因素是在我们与阿尔茨海默病患者沟通中需要重点考虑的。有研究表明，家庭照顾者在与阿尔茨海默病患者沟通的过程中，情绪依恋的建立、维持以及丧失都是至关重要的。与其一样重要的，还有家庭照顾者如何根据病人退化的语言、认知和沟通表现，来调整他们与阿尔茨海默病患者交流的角色和关系。同时，家庭照顾者向老年患者传递的积极观念和态度更加重要。对阿尔茨海默病患者负面的观念和讲话态度，就像有文献中(Kemper，Anagnopoulos，Lyons，& Heberlein，1994)所说的那种以恩人态度自居的、居高临下的说话形式，会暗中破坏患者的个人认知。

表 10.6　关于情感、互动风格、角色和人际关系、观念和态度的策略

情感

·承认人们的情感(比如:孤立感、害怕感、孤独感;"我理解你们的失意,如果我遇到＿＿＿＿＿情况,我也会感到很挫败的。")。

·用一种带有同感的语气和腔调跟他们沟通、回应他们,表明你很理解他们现在所感受到的孤独、焦虑和无助,等等。

·不要专注于文字本身的意思,而要对文字所传达出的信息做出回应,如"愤怒"的使用,其实是对方想要表达自己的害怕和挫败感。

·忽略患者突然的口语爆发;不要对他们的口语爆发表现出特别的冲动。

互动风格

·交流沟通作为人活动最基本的方面,它形成了一个人的身份,并且建立了一个人的自我价值和尊严。

·建立一种恭敬和关护情感的沟通风格。

角色和人际关系

·人们在社会中的角色随着年龄的改变而改变,如退休、不再承担父母义务而成为爷爷奶奶、更少的社会责任等,而这些改变会影响人们社会活动的数量和形式,同样会影响老年人在社会中的地位。

·支持患者在沟通过程中成为一个独立的个体和角色(比如,当他们说话说到一半不知道该用哪个词语的时候,不要代替他们去完成这个句子的表达,而要鼓励对方告诉你他想要表达的主题是什么)。

·交流和沟通是用来建立和维护人际关系的,通过交流去扩展自己的人际关系,维持个体的身份。

观念和态度

·把可能引起沟通依赖的行为降到最小(比如,代表对方进行说话)。

·提供无条件的绝对尊重,将患者看作拥有无条件的自我价值的个体。

·消除长者一样的讲话和自视高人一等的讲话(比如,夸张的倾斜,尖锐的声调,大声讲话,使用"小甜心""亲爱的"等表示亲昵的词汇、绰号或宠名,以及不完善的、依赖的、不尊敬的非言语行为)。

·不要对患者抱有负面的观念和态度(比如,阿尔茨海默病患者不能够很好地理解他们周边到底发生了什么,所以我们在他们面前谈论这些不需要回避)。

结　论

在新的千禧年,语言病理学家和其他临床医生必须准备建立且开始实施强化照顾者沟通的教育和训练项目。这些项目需要弄清以下问题:(a)如何有效地提升阿尔茨海默病患者日渐消退的语言能力;(b)如何利用家庭照顾者的沟通优势和患者本身解决问题的能力;(c)将注意力放在阿尔茨海默病患者的问题行为上,这些问题行为可能会增加护理者的压力、负担以及消极情绪;(d)如何应对由阿尔茨海默病带来的语言、交流和认知的改变。充分的证据表明,家庭、朋友、暂托服务、相应策略的训练、教育和训练项目,以及其他所有问题中心型应对策略而非情感中心型应对策略的干预,对照顾者都有特别的帮助(Gwyter,1998;Haley,1997;Kramer,1997)。与此同时,尽管并非文献中所有的有用策略都有经验可寻、有严密的理论支持,但研究者、临床医生和家庭正式照顾者仍然能依靠这些研究中的大部分内容来支持与阿尔茨海默病患者的沟通(Bayles & Tomoeda,1993;Bourgeois,1991;Clark,1995;Clark & Witte,1991;Lubinski,1991;Orange & Ryan,1999;Rau,1993)。

参考文献

Abraham,I.,Onega,L.,Chalifoux,Z.,& Maas,M.(1994). Care environments for patients with Alzheimer's disease. *Nursing Clinics of North America*,29,157—172.

Alberoni,M.,Baddeley,A.,Della Salla,S.,Logie,R.,& Spinnler,H.(1992). Keeping track of a conversation:Impairments in Alzheimer's disease.*International Journal of Geriatric Psychiatry*,7,639—642.

American Psychiatric Association. (1994). *Diagnostics and statistical manual of mental disorders* (4th ed.). Washington, DC: Author.

Appell, J., Kertesz, A., & Fisman, M. (1982). A study of language functioning in Alzheimer patients. *Brain and Language*, 17, 73—91.

Bayles, K. A., Boone, D. R., Tomoeda, C. K., Slauson, T. J., & Kaszniak, A. W. (1989). Differentiating Alzheimer's patients from the normal elderly and stroke patients with aphasia. *Journal of Speech and Hearing Disorders*, 54, 74—87.

Bayles, K. A., & Kaszniak, A. W. (1987). *Communication and cognition in normal aging and dementia.* Boston, MA: College-Hill Little Brown.

Bayles, K. A., & Tomoeda, C. K. (1991). Caregiver report of prevalence and appearance order of linguistic symptoms in Alzheimer's patients. *The Gerontologist*, 31, 210—216.

Bayles, K. A., & Tomoeda, C. K. (1993). *The ABC's of dementia.* Tucson, AZ: Canyonlands.

Bayles, K. A., & Tomoeda, C. K., & Trösset, M. W. (1992). Relation of linguistic communication abilities of Alzheimer's disease patients to stage of disease. *Brain and Language*, 42, 454—472.

Beach, D. L. (1997). Family caregiving: The positive impact on adolescent relationships. *The Gerontologist*, 37(2), 233—238.

Bonnel, W. B. (1996). Not gone and not forgotten: A spouse's experience of late-stage Alzheimer's disease. *Journal of Psychosocial Nursing and Mental Health*, 34(8), 23—27.

Bourgeois, M. S. (1991). Communication treatment for adults with dementia. *Journal of Speech and Hearing Research*, 34, 831—844.

Bourgeois, M. S. (1997). Families caring for elders at home: Caregiver training. In B. B. Shadden & M. A. Toner (Eds.), *Aging and communication: For clinicians by clinicians* (pp. 227—249). Austin, TX: Pro-Ed.

Bourgeois, M. S., Burgio, L.D., Schulz, R., Beach, S. & Palmer, B. (1997). Modifying repetitive verbalizations of community dwelling patients with AD. *The Gerontologist*, 37(1), 30—39.

Buckwalter, K. C., Cusack, D., Kruckeberg, T., & Shoemaker, A. (1991). Family involvement with communication-impaired residents in long-term-care settings. *Applied Nursing Research*, 4, 77—84.

Canadian Study of Health and Aging Working Group. (1994). Canadian study of health and ageing: Study methods and prevalence of dementia. *Canadian Medical Association Journal*, 50, 899—913.

Causino Lamar, M. A., Obler, L. K., Knoefel, J. E., & Albert, M. L. (1994). Communication patterns in end-stage Alzheimer's disease: Pragmatic analyses. In R. L. Bloom, L. K. Obler, S. De Santi, & J. S. Ehrlich (Eds.), *Discourse analysis and applications: Studies in adult clinical Populations* (pp. 217—235). Hillsdale, NJ: Lawrence Erlbaum Associates.

Clark, L. W. (1991). Caregiver stress and communication management in Alzheimer's disease. In D. N. Ripich (Ed.), *Handbook of geriatric communication disorders* (pp. 127—141). Austin, TX: Pro-Ed.

Clark, L.W. (1995). Interventions for persons with Alzheimer's disease: Strategies for maintaining and enhancing communicative success. *Topics in Language Disorders*, 15(2), 47—66.

Clark, L. W., & Witte, K. (1991). Nature and efficacy of communication treatment with dementia. In R. Lubinski (Ed.), *Dementia and communication* (pp. 238—256), Philadelphia: Mosby.

Cohen, D., & Eisdorfer, C. (1988). Depression in family members caring for a relative with Alzheimer's disease. *Journal of the American Geriatrics Society*, 36, 885—889.

Cummings, J. L., & Benson, D. F. (1992). *Dementia: A clinical approach* (2nd ed.). Boston, MA: Butterworth-Heinemann.

Cummings, J. L., Houlihan, J., & Hill, M. A. (1986). The pattern of reading deterioration in dementia of the Alzheimer type: Observations and implications. *Brain and Language*, 29, 315—323.

Garcia, L., & Joanette, Y. (1997). Analysis of conversational topic shift: a multiple case study. *Brain and Language*, 58, 92—114.

Given, C.W., Collins, C. E., & Given, B. A. (1988). Sources of stress among families caring for relatives with Alzheimer's disease. *Nursing Clinics of North America*, 23, 69—82.

Goldfein, S. (1990). *The use of conversational repair in the presence of Alzheimer's disease*. Unpublished doctoral dissertation, Columbia University, NY.

Gurland, B., Toner, J., Wilder, D., Chen, J., & Lantigua, R. (1994). Impairment of communication and adaptive functioning in community-residing elderly with advanced dementia. *Alzheimer's Disease and Associated Disorders*, 8, 230—241.

Gwyther, L. (1998). Social issues of the Alzheimer's patient and family. *The American Journal of Medicine*, 104(4A), 17S—21S.

Haley, W. E. (1997). The family caregiver's role in Alzheimer's disease. *Neurology*, 48(Suppl. 6), S25—S29.

Hallberg, I. R., & Norberg, A. (1990). Staffs' interpretation of the experience behind vocally disruptive behavior in severely demented patients and their feelings about it: An exploratory study. *International Journal of Aging and Human Development*, 31 (4), 295—305.

Hamilton, H. E. (1994). Requests for clarification as evidence of pragmatic comprehension difficulty: The case of Alzheimer's disease. In R. L. Bloom, L. K. Obler, S. De Santi, & J. S. Ehrlich (Eds.), *Discourse analysis and applications: Studies in adult clinical populations* (pp. 185—199). Hillsdale, NJ: Lawrence Erlbaum Associates.

Harris, J. L. (1997). Reminiscence: A culturally and developmentally appropriate language intervention for older adults. *American Journal of Speech-Language Pathology*, 6(3), 19—26.

Hendryx-Bedalov, P. M. (1999). Effects of caregiver communication on the outcomes of requests in spouses with dementia of the Alzheimer's type. *International Journal of Aging and Human Development*, 49(2), 127—148.

Hutchinson, J. M., & Jensen, M. (1980). A pragmatic evaluation of discourse communication in normal and senile elderly in a nursing home. In L. Obler & M. L. Albert (Eds.), *Language and communication in the elderly* (pp. 59—73). Lexington, MA: Lexington.

Illes, J. (1989). Neurolinguistic features of spontaneous language production dissociate three forms of neurodegenerative disease: Alzheimer's, Huntington's, and Parkinson's. *Brain and Language*, 37, 628—642.

Kempler, D. (1991). Language changes in dementia of the Alzheimer type. In R. Lubinski (Ed.), *Dementia and communication* (pp. 98—115). Philadelphia: Mosby.

Kempler, D., Van Lancker, D., & Read, S. (1988). Proverb and idiom interpretation in Alzheimer disease. *Alzheimer Disease and Associated Disorders*, 2, 38—49.

Kemper, S., Anagnopoulos, C., Lyons, K., & Heberlein, W. (1994). Speech accommodations to dementia. *Journal of Gerontology: Psychological Sciences*, 49(5), 223—229.

Kramer, B. J. (1997). Differential predictors of strain and gain among husbands caring for wives with dementia. *The Gerontologist*, 37 (2), 239—249.

Kuhn, D. R. (1998). Caring for relatives with early stage Alzheimer's disease: An exploratory study. *American Journal of Alzheimer's Disease*, 13(4), 189—196.

Lai, C. K. Y. (1999). Vocally disruptive behaviors in people with cognitive impairment: Current knowledge and future research directions. *American Journal of Alzheimer's Disease*, 14(3), 172—180.

Lubinski, R. (1991). Environmental considerations for elderly patients. In R. Lubinski (Ed.), *Dementia and communication* (pp.257—278). Philadelphia: Mosby.

Mathew, M.G. (1994). *A longitudinal study of repair initiator variables in conversations of the elderly and individuals with dementia of the Alzheimer's type.*Unpublished manuscript, University of Western Ontario, Canada.

McNamara, P., Obler, L.K., Au, R., Durso, R., & Albert, M.L. (1992). Speech monitoring skills in Alzheimer's disease, Parkinson's disease, and normal aging. *Brain and Language*, 42, 38—51.

Mentis, M., Briggs-Whittaker, J., & Gramigna, G. D. (1995). Discourse topic management in senile dementia of the Alzheimer's type. *Journal of Speech and Hearing Research*, 38(5), 1054—1066.

Nicholas, M., Obler, L., Albert, M. L., & Helm-Estabrooks, N. (1985). Empty speech in Alzheimer's disease and fluent aphasia. *Journal of Speech and Hearing Research*, 28, 405410.

Orange, J. B. (199la). *Analysis of troublesource-repair variables in conversations of the elderly and individuals with dementia of the Alzheimer's type.* Unpublished doctoral dissertation, State University of New York, Buffalo.

Orange, J. B. (1991b). Perspectives of family members regarding communication changes. In R. Lubinski (Ed.), *Dementia and communication* (pp. 168—186). Philadelphia: Mosby.

Orange, J. B., & Colton-Hudson, A. (1998). Enhancing communication in dementia of the Alzheimer's type: Caregiver education and training. *Topics in Geriatric Rehabilitation*, 14(2),56—75.

Orange, J. B., Higginbotham, D. J., & Lubinski, R. (1999). *Sequential analysis of conversational repair in dementia of the Alzheimer's type*. Unpublished manuscript, University of Western Ontario, Canada.

Orange, J. B., Lubinski, R., & Higginbotham, D. J. (1996). Conversational repair by individuals with dementia of the Alzheimer's type. *Journal of Speech and Hearing Research*, 39,881—895.

Orange, J. B., Lubinski, R., Ryan, S., Dvorsky, A., & Harkness, D. (1999). *Item selection, reduction, formatting, and Pre-testing of the Perception of Conversation Index—dementia of the Alzheimer's type*. Unpublished manuscript, University of Western Ontario, Canada.

Orange, J. B., & Ryan, E. B. (2000). Alzheimer's disease and other dementias and patient—physician communication. In R. Adelman & M. Greene(Eds.), *Clinics in geriatric medicine: Communication between older adults and their physicians* (Vol. 16, pp. 153—173). Philadelphia, PA: W. B. Saunders.

Orange, J. B., Ryan, E. B., Meredith,S. D.,& MacLean,M. J.(1995). Application of the communication enhancement model for long-term care residents with Alzheimer's disease. *Topics in Language Disorders*, 15(2), 20—35.

Orange, J. B., Van Gennep, K. M., Miller, L., & Johnson, A. (1998). Resolution of communication breakdown in dementia of the Alzheimer's type: A longitudinal study. *Journal of Applied Communication Research*, 26(1), 120—138.

Ory, M. G., Williams, T. F, Emr, M., Lebowitz, B., Rabins, P., Salloway, J., Sluss-Radbaugh, T., Wolff, E., & Zarit, S. (1985). Families, informal supports, and Alzheimer's disease. *Research in Aging*, 7, 623—644.

Parsons, K. (1997). The male experience of caregiving for a family member with Alzheimer's disease. *Qualitative Health Research*, 7(3), 391—407.

Poulshock, S. W., & Deimling, G. T. (1984). Families caring for elders in residence: Issues in the measurement of burden. *Journal of Gerontology*, 39, 230—239.

Powell, J. A., Hale, M. A., & Bayer, A. J. (1995). Symptoms of communication breakdown in dementia: Carers' perceptions. *EuroPean Journal of Disorders of Communication*, 30, 65—75.

Quayhagen, M., & Quayhagen, M. (1988). Alzheimer's stress: Coping with the caregiving role. *The Gerontologist*, 28,391—396.

Rabins, P., Mace, N., & Lucas, M. (1982). The impact of dementia on the family. *Journal of the American Medical Association*, 248, 333—335.

Ramanathan, V. (1997). *Alzheimer discourse: Some sociolinguistic dimensions. Mahwah*, NJ: Lawrence Erlbaum Associates.

Rapcsak, S. Z., Arthur, S. A., Bliklen, D. A., Rubens, A. B. (1989). Lexical agraphia in Alzheimer's disease. *Archives of Neurology*, 46, 65—68.

Rau, M. T. (1993). *Coping with communication challenges in Alzheimer's disease.* San Diego, CA: Singular.

Richter, J. M., Roberto, K. A., & Bottenberg, D.J. (1995). Communicating with persons with Alzheimer's disease: Experiences of family and formal caregivers. *Archives of Psychiatnc Nursing*, 9(5), 279—285.

Ripich, D., & Terrell, S. (1988). Patterns of discourse cohesion and coherence in Alzheimer's disease. *Journal of Speech and Hearing Disorders*, 53, 8—15.

Ryan, E. B., Meredith, S. D, MacLean, M. J., & Orange, J. B. (1995). Changing the way we talk with elders: Promoting health using the Communication Enhancement Model. *International Journal of Aging and Human Development*, 41, 87—105.

Shulman, M., & Mandel, E. (1988). Communication training of relatives and friends of institutionalized elderly. *The Gerontologist*, 28(6), 797—799.

Siriopoulos, G., Brown, Y., & Wright, K. (1999). Caregivers of wives diagnosed with Alzheimer's disease: Husbands' perspectives. *American Journal of Alzheimer's Disease*, 14(2), 79—87.

Speice, J., Shields, C. G., & Blieszner, R. (1998). The effects of family communication patterns during middle-phase Alzheimer's disease. *Family, Systems, & Health,* 16(3), 233—248.

Talkington-Boyer, S., & Snyder, D. K. (1994). Assessing impact on family caregivers to Alzheimer's disease patients. *The Amencan Journal of Family Therapy,* 22(1), 57—66.

Tomoeda, C. K., & Bayles, K. A. (1993). Longitudinal effects of Alzheimer's disease on discourse production. *Alzheimer's Disease and Associated Disorders,* 7, 223—236.

Ulatowska, H. K., Allard, L, Donnell, A., Bristow, J., Haynes, S. M., Flower, A., & North, A. J. (1988). Discourse performance in subjects with dementia of the Alzheimer type. In H. Whitaker (Ed.), *Neuropsychological studies of nonfocal brain damage: Dementia and trauma* (pp. 108—131). New York: Springer-Verlag.

Urquhart, C. (1997). *Caregiving experiences of spouses of individuals with Alzheimer's diseases.* Unpublished manuscript, University of Western Ontario, Canada.

Vitaliano, P. P., Russo, J., Young, H. M., Becker, J., & Maiuro, R. D. (1991). The Screen for Caregiver Burden. *The Gerontologist,* 31 (1), 76—83.

Watson, C. M., Chenery, H. J., & Carter, M. S. (1999). An analysis of trouble and repair in the natural conversations of people with dementia of the Alzheimer's type. *Aphasiology,* 13(3),195—218.

Welleford, E. A., Harkins, S. W., & Taylor, J. R. (1994). Personality changes in dementia of the Alzheimer's type: Relations to caregiver personality and burden. *Experimental Aging Research,* 21, 295—314.

Williamson, G. M., & Schulz, R. (1993). Coping with specific stressors in Alzheimer's disease caregiving. *The Gerontologist,* 33, 747—755.

Zarit, S. H., Reever, K. E., & Bach-Peterson, J. (1980). Relatives of the impaired elderly: Correlates of feelings of burden. *The Gerontologist,* 20, 649—655.

(译者:龙彤　校对:李傲)

11 代际沟通与心理调适：一项中国香港与澳大利亚的跨文化研究

Kimberly A.Noels 加拿大萨省大学

Howard Giles 加州大学圣塔芭芭拉分校

Cynthia Gallois 澳大利亚昆士兰大学

Sik Hung Ng 新西兰惠灵顿维多利亚大学

根据国家老龄化研究所（Global Aging,1996)的报告显示,在许多国家,65 岁以上的老年人所占人口比例在不断增大,大多数国家的老年人口增长速度甚至快过总人口的增长速度。社会人口的变化迫使我们去更多地了解老年人以及跨代的沟通。世界越来越老的同时,它也越变越小。当我们与其他文化下的人们有越来越多的机会联系时,了解以及明确代际关系与沟通中存在的文化影响就变得越发重要。本章描述了一项正在进行的、从群际视角出发的代际沟通研究。此研究还探索了不同年龄群体间的关系与主观健康是如何联系的。本章着眼于这些代际关系发生的文化背景,并用中国香港和澳大利亚的一些数据为例,说明跨文化的相似性与差异性。

代际沟通：一种沟通适应的视角

本研究的理论架构基于沟通适应理论（CAT；见 Giles，Coupland，Coupland，Williams，& Nussbaum，1992；Fox & Giles，1993)。研究者在沟通适应理论的框架下所做的生命历程内的沟通研究工作证实了群际研究方法对了解代际沟通是有用的。从这样一种视角出发,研究发现,当个体遇到来自其他社会群体中的人,如其他年龄群体的人时,他们倾向于将这些人作为这个社会类别中的成员来对待,而非单独的个体(见 Harwood, Giles, & Ryan, 1995)。这种将别人看作他所在的社会群体中的成员来与其沟通交往的现象普遍反映出个体对待他人的一种倾向,即人们对待一个群体有怎样的刻板印象,他们就会以相应的方式来对待这一个群体中的成员(也见 Hummert, 1994)。通常,人们对外群体成员(即不属于我们自己所在的社会群体中的人)比对内群体成员(即属于我们自己所在群体中的人)有更少的积极刻板印象。例如,尽管年轻人对老年人持有一些积极的刻板印象(见 Hummert, 1990),但相关的研究也发现,他们对老年人的总体刻板印象仍然是消极的。例如,青年人普遍认为,老年人是心怀不满的(Dillard, Henwood, Giles, Coupland, & Coupland, 1990);不健康、缺乏吸引力、不愉快以及吝啬的(Kite & Johnson, 1998);衰弱、自我中心、无能、粗俗、体弱多病以及易受伤的(Williams & Giles, 1996)。

根据沟通适应理论,人们与其他群体的沟通行为反映了他们对该群体的刻板印象。研究发现,青年人可能对老年人采用过度适应的沟通方式,这与他们对老年人存在的消极刻板印象是一致的。在某种意义上来说,青年人过分关注为确保信息传达的简单明了而采用的沟通方式,如大声和慢速地讲话、简化语法和词汇以及重复(Glies & Coupland, 1991)。这样的沟通方式有可能被老年人认为带着屈就和恩赐的态度(Ryan, Hummert, & Boich, 1995),尤其是对于那些社交以及认知活跃的老年人来说更是如此。

与其他的群际理论一样,沟通适应理论认为,将他人看作个体还是根据他人所在社会群体的刻板印象来对待他们,这主要取决于群体间的社会历史性关系(Gallois & Giles, 1998; Giles & Coupland, 1991)。尤其是社会不平等以及结构性的权力差异环境,有可能导致群际间基于刻板印象的沟通。代际环境涉及复杂和矛盾的权利不平等（见 Gallois，1994），这可能是唯一一种大多数人需要跨越多个权利层级的群际环境。代际关系首先被父母和孩子间权利的差异所影响，就像我们下文中讨论的一样，在某些文化中，这些差异比其他差异更突出，并且更加形式化。随着孩子的长大，他们的社会权利增加，在某个特定时刻，他们将会看到自己所属的年龄群体变得比其父辈更加具有影响力。我们先前的研究已经发现，青年人相对于老年人的权力感知存在文化差异（见下文）。然而，我们在各种文化下的研究显示，中年人才被认为是最具有社会权利的年龄群体。这个年龄群体是青年人的父辈，并且当他们的父辈老去之后，青年人也将进入这个最有社会权利的年龄群体。因此，在解释群际沟通的变迁时，考虑不同年龄群体间所感知到的权力关系是非常重要的。

东亚国家的代际沟通

虽然关于沟通适应理论的研究通常坚持其核心原则，但这个框架及其他沟通和老龄化的相关研究，都是在北美和欧洲发展起来的（Paoletti，1998；Viladot & Giles，1998；Ytsma & Giles，1997），因此，这些研究可能反映了西方对代际关系的偏见（见 Ng，Weatherall，Liu，& Loong，1998）。实际上，我们有理由相信世界上其他地方的代际关系也许各不相同。我们特别关注太平洋沿岸国家的代际沟通，因为许多亚洲国家文化包含了儒家思想中提倡孝道的道德根基（Kiefer，1992；Kim，1994；Kim & Yamaguchi，1994；Palmore，1975；Yum，1988）。Ho(1994)认为，"孝"不仅仅是简单地服从或尊敬自己的父母，还包括一系列复杂的孩子与父母、与更大的族群，甚至祖先和后人的关系与义务。孝描述了合理且正式的义务来确保父母一生都拥有对他们孩子的权利，这种权利给子女带来了相应的义务，这使得父母在家庭中扮演着重要的角色(Chow，1996)。

　　孝的其他义务还包括在物质与精神上赡养老人、纪念祖先以及严格要求自我来维护家族的声誉。此外，这些义务也许能概括出超出家庭范围的权威关系，其他非家人的老年人也许同样拥有高社会地位与相应的尊重。与这个道德准则相同，中国香港地区（1965，p.5，参见 Chow，1983）提出家庭有"道德义务去照顾老年人与弱势人群"。孝的道德准则存在于东亚许多国家和地区，包括韩国（Kim，Kim，& Hurh，1991）、中国大陆（Turkoski，1975）、日本（Tobin，1987）、中国台湾（Lee，Parish，& Willis，1994）和中国香港（Ikels，1975）、菲律宾（菲律宾语：utang na loob）和泰国（bunkun）。考虑到出生在东亚国家的人们暴露在尊老这种价值观中，我们认为，相比西方国家，东亚国家的老年人与青年人可能有更积极的关系与更适宜的沟通方式。

　　然而，东亚文化中这种尊老的视角正是 Tobin（1987）所说的"美国理想化的老年"。许多学者认为，东亚国家老年人这种极其积极的概念也许只是一个神话，或者充其量也只是过去残留下来的痕迹（Koyano，1989；Tien-Hyatt，1987；尤其是中国香港，见 Fei，1985）。Ingersoll-Dayton 和 Saengtienchai（1999）采用亚洲四个国家或地区（菲律宾、新加坡、中国台湾、泰国）的青年人与老年人群体的数据，定义了五种目前对老年人表示敬意的方式，分别是：（a）一系列手势或礼节形式（如握手、鞠躬）；（b）物质形式（如食物、金钱）；（c）习俗和礼仪（如不能与老年人一起参加聚会，除非被邀请加入）；（d）建议（如购买大件物品、纪念日）；（e）服从（如接受批评）。被试还表示，沟通中的尊重在所有这些类别上都已经有所丧失，尤其是服从。他们将造成这一结果的原因归结为家庭结构的重要变化（即从扩展的家庭网络到核心家庭结构）、青年人与老年人日趋增加的教育与收入差距以及现代化进程。

　　据此，Chow（1999）呈现了香港年轻人与老年人的定量数据来强调以上变化，他提道：

　　……虽然老年人在家里仍然受到尊敬，但在社会中，他们不再被看作家庭的领导者，也不再承担做最终决定的责任……（他们的）角色现在已经被限制，如帮助家庭领导者处理家务琐事、照看孙辈……（这些）作用通常能被用人代替，因此，老年人在这些领域的贡献并没有多大价值。（pp. 75—76）

　　即使在一些崇尚个人主义的国家没有现成的术语（像"孝"）来描述它，但这并不意味着它们就没有表现出这种尊老的信仰和习惯。Gallois等人（1999）发现，加拿大、美国加利福尼亚、澳大利亚和新西兰的学生（尤其是女学生）的自我报告中呈现出在提供物质帮助与沟通支持方面，他们对家庭成员以及非家庭成员的老年人表现出高水平的尊重。这些西方的学生认为，他们比东方学生（来自菲律宾、韩国、日本以及中国香港的学生）提供了更多的沟通支持（例如，倾听、保持联系）。东方学生致力于提供更切实的物质与生理照顾等方面的支持。这个跨文化问题正是我们目前所研究的。

　　代际关系与沟通的文化差异。我们研究中的一些数据表明，相比西方社会，东亚某些城市中的代际关系也许比之前讨论的存在更大的问题。例如，我们发现加利福尼亚的青年人对待老年人的策略比香港的更加积极（Giles，Harwood，Pierson，Clément，& Fox，1998）。的确，我们发现不仅香港学生对老年人在智力、行动力、慷慨以及开放程度方面有非常消极的印象（Harwood et al.，1996），我们还发现（目前数据还未发表）老年人同样也对自身持有这样的印象。这些对他们自己群体的消极刻板印象反映了社会权利的不平等。这种代际关系现状也许反映了一个事实，对年轻人的刻板印象的接受是个体进入老年群体的一个标志。

　　在另一项研究中（Ota，Giles，& Gallois，2000），我们发现，虽然澳大利亚和日本学生对他们同龄人的看法相似，然而，澳大利亚学生对中年人和老年人的看法明显比日本学生更积极。Harwood、Giles、Pierson、Clément 和 Fox(1994)研究了青年人、中年人和老年人群体所感知到的活力，发现相比加利福尼亚，香港老年人通常被认为有更低的社会地位与更少的制度支持。一项更大的涉及七个东亚国家或地区与四个西方国家的对比研究(Giles，Noels et al.，待发表)，印证了前文中的观点，相比东方被试，西方被试对中年人与老年人群体明显有更积极的评价。即便如此，我们还是应该指出，美国佐治亚州和土耳其的老年人的数据表明了乡村被试比城市被试拥有更积极的活力。然而，即使在这个例子中，老年人的活力也无法与青年人，尤其是中年人抗衡。

总体上，这些研究结果表明了一致的倾向，这种倾向与"东方社会比西方社会更尊敬老年人"的传统观点相反。换句话说，东方社会比西方社会对老年人有更少积极的看法。由于缺乏纵向的数据，这种观点目前仅是推测。

太平洋沿岸的研究进展

通过与太平洋沿岸的许多同人合作，我们已经对不同年龄群体间的沟通进行了跨文化的研究。在一项初始研究中，Williams 等人(1997)调查了加拿大、美国、澳大利亚、新西兰，以及菲律宾、中国、韩国、日本的青年人对老年人的评价，研究者让被试描绘出老年人有多么"让人适应"(例如，支持的、专注的、有趣的)以及"让人不适应"(例如，抱怨的、自我中心的、盛气凌人的)。这个研究中涉及的这两种评价类别可以用来评估与老年人沟通时的满意度(Williams & Giles，1996)。Williams 等人还询问了青年人，他们是否感到有顺从老年人的责任，以及他们对互动是否感到满意。他们的结果显示，相比西方，即使东方文化中有相应的价值观，但在东方文化下，老年人(尤其是体弱多病的老年人，Harwood & Williams，1998)仍被认为是更不被适应的，与他们交往更不满意。在之后的研究中，Giles 等人(2000)还让这六个国家的年轻人在除了对老年人进行评价之外，还对自己所属的年龄群体进行了评价。结果再次证实了 Williams 等人以及加利福尼亚学生和台湾学生的对比研究（Giles，Liang，Noels，& McCann，待发表）中所发现的跨文化差异。Giles 等人（2000）还发现，非家庭成员的老年人比其他老年人在许多维度上被更少积极地看待（也见 Ng，Lui，Weatherall，& Loong，1997）。东亚的青年人报告了更多的与老年人的沟通问题（与家庭中的老年人的沟通问题少于其他老年人）。韩国和日本对非家庭成员的老年人的积极情绪最少。有趣的是，与传统认知相反，西方学生比东方学生在与家庭中的老年人沟通时的满意度更高。

对老年人的看法及其归因。考虑到沟通适应理论的前提，即对消极刻板印象群体会倾向采取消极的沟通方式，我们可以推测，老年人也许会用一些消极的策略来与青年人沟通。与这一前提相反，Giles 和 Williams（1994）发现，青年人认为老年人是不能被适应的，因为老年人用一种独裁以及轻蔑的方式表现出漫不经心、内心保守以及高高在上。但同时老年人将代际沟通描述为支持性的、专注的、充实的以及有趣的（Williams & Giles，1996）。然而，这些证据多来自对青年人的研究，有关老年人对沟通看法的研究还非常少，且主要来自西方国家（例如，Coupland，Coupland，& Giles，1991；Giles & Ryan，1986）。

Noles、Giles、Cai 和 Turay（1999）研究了青年人和老年人对群内沟通以及群际沟通的看法，发现所有年龄群体均偏爱内群体，如将内群体描述为更加容易被适应的。青年人的内群体偏好更强，他们对老年人有更多的回避反应，并且认为老年人是更加难以被适应的（即更加自我中心、更有控制欲、更盛气凌人，见表 11.1）。老年人的样本并没有从青年人中区分出来。

表 11.1　沟通态度分量表具体条目

当我与非家人或者像家人一样的亲密好友对话时,我通常觉得……
适应
……他们讲故事很有趣

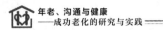

续表

……他们乐于助人
……他们非常专注
……他们很有礼貌
……他们谈论社会可接受的话题
……他们谈论彼此都感兴趣的话题
……他们尊重对方
不适应
……他们内心封闭
……他们高高在上
……他们强迫自己注意我
……他们生气地抱怨
……他们抱怨自己的健康情况
……他们抱怨自己的生活环境
……他们对青年人有消极的刻板印象
……他们驳斥我
……他们把我看成一个小孩
……他们给我不想要的建议
……他们太在意了
……他们有控制欲
……他们是盛气凌人的
……他们是自我中心的
……他们礼貌得过分
……他们与我谈话时表现得过分乐观
……他们过分辛苦努力
尊重/责任
……我有责任保持礼貌
……我表现出对他们这个年龄人群的尊重
……我为他们这个年龄人群提供补助

续表

……我谈论他们感兴趣的话题
……我慢速说话
……我大声说话
……我表现得不像我自己
……我用简单的词汇
回避沟通
……我不得不保持缄默
……我不知道说什么
……我回避某些话题
……我寻找机会结束谈话

然而，一些研究显示，东亚国家对代际的认识也许是复杂的。例如，Cai 等人(1998,也见 Noels et al.,1999)对中国老年人的研究显示，相比青年被试，老年被试将他们的同龄人认为是更难以被适应的。我们对亚洲样本外群体偏好的研究发现了一致的结果，如泰国的老年人，他们对同龄人比对青年人感受到更多的恭敬的义务。同时，非家庭成员的青年人被认为比家庭成员中的青年人和其他同龄人更不被适应。然而，虽然对年轻的外群体成员的评价也许在一些维度上不会比同龄的内群体成员更积极，但他们在另一些维度上得到了更积极的评价。

代际沟通与心理健康

理解代际关系不仅与提升代际关系的和谐度有关，还可能直接影响老年人的心理健康。这种假设在沟通困境老化模型(CPA；Ryan，Giles，Bartolucci，& Henwood，1986，Ryan，Hummert，& Boich，1995；见 Ryan & Norris，本书 12 章)中已经被明确提出了。Ryan 和她的同事提出，青年人对老年人的消极刻板印象使他们采用反映出消极认知的方式与老年人沟通。例如，他们会认为老年人是体弱多病以及缺乏能力的，并因此采用一种屈就的语气和他们说话。重复地采用这种方式来互动最终可能导致老年人怀疑他们是否真的像青年人所认为的那样没有能力。老年人可能会通过年轻人的沟通方式来假设自己的特点。他们可能表现出更依赖和顺从年轻人，但事实上他们是非常能干且独立的个体。随着老年人长期以这样的方式来表现，他们可能逐渐相信自己真的没有能力。这种消极的自我认知可能与一种习得性的自我价值和逐渐变差的健康状况有关。这样一种心理状态通常被社会结构因素（如收入状况）所强化，这会对老年人的心理功能造成深远的影响（见 Chau-kin, Jik-Joen, & Cheung-Ming 1994；Krause，1996；Roscow，1976）。

为了检验沟通困境老化模型在跨文化环境中的效度，考虑到个人利益与个人目标在和谐社会思潮引导下的集体主义社会的研究中可能被忽略（Chang & Holt，1991），Noles 等人（1999；也见 Cai et al.，1998）搜集了中国老年人和美国老年人的数据。他们对比了美国老年人和中国老年人对同龄人以及青年人沟通的看法。美国的结果符合沟通困境老化模型，美国老年人越意识到他们和青年人的不同，他们越回避与青年人的沟通，他们的自尊与生活满意度越低。然而，在中国老年人中并没有发现同样的模式。事实上，尽管与家庭成员缺乏沟通的环境对抑郁有预测作用，但青年人与非家庭成员的交往与心理健康并没有关系。基于这些发现，Noles 等人认为，沟通困境老化模型可能更适合西方环境，因为它与美国文化下的青年人的价值观一致。对美国老年人来说，距离感和来自高社会地位亲属的歧视可能对他们的心理健康有害。对中国老年人来说，他们可能认为自己是高社会地位的群体（由孝道的价值观反映出的），与低地位群体交往可能不会过多地影响其健康状况。

在这项研究中，中国与美国团体的代际沟通均与健康有关。同龄人越被认为是可以被适应的（即被试是具有支持的以及专注的），被试的心理越健康。Noels 等人（1999）认为，当个体面临日常生活的变故，尤其是重大生活事件（例如，健康、家庭、道德问题等）时，同龄人可能是社会支持的重要参照。同龄人可能更加理解老年人群体所面临的特殊问题，因此，同龄人比年轻人能提供更有力的支持。拥有同龄的朋友可能对健康有益。

当然，这些发现仅局限于一个西方国家与一个东亚国家间的对比，为了提高代际关系与心理健康在文化价值观下的信度，需要在不同文化环境的其他国家中进行检验。本章的下文将会讨论一项澳大利亚与中国香港的跨文化研究。研究的独特之处在于：在一项研究中调查年轻和年长的受访者对同一代人内部沟通和代际沟通的看法。

沟通与适应关系的一项跨文化调查

我们要求澳大利亚（一个西方国家）和中国香港（一个东方国家的地区）的被试填写问卷。澳大利亚组包括 65 岁及以上的 60 人（$M=71.83$ 岁，$SD=5.04$）和 17～29 岁的 60 人（$M=18.45$ 岁，$SD=2.48$）。中国香港组包括 65 岁及以上的 62 人（$M=70.40$ 岁，$SD=4.96$）和 19～24 岁的 61 人（$M=20.13$ 岁，$SD=1.18$）。澳大利亚的老年组与青年组男性分别占 35％和 15％，中国香港的老年组与青年组男性分别占 52％和 49.2％。

问卷是在 Cai 等人（1998）的问卷基础上形成的，包括对沟通的看法与心理适应度的评价指标。[①] 沟通问卷包括适应、不适应、尊重/责任以及回避沟通。我们可以在表 11.1 中看到，适应指人们认为个体在沟通中是积极、以他人为中心以及有趣的；不适应指人们认为个体在沟通中是消极、自我中心以及挑剔的；尊重/责任包括在沟通中有义务去顺从他人的自我认知；回避沟通指想远离沟通的自我认知。被试要利用在和

---

① 中国香港组克隆巴赫内部一致性系数在 0.44 到 0.87 之间，平均为 0.65；澳大利亚组在 0.63 到 0.94 之间，平均为 0.80。

17～30 岁、65 岁及以上的人交往中的感受来完成这些题目。评估心理适应度采用 Antonovsky(1987)的统合感量表,测量是什么决定了被试对生活意义感、控制感和可理解性的感知,还采用了 Rosenberg(1965)的自尊量表,包括用来评价自我价值感的四类积极词汇条目。被试对所有量表中的各个题项描述是否同意,进行 1～7 的评分,"1"代表"完全不同意","4"代表"中立","7"代表"完全同意"(见表 11.2)。

澳大利亚、中国香港的青年人与老年人对同龄人以及其他年龄人群的看法是否不同?

我们提出的首要问题是:澳大利亚和中国香港的青年人与老年人在看待他们与同龄群体以及其他年龄群体的沟通时是否存在差异。方差分析结果表明,被试的年龄(年轻或者年老)、国籍(中国香港或澳大利亚)、目标个体的年龄(同龄群体即内群体、其他年龄群体即外群体),在个体的沟通认知方面存在交互作用。

其他对他人沟通行为的认知。在适应维度中[①](见表 11.2),澳大利亚组普遍比中国香港组在两个年龄群体上都表现得更为适应,其中的例外是:澳大利亚的年轻组对同龄群体的适应度与中国香港的年轻组对同龄群体的适应度几乎一致。澳大利亚两个年龄组在对同龄以及其他年龄群体的认知上表现出较少差异。相反,中国香港的青年人认为他们的同龄群体比其他年龄群体更加能被适应,但中国香港的老年人认为两个年龄群体都是可以被适应的。

---

① 适应维度中所有目标年龄,$F(1,239)=18.73$, $p<0.001$, $eta^2=0.07$,国籍 $F(1,120)=5.61$,$p<0.001$,$eta^2=0.32$,主效应显著,年龄分组间差异不显著,$F(1,239)=3.48$,$p=0.06$,$eta^2=0.014$。目标年龄在国籍间的差异显著,$F(1,239)=7.40$,$p<0.01$,$eta^2=0.03$。目标年龄在年龄分组间差异不显著,$F(1,239)=0.224$,$P=0.64$,$eta^2=0.01$,年龄分组在国籍间的差异也不显著,$F(1,239)=1.35$,$P=0.25$,$eta^2=0.01$。三因素交互作用显著,$F(1,239)=9.65$,$p=0.002$,$eta^2=0.04$。

表 11.2　目标年龄、年龄分组与国籍在沟通认知方面的平均数与标准差

			同龄群体		其他年龄群体	
			M	SD	M	SD
澳大利亚	青年人（N＝60）	适应	5.21	0.91	5.28	0.88
		不适应	3.43	0.69	3.81	0.75
		尊重/责任	3.69	0.81	4.87	0.86
		回避沟通	3.94	1.37	4.43	1.25
	老年人（N＝60）	适应	5.64	0.95	5.35	0.97
		不适应	3.34	0.87	3.24	1.28
		尊重/责任	4.02	1.02	3.69	1.21
		回避沟通	3.28	1.34	3.39	1.69
中国香港	青年人（N＝61）	适应	4.86	0.57	4.12	0.64
		不适应	3.36	0.54	4.37	0.72
		尊重/责任	3.75	0.80	5.28	0.65
		回避沟通	3.70	1.01	4.78	0.95
	老年人（N＝62）	适应	4.67	0.84	4.42	0.89
		不适应	4.06	0.56	3.71	0.71
		尊重/责任	4.66	0.74	4.09	0.72
		回避沟通	3.91	1.05	4.28	1.51

注：所有变量均为 1～7 计分，分数越高表示越倾向于变量标签表述的看法（例如，越适应，越尊重/责任等）。

在不适应维度中①（见表 11.2），中国香港青年人与澳大利亚青年人一样认为他们同龄群体是可以被适应的，然而，相比澳大利亚青年人，中国香港青年人认为两个年龄群体都是较为不被适应的。两个地方的青年人都认为老年人比青年人更不被适应。澳大利亚的老年人对待两个年龄群体稍有区别，而中国香港的老年人将他们同龄群体认为是比青年群体更不被适应的。澳大利亚的青年人和老年人对他们同龄群体的不适应程度的认知是相似的，但青年人比老年人更加认为其他年龄群体是不被适应的。中国香港的青年人也比老年人更加认为其他年龄群体是不被适应的。令人感兴趣的是，比起青年人，中国香港老年人更加认为同龄群体是不被适应的。

沟通行为的自我认知。在回避沟通维度中②，澳大利亚人在同龄人（$M=3.61, SD=1.36$）与非同龄人（$M=3.91, SD=1.47$）的结果上不存在显著差异，中国香港人对非同龄人（$M=4.53, SD=1.23$）比对同龄人（$M=3.81, SD=1.03$）有更多的回避倾向。老年人在与同龄人（$M=3.60, SD=1.20$）以及非同龄人（$M=3.84, SD=1.60$）的结果上差异很小，但年轻人对非同龄人（$M=4.61, SD=1.11$）比对同龄人（$M=3.82, SD=1.19$）有更高的回避倾向。最终结果是：中国香港被试回避他人的倾向在不同年龄间并不存在显著差异（青年人：$M=4.24, SD=0.98$；老年人：

①在不适应维度中，目标年龄主效应，$F(1,239)=16.46, P<0.001, eta^2=0.06$，与国籍主效应，$F(1,239)=24.65, P<0.001, eta^2=0.09$ 均显著，年龄分组主效应不显著，$F(1,239)=3.55, P=0.06, eta^2=0.02$。目标年龄在年龄分组间差异显著，$F(1,239)=65.53, P<0.001, eta^2=0.22$，年龄分组在国籍间差异显著，$F(1,239)=2.77, P=0.10, eta^2=0.01$。三因素交互作用也显著，$F(1,239)=15.02, P<0.001, eta^2=0.06$。

②在回避沟通维度中，所有主效应均显著，目标年龄：$F(1,239)=24.97, P<0.001, eta^2=0.10$；年龄分组：$F(1,239)=14.53, P=0.001, eta^2=0.06$；国籍：$F(1,239)=9.84, P=0.002, eta^2=0.04$。所以两因素交互作用均显著，年龄分组在国籍间：$F(1,239)=7.31, P=0.007, eta^2=0.03$；目标年龄在年龄分组间：$F(1,239)=7.04, P=0.008, eta^2=0.029$；目标年龄在国籍间：$F(1,239)=4.21, P=0.04, eta^2=0.02$。三因素交互作用不显著，$F(1,239)=0.65, P=0.42, eta^2=0.003$。

$M=4.10,SD=1.28)$。然而，在澳大利亚，老年人比青年人在与他人沟通上表现出更少的回避倾向（老年人：$M=3.34,SD=1.52$；青年人：$M=4.19,SD=1.31$），并且比中国香港老年人表现出更少的回避。总的来说，澳大利亚的老年人在四组人群中表现出更少的回避沟通倾向。

最后，在尊重/责任维度中①（见表 11.2），相比对同龄人的尊重程度，两个青年组都表现出对老年人更多的尊重，并且中国香港的青年人比澳大利亚的青年人表现出更强烈的这种倾向。同时，澳大利亚的老年人对两组的态度没有显著差异，但中国香港的老年人认为他们对老年人比对青年人表现出更多的义务。澳大利亚的青年人与老年人报告说他们对同龄人群有尊重的责任，但澳大利亚的青年人比老年人感受到更多的对其他年龄人群的尊重的责任。中国香港的青年人也比老年人感受到更多对其他年龄人群的尊重的责任，而中国香港的老年人比青年人感受到更多的尊重他们同龄人群的责任。

这些结果表明了两个国家/地区的青年人都认为老年人相比同龄人而言是更为消极的、充满抱怨的，并且这种倾向在中国香港更强烈。此外，中国香港的青年人还认为老年人是更少支持性与更无趣的。青年人这种较少积极评价的模式与他们在代际关系中存在特殊问题的现状相一致。与沟通适应理论的预测一致，这些发现也反映出人们对外群体比对内群体有更少的积极看法。然而，青年人还是对老年人表现出更多尊重（也许在道德表现更加明显的东亚国家更是如此），因为他们认为老年人是高社会地位群体，因此应该受到尊重。如果这种道德观念认为对老

---

①在尊重/责任维度中，所有主效应均显著，目标年龄：$F(1,239)=42.55,P=<0.001,eta^2=0.15$；国籍：$F(1,239)=19.01,P=<0.001,eta^2=0.07$；年龄分组：$F(1,239)=10.67,P=0.001,eta^2=0.04$。年龄分组在国籍间的交互作用不显著，$F(1,239)=2.82,P=0.09,eta^2=0.01$；目标年龄在国籍间的交互作用也不显著，$F(1,239)=0.21,P=0.65,eta^2<0.01$；目标年龄在年龄分组间的交互作用显著，$F(1,239)=168.86,P<0.001,eta^2=0.41$。三因素交互作用显著，$F(1,239)=4.42,P=0.04,eta^2=0.02$。

年人的需求和愿望的关注没有考虑到青年人的需求和愿望，那么这段交往可能会被青年人认为是不满意的，并且会使他们感到无力。

虽然这种解释是可行的，但我们还是需要注意，此刻并不能推断出所有青年人都必然会对代际交往环境感到不满，尤其是在中国香港。考虑到高地位的老年人与低地位的青年人之间权力距离的程度（参见Hofstede，1980；也见 Singelis，Triandis，Bhawuk，& Gelfand，1995），对代际沟通环境的不适应可能在所难免。就这种交往没有规范性的预期而言，它可能会被完全接受。违反这种文化规范，以一种更亲密和非正式的方式与高地位者交往可能被认为是不合适的，会造成情绪上的困扰。Chang(2000)认为，在中国人的谈话背景中，"社会和谐作为一种文化表现，仅在表面水平，动荡（有时是攻击性的）隐藏在表面的礼貌中"（也见 Chang，1999）。这与我们之前的研究结果相同，即东亚（尤其是中国香港）对老年人的态度比太平洋沿岸的西方国家更加消极。虽然目前的研究从很多维度考虑到了对不满意的沟通的解释（例如，对不适应以及希望回避沟通的看法），但没有明确地考虑到人们评价交往是以能令他们高兴并且符合规范性的适宜方式为标准的。在将来的研究推广之前，更直接地考虑这一问题是非常重要的，例如，对不适应的看法有必要和沟通中的不满相结合。一项来自新西兰的涉及至少 100 个中国家庭的数据显示，不适应与沟通不满没有显著相关，相反，可接受的适应与满意的沟通存在显著的正相关(Ng，Liu，Loong，& Weatherall，1999)。

这项对老年人认知的调查表明了一种倾向，即中国香港的老年人赞同青年人所认为的老年人在交往中比年轻人更多地存在抱怨与自我中心（至少不是充满支持性的和有趣的）。与他们的年轻同胞相反的是，被调查的中国香港老年人认为，交往，尤其是与同龄人的交际比与青年人的交往能获得更多的尊重与责任。这些发现与 Noels 等人（1999）对中国老年人的研究结果相同。就如 Noels 与她的同事所说，对老年群体有很高的尊重与适应的责任感与老年人的价值观是一致的。这也许与内群体偏好以及/或者尊重老年人的传统规范有关(与孝的道德观念一致)。对内群体的贬抑倾向可能也与东亚对人际关系性质的文化信仰有关：东亚国家的许多人倾向于将关系看成不对称和分等级的,不同的社会地位在个体与他人发生关系的过程中扮演着重要的角色(见 Gallois et al., 1999)。被调查的中国香港老年人可能将与非家庭成员,甚至是同龄群体的沟通看成外群体沟通,对他人不适应的认知以及对这种类型沟通的排斥可能反映了集体主义文化中人们对内群体和外群体关系的严格区分的倾向(Yum, 1988)。

与中国香港老年群体看似对他们内群体拥有略微消极看法相反的是,在所有维度公平等价的评价中,澳大利亚老年人对与两个年龄群体的交往的看法都更加积极。这个发现与 Noels 等人(1999)所报告的相同,他们发现美国老年人比美国青年人和中国老年人更加认为别人是更少不适应的以及更少回避与他人沟通的。这也与 Paltridge 和 Giles (1984)的发现一致,他们发现老年听审员在评价不同说话方式的对话者时比青年听审员更加宽容。这两种解释可能说明了一种倾向,得出这些发现的模式也许和西方社会将人际关系看作对称的相互的倾向(与之前所描述的东亚社会相反)有关,他们对内外群体没有如此严格的区分。西方青年人可能还没有一种基于尊老的共识规范的平等观。另一种解释是,等价平等是与西方文化对青年人的积极认知相联系的。人们渴望保持年轻,因此与青年人交往被认为是相当积极的。同时,老年人可能持有一种对他们内群体的积极观念,因此如果不考虑其他原因,则两个群体都被给予了积极的评价。

沟通变量能预测心理调适吗?

我们的第二个问题是关于沟通困境老化模型的,尤其是探究青年人的沟通行为可能对老年人的心理调适产生的影响。换句话说,我们希望确定老年人对与青年人沟通的看法是否比对与老年人沟通的看法更能够预测他们的生活满意度与自尊。

　　为了研究沟通变量与心理调适变量的关系,我们计算出了一系列标准多重回归方程。标准多重回归方程能让研究者确定每个预测变量能在多大程度上单独预测一项结果变量(参见 Tabachnick & Fidell,1996)。在这个事例中,我们感兴趣的是老年人和青年人的沟通变量能在多大程度上预测每个调适变量(即生活满意度和自尊)。对两个国家/地区进行分析,可以得出八组分析结果(即每个调适变量检验四个沟通变量,见表 11.3)。

表 11.3　中国香港、澳大利亚老年人的标准多重回归分析:
沟通变量预测心理调适

			同龄人	非同龄人
	R^2	F	标准系数	标准系数
生活满意度				
澳大利亚				
适应	0.22	7.82*	−0.04	0.46*
不适应	0.10	3.03	−0.12	−0.24
尊重/责任	0.14	4.80*	−0.24	−0.23
回避沟通	0.13	4.39*	−0.02	−0.36*
中国香港				
适应	0.00	0.05	−0.01	0.05
不适应	0.01	0.42	0.09	−0.12
尊重/责任	0.02	0.63	−0.04	0.15
回避沟通	0.03	1.04	0.08	0.16
自尊				
澳大利亚				
适应	0.20	6.97*	−0.01	0.44*
不适应	0.04	1.20	−0.09	0.22

续表

	R^2	F	同龄人 标准系数	非同龄人 标准系数
尊重/责任	0.12	3.99*	−0.03*	0.29*
回避沟通	0.03	0.90	−0.12	0.17
中国香港				
适应	0.16	5.64*	0.30*	0.18
不适应	0.03	0.99	0.19	−0.05
尊重/责任	0.10	3.25*	0.29*	0.07
回避沟通	0.00	0.09	0.05	0.02

* $P < 0.05$ 表示此沟通变量能够显著预测心理变量。

结果显示，澳大利亚老年人感受到的来自青年人的回避沟通越强，生活满意度就越低。青年人越被认为是可以被适应的，则老年人感受到的生活满意度和自尊就越高。此外，个人自尊越强，他们越迫使自己顺从青年人以及越少顺从老年人。对中国香港老年人的评价表明，生活满意度的增加与检验的沟通变量无关。较强的个人自尊与老年人对适应的看法和人们应该尊敬以及礼貌对待其他老年人的观点有关。

总之，这些结果显示，澳大利亚老年人的生活满意度与自尊首先与和青年人的积极沟通相关，虽然与同龄人的交往同样对自尊很重要。在中国香港，虽然与同龄人的关系对自尊有影响，但沟通变量与生活满意度不存在特别强的联系。与 Noels 等人(1999)的研究结果一致，对内群体和外群体关系的不同影响取决于其根源的文化。中国被试认为与同龄人交往时，适应会提高自尊，表明与同龄人具有满意、支持性的交往是具有文化普遍性的心理健康预测因素。对于中国香港人来说，对老年人的尊重和顺从是心理健康的象征；然而，对于澳大利亚人而言，他们对同龄人越少感到顺从，心理就越健康。Noels 等人(1999)涉及中国被试的研究表明,在集体主义社会,自尊可能源于、至少部分源于对尊重老年人这一规范的坚持,而不是更倾向于个人主义的西方社会所认为的年龄并不决定高社会地位。

与 Noels 等人(1999)研究结果一致的还有,东方群体和西方群体在与青年人交往对健康的重要程度上的认识也不同。在澳大利亚组中,老年人对与青年人沟通的看法与生活满意度和自尊有关,在中国香港组中却未出现显著相关。这一结果支持 Noels 等人的论证,即在沟通困境老化模型中所描述的沟通模式对心理、行为和健康的影响可能具有文化特殊性。具有争议的是,沟通困境老化模型在西方社会中更重要,因为他们有强烈的社会信仰,认为青年人比老年人更活跃、更具活力以及更独立(见 Cai et al., 1998;也见 Edwards & Giles, 1998;Gallois et al., 1999)。在对青年人评价更高的地方,老年人更能感到和青年人之间的距离,他们可能体验到更低的自我价值与生活满意度。应该引起注意的是,不管怎样,这些结果没有支持沟通困境老化模型中的观点,即开始于青年人的沟通的消极循环,导致老年人的低自尊和无助感。与这个观点并列的是,老年人对他们自己群体(相比于青年人)所持有的消极观念可能是不健康的循环的开始。虽然一些实验研究已经证实了这种观点(见 Hummert & Ryan, 1996),但未来研究还需要更加系统地在不止一种文化中进行检验。

结　论

研究中的发现表明,相比老年人,青年人对代际沟通有更少的积极看法,这种模式的某些方面在中国香港表现更强烈。这些结果没有显示代际沟通对老年人是个特别的问题。当然,这些调查结果会因不同的文化根源而不同。即使澳大利亚老年人看似对代际沟通的评价与对同龄人内部沟通的评价一样高,但与同龄人交往在一些维度上还是被中国香港的老年人认为是更加消极的。这些发现表明，即使沟通适应理论拥有跨文化效度（青年人更加明显），关于年龄，尤其是老年人的文化规范与价值观问题仍然十分凸显。

沟通变量与心理调适有重大相关，西方文化背景下的沟通困境老化模型也许有一些局限性。与青年人保持积极沟通并尊重青年人，以及对同龄人较少顺从（也许存在更短的社会距离），这些对于澳大利亚老年人来说很重要。而对于中国香港老年人来说，积极互动并尊重其他老年人则显得更为重要。这种跨文化的差异表明，通过文化价值观结合年龄和此种价值观中包含的社会权力来发展代际沟通模型是非常重要的。我们在其他地方明确提出（Edwards & Giles, 1998），现有的模型，例如沟通困境老化模型，需要关注的不只是文化的协调机制（例如，孝道以及类似的），还需要关注一代人内部的沟通。Williams 和 Coupland（1998）认为，我们不仅要关注老年歧视受害者的交际环境，同时也应该把视角放在那些有能力支持自己的人格和社交活动的老年人身上，即使对于他们而言年龄不以任何削弱的方式介入到这些行为之中。最后，我们需要建立一个考虑到多种环境下的现实的理论，老年人仍然拥有比年轻对话者更多的社会权力和个人权力（或者他们被认为是这样）。换句话说，代际沟通需要从青年人和老年人两方面，在文化价值观和规范的引导下的社会结构关系中进行考虑。

当然，这个研究也有许多局限。首先，样本量太少，仅来自两个文化组团，不能代表世界上所有的国家和地区。虽然目前的一些研究结果与Noels 等人（1999）对美国和中国的研究结果非常相似，但仍然需要对其他东亚与西方国家的交往认知进行研究来确定这些模式的适用范围，我们的同事为此已经开始了纲领性的工作。除此之外，对代际关系完整的跨文化理解需要关注地球上其他的角落，在那里与年龄相关的文化价值观可能以不同的方式影响代际关系认知。由于该项目是关于工作场所代际沟通的研究，涉及太平洋沿岸国家和地区、中南美洲国家和地区，因此,必须确保涉及研究问题的调查题项具有跨文化、跨语言以及跨代际的合法性。的确,在个人主义社会和集体主义社会中,采用社会和心理的方法研究生活满意度所得出的结论可能很不相同(Oishi, Diener, Lucas, & Suh, 1999)。虽然迄今为止的研究利用被调查者和译者的见解从国籍和年龄分组来调查,但确定结构和所使用的工具的效度仍然是一个需要持续关注的问题。而且,我们必须留意老年被试想当然的、实际上并不存在的主观同龄期。换句话说,要求老年被试评价他们与"老年人"的交往可能使他们认为自己不属于这个年龄群体(心理上的或时序上的),应让他们评价比自己身体虚弱的年龄更大的个体(见 Paoletti, 1998)。

其次,在这个项目的背景下进行的其他研究表明,与非家庭成员进行的代际沟通可能完全不同于与家庭成员进行的代际沟通(例如,Cai et al., 1998;Giles et al., 2000;Ng et al., 1997)。我们发现,将沟通与生活满意度联系起来是有争议的,因此,对代际沟通更全面的理解需要考虑到老年人与青年人在家庭、工作以及社会关系中的复杂区别。此外,将年龄分类与其他社会分类结合起来,如性别和种族,可能会显示出代际沟通以及同辈沟通的认知的其他不同模式。

最后,这个研究到目前为止集中于人们对代际沟通与同辈沟通的认知和信念,在之后的研究中,需要基于不同年龄群体的真实沟通情境来验证在沟通过程中认知与真实行为之间的一致性。此外,正如之前所说,清楚地评估在人们行为中偶然或是规范适应中体验到的情感能更直接地评估满意度。像这样的分析必须包括一个纵向方面去确定沟通的许多方面会引起心理调适变化的假设的效度,以及一种比我们目前为止采用的有限方式更客观的心理社会功能的指标。的确,许多社会人口统计学与社会心理变量,如婚姻状况、收入、生理和心理健康、接受的社会支持及其有效性和能力(等等,不一而足)都被认为能够调节老年人的自尊(例如,Lai & McDonald, 1995; Reitzes, Mutran, & Fernandez,

1994)和生活满意度（例如，George，Okun，& Landerman，1995；Ranzijn，Keeves，Luszca，& Feather，1998），更不用说它们与其他相关变量（见 Krause & Borawski-Clark，1994）之间的跨文化（Diener & Diener，1995)的复杂关系了。未来的工作还应该包括对上述结果的测量，以确定我们自己和其他人沟通变量的相对权重来预测老年人的心理调适。

实际建议

考虑到这些结果的局限性，基于本研究中提出的问题，我们提出了改进代际沟通的实际建议。结果显示，当将情境定义为群体间时，我们倾向于将人们分为不同的群体，并且认为我们自己的内群体比外群体更积极，这也许证明了沟通适应理论的预测。Cargile 和 Gile（1996）在跨文化沟通训练的综述中讨论了如何在代际沟通中有效减少这种偏见。他们认为，重要的是要有意识地监控对其他群体成员自动激活的刻板印象，并且抵制这些认知和动机过程轻易影响对别人的看法。通过降低群际边界的突显和重要性，或者将情境重构为人与人之间，或者重新将高阶层群体成员进行分类（这样参与者成为彼此尊重的内群体成员），群际偏见可能会减少（也见 Gallois & Giles，1998；Hajek & Giles，待发表）。在某种程度上，一种更多从个人特征，而不是基于群体的刻板印象来评价他人的策略是可行的。Devine（1989）强调，试图摆脱依赖无意识和刻板信息的习惯，可能在一开始效果甚微，但通过练习人们可以逐渐消除自己的偏见。在这个目标实现的过程中，有可能减少因为缺乏代际沟通而对老年人心理健康产生的消极影响。

Ryan、Meredith、Maclean 和 Orange（1995）仔细研究了老化沟通增强模型（Ryan & Norris，本书第 12 章）。这个模型强调代际沟通中老年人是拥有同样特殊能力的个体，而不是拥有刻板特征的群体中的一员。这种个体化能够通过培养青年人对正常衰老过程的认识，以及鼓励他们适应与老年人这种协商与参与的互动风格来实现。这里值得一提的是,这种策略的一部分是让受训者将偏见映射到老年后的自己身上。一种更适宜的沟通风格会支持老年人的能力与自主性的发展,最终使他们获得自我价值、健康以及权威感(Cusack, 1999;Minkler, 1996)。这样的老年人可以被看作成功老化的模范,更有可能激励他人采取适宜行为。此为第一个应用建议。

第二个应用建议建立在同辈沟通与代际沟通一样对心理适应有重要作用的基础上,或在某些文化背景下更重要的基础上,我们并不是唯一研究同龄人的支持性交往可能给老年人提供重要资源的团队(例如,Auslander & Litwin, 1991;Krause, Liang, & Keith,1990;Krause, Liang, & Yatomi, 1989;Ryff & Seltzer, 1996)。健康老化的过程会强调发展除了积极的跨代关系之外的其他重要社会支持网络所提供的机会。尤其是考虑到强大的家庭纽带会引起过度照顾和老年人必要自主性的丧失,因此家庭可能并不是受一些老年人欢迎的避难所(Nussbaum, 1985)。正如 Patterson、Bettini 和 Nussbaum(1992)指出的:"尽管友情是人类情感的核心角色,但对老年人来说朋友可能是缺乏的。"(p.146)我们的确发现老年人的好朋友(通常是相同性别的)往往住得比较远,并且更多被老年人放在心中而不是经常联系(例如,Rawlins, 1992)。在进行同辈沟通时,支持性的沟通氛围对健康是非常重要的。如果我们发现人们寻求老年人之间积极的内群体沟通(尤其是像我们数据中显示的对亚洲老年人的尊重),那么健康的成本会随之而来。Patterson 和 Bettini(1993)的数据显示,"交往不可能单独影响健康"(p.167),健康的沟通可以避免抑郁的产生。就像 Rawlins(1995)的概括:"尽管有一定的局限,但朋友通常在维持老年人的幸福感和生活满意度上扮演着重要的角色,朋友在谈话、记忆、做判断以及保持自信方面有独特的价值,他们能够让人减少孤独感……(自身身体健康的重要中介,Fees, Martin, & Poon, 1999)……满足偶然的需要,将个体与更大的社区联结，以及培养持续的生活乐趣。"(p. 252)Gibb(1999)也讨论了老年人的同龄谈话在她所谓的"产量"中的价值，这是指成功的同辈沟通导致"人生经历的分辨与融合成为生活本身所表达的价值"。

本研究的最后一个应用建议是：我们如何对待其他群体成员、如何认识我们自己的群体以及其他群体等过程中的认知和偏见会受到与老化相关的文化价值观的影响，同时，与老化相关的文化价值观也似乎影响与其他年龄群体间的沟通与心理调适的相关程度。文化价值观在老化中的重要性在本书中一位作者的一项研究中得以强调。一位读者陈述说，这项研究有趣的是：自己被训练成为一个西方社会中的健康护理者。为什么对其他文化背景下的老化和代际沟通的理解如此重要？从我们的观点来看，考虑到许多西方国家，尤其是目前研究中提到的国家（即澳大利亚、加拿大、新西兰和美国）被称为"移民国家"，西方健康专业人士极有可能会在工作中遇到来自不同文化背景的人，并为他们提供最适宜的关于代际有效沟通的建议。这可能涉及有效沟通的文化差异。理解客户所持有的期望、信念和价值观的多样性，可能是提供高质量服务至关重要的一步。

致　谢

Howard Giles 鸣谢加利福尼亚大学环太平洋地区代理对本章研究报告的支持。Sik Hung Ng 希望感谢 Gwendolin Wong 对相关地区老年人数据收集的帮助，以及香港中文大学心理学系主持这项研究。最后，我们非常感谢 Mary Lee Hummert 和 Jon Nussbaum 对本章初稿的思考与细心反馈。

参考文献

Antonovsky, A. (1987). *Unraveling the mystery of health: How people manage stress and stay well*. San Francisco: Jossey Bass.

Auslander, G. K., & Litwin, H. (1991). Social networks, social support, and self-ratings of health among older persons. *Journal of Aging and Health*, 3, 493—510.

Cai, D., Giles, H., & Noels, K. A. (1998). Elderly perceptions of communication with older and younger adults in China: Implications for mental health. *Journal of Applied Communication Research*, 26, 32—51.

Cargile, A. C., & Giles, H. (1996). Intercultural communication training: Review, critique, and a new theoretical framework. In B. R. Burleson (Eds.), *Communication yearbook* 19 (pp. 385—423). Thousand Oaks, CA: sage.

Chang, H.-C. (1999). The "well-defined" is "ambiguous"—Indeterminancy in Chinese conversation. *Journal of Pragmatics*, 31, 535—556.

Chang, H.-C. (2000). *Harmony as performance: The turbulence under Chinese interpersonal communication*. Manuscript submitted for publication.

Chang, H.-C., & Holt, G. R. (1991). More than relationship: Chinese interaction and the principle of *Kuan-Hsi*. *Communication Quarterly*, 39, 251—271.

Chau-Kiu, C., Jik-Joen, L., & Cheung-Ming, C. (1994). Self-esteem and perceptions of older persons. *Social Behavior and Personality*, 22, 279—290.

Chow, N. (1983). The Chinese family and support of older persons in Hong Kong. *The Gerontologst*, 23, 584—588.

Chow, N. (1996). Filial piety in Asian Chinese communities. *Hong Kong Journal of Gerontology*, 10 (Suppl.), 115—117.

Chow, N. (1999). Diminishing filial piety and the changing role and status of the elders in Hong Kong. *Hallym International Journal of Aging*, 1, 67—77.

Coupland, N., Coupland, J., & Giles, H. (1991). *Language, society and the elderly: Discourse, identity, and aging*. Oxford, England: Blackwell.

Cusack, S. (1999). Critical educational gerontology and the imperative to empower. *Education and Ageing*, 14, 21—38.

Devine, P. G. (1989). Prejudice and outgroup perception. In A. Tesser (Ed.), *Advanced social psychology* (pp. 467—524). New York: McGraw-Hill.

Diener, E., & Diener, M. (1995). Cross-cultural correlates of life satisfaction and self-esteem. *Journal of Personality and Social Psychology*, 68, 653—663.

Dillard, J. P., Henwood, K., Giles, H., Coupland, N., & Coupland, J. (1990). Compliance gaining young and old: Beliefs about influence in different age groups. *Communication Reports*, 3, 84—91.

Edwards, H., & Giles, H.(1998).Prologue on two dimensions: The risk and management of intergenerational miscommunication. *Applied Communication Research*, 26(1),1—12.

Fees, B. S., Martin, P., & Poon, L. W. (1999). A model of loneliness in older adults. *Journal of Gerontology: Psychological Sciences*, 54B, P231—P239.

Fei, X. (1985). The caring of the old in families undergoing structural changes. In C. Chia (Ed.), *Proceedings of the conference on modernization and Chinese culture* (pp. 121—132). Hong Kong: Faculty of the Social Sciences and Institute of Social Studies, The Chinese University of Hong Kong, Shatin.

Fox, S., & Giles, H. (1993). Accommodating intergenerational contact: A critique and theoretical model. *Journal of Aging Studies*, 7, 423—451.

Gallois, C. (1994). Group membership, social rules, and power: A social-psychological perspective on emotional communication. *Journal of Pragmatics*, 22, 301—324.

Gallois, C., & Giles, H. (1998). Accommodating mutual influence in intergroup encounters. In M. T. Palmer & G. A. Barnett (Eds.), *Mutual influence in interpersonal communication: Theory and research in cognition, affect and behavior* (pp. 130—162). New York: Ablex.

Gallois, C., Giles, H., Ota, H., Pierson, H. D., Ng, S. H., Lim, T.-s., Maher, J., Somera, L., Ryan, E. B., & Harwood, J. (1999). Intergenerational communication across the Pacific Rim: The impact of filial piety. In J.-C. Lasry et al. (Eds.), *Proceedings of the 13th Conference of the International Association of Cross-Cultural Psychology* (pp. 192—211). Amsterdam: Swets & Zeitlinger.

George, L. K., Okun, M. A., & Landerman, R. (1985). Age as a moderator of the determinants of life satisfaction. *Research on Aging*, 7, 209—233.

Gibb, H. (1999, July). *Understanding older people's perspectives*. Keynote Address delivered at the 4th International Conference on Communication, Ageing, and Health, Gold Coast, Queensland, Australia.

Giles, H., & Coupland, N. (1991). Language attitudes: Discursive, contextual and gerontological considerations. In A. G. Reynolds (Ed.), *McGill Conference on Bilingualism, Multiculturalism and Second Language Learning: A tribute to Wallace E. Lambert* (pp. 21—42). Hillside, NJ: Lawrence Erlbaum Associates.

Giles, H., Coupland, N., Coupland, J., Williams, A., & Nussbaum, J. (1992). Intergenerational talk and communication with older people. *International Journal of Aging and Human DeveloPment*, 34, 271—297.

Giles, H., Harwood, J., Pierson, H. D., Clément, R., & Fox, S. (1998). Stereotypes of older persons and evaluations of patronizing speech: A cross-cultural foray. In R. K. Agnihotri, A. L. Khanna, & I. Sachdev (Eds.), *Social psychological perspectives on second language learning* (pp. 151—186). New Delhi: Sage.

Giles, H., Liang, B., Noels, K., & McCann, R. (in press). Communicating across and within generations: Taiwanese, Chinese-Americans, and Euro-Americans' perceptions of commuInication. *Journal of Asian Pacific Communication*.

Giles, H., Noels, K. A., Ota, H., Ng, S. H., Gallois, C., Ryan, E. B., Williams, A., Lim, T.-s., Somera, L., Tao, H., & Sachdev, I. (in press). Age vitality in eleven nations. *Journal of Multilingual and Multicultural Development*.

Giles, H., Noels, K. A., Williams, A., Lim, T.-s, Ng, S. H., Ryan, E. B., Somera, L., & Ota, H. (2000). *Intergenerational communication across cultures: Young people's perceptions of conversation with family elders, non-family elders, and same-age peers*. Manuscript submitted for publication.

Giles, H., & Ryan, E. B. (Eds.). (1986). Language, communication, and the elderly. *Language and Communication*, 6.

Giles, H., & Williams, A. (1994). Patronizing the young: Forms and evaluations. *International Journal of Aging and Human Development*, 39, 33—53.

Global aging into the 21st century. (1996). *Wallchart of the U.S. Census Bureau and National Institute of Aging*. Washington, DC.

Hajek, C., & Giles, H. (in press). Intercultural communication competence: An alternative position. In B. Burleson & J. Greene (Eds.), *Handbook of social skills and communicative competence*. Mahwah, NJ: Lawrence Erlbaum Associates.

Harwood, J., Giles, H., Ota, H., Pierson, H. D., Gallois, C., Ng, S-H., Lim, T-s., & Somera, L.-B. (1996). College students' trait ratings of three age groups around the Pacific Rim. *Cross-Cultural Gerontology*, 11, 307－317.

Harwood, J., Giles, H., Pierson, H. D., Clément, R., & Fox, S. (1994). Vitality perceptions of age categories in California and Hong Kong. *Journal of Multilingual and Multicultural Development*, 15, 311－318.

Harwood, J., Giles, H., & Ryan, E. B. (1995). Aging, communication, and intergroup theory: Social identity and intergenerational communication. In J. F. Nussbaum & J. Coupland (Eds.), *Handbook of communication and aging research* (pp. 133－160). Mahwah, NJ: Lawrence Erlbaum Associates.

Harwood, J., & Williams, A. (1998). Expectations for communication with positive and negative subtypes of older adults. *International Journal of Aging and Human Development*, 47, 11－33.

Ho, D.Y.-F.(1994).Filial piety, authoritarian moralism, and cognitive conservatism in Chinese societies. *Genetic, Social and General Psychology Monographs*, 120, 347－365.

Hofstede, G. (1980). *Culture's consequences: International differences in work-related values*. Beverly Hills, CA: Sage.

Hummert, M. L. (1990). Multiple stereotypes of older persons and young adults: A comparison of structure and evaluations. *Psychology and Aging*, 5, 182－193.

Hummert, M. L. (1994). Stereotypes of older persons and patronizing speech. In M. L. Hummert, J. M. Wiemann, & J. F. Nussbaum (Eds.), *Interpersonal communication in older adulthood: Interdisciplinary research* (pp.162－184). Newbury Park, CA: Sage.

Hummert, M. L., & Ryan, E. B. (1996). Toward understanding variations in patronizing talk addressed to older adults: Psycholinguistic features of care and control. *International Journal of Psycholinguistics* 12, 149－170.

Ikels, C. (1975). Old age in Hong Kong. *The Gerontologist*, 15, 230－235.

Ingersoll-Dayton, B., & Saengtienchai, C. (1999). Respect for older persons in Asia: Stability and change. *International Journal of Aging and Human Development*, 48, 113—130.

Kiefer, C. W. (1992). Aging in Eastern cultures: A historical overview. In T. R. Cole, D. D. Van Tassel, & R. Kastenbaum (Eds.), *Handbook of the humanities and aging* (pp. 96—123). New York: Springer.

Kim, K. C., Kim, S., & Hurh, W. M. (1991). Filial piety and intergenerational relationships in Korean immigrant families. *International Journal of Aging and Human Development*, 33, 233—245.

Kim, U. (1994). Individualism and collectivism: Conceptual clarification and elaboration. In U. Kim, H. C. Triandis, C. Kagitçibasi, S.-C. Choi, & G. Yoon (Eds.), *Individualism and collectivism: Theory, method, and applications* (pp. 19—40). Thousand Oaks, CA: Sage.

Kim, U., & Yamaguchi, S. (1994). Cross-cultural research methodology and approach: Implications for the advancement of Japanese social psychology. *Research in Social Psychology*, 10,168—179.

Kite, M. E., & Johnson, B. T. (1998). Attitudes towards older and younger adults: A metaanalysis. *Psychology and Aging*, 3, 233—244.

Koyano, W. (1989). Japanese attitudes toward older persons: A review of research findings. *Journal of Cross-Cultural Gerontology*, 4, 335—345.

Krause, N. (1996). Welfare participation and self-esteem in later life. *Gerontologist*, 36,665—673.

Krause, N., & Borawski-Clark, E. (1994). Clarifying the functions of social support in later life. *Research on Aging*, 16, 251—279.

Krause, N., Liang, J., & Keith, V. (1990). Personality, social support, and psychological distress in later life. *Psychology and Aging*, 5, 315—326.

Krause, N., Liang, J., & Yatomi, N. (1989). Satisfaction with social support and depressive sympoms: A panel analysis. *Psychology and Aging*, 4, 88—97.

Lai, D. W. L., & McDonald, J. R. (1995). Life satisfaction of Chinese elderly immigrants in Calgary. *Canadian Journal on Aging*, 14, 536—552.

Lee, Y.-J., Parish, W. L, & Willis, R. J. (1994). Sons, daughters and intergenerational support in Taiwan. *American Journal of Sociology*, 99, 1010—1041.

Minkler, M. (1996). Critical perspectives on ageing: New challenges for gerontology. *Ageingand Society*, 16, 467—487.

Ng, S. H., Liu, J. H., Loong, S. C. E, & Weatherall, A. (1999). *Links across generations among New Zealand Chinese*.Unpublished report, School of Psychology, Victoria University of Wellington, New Zealand.

Ng, S. H., Liu, J. H., Weatherall, A., & Loong, C. S. F. (1997). Younger adults' communication experiences and contact with elders and peers. *Human Communication Research*, 24,82—108.

Ng,S.H.,Weatherall,A.,Liu,J.H.,& Loong,S.F.C.(1998)*Ages ahead: Promoting inter-generational relationships*. Wellington, New Zealand: Victoria University Press.

Noels, K. A., Giles, H., Cai, D., & Turay, L. (1999). Perceptions of inter-and intra-generational communication in the United States of America and the People's Republic of China: Implications for self-esteem and life satisfaction. *South Pacific Journal of Psychology*, 10, 120—135.

Nussbaum, J. F. (1985). Successful aging: A communication model. *Communication Quarterly*,33, 262—269.

Oishi, S., Diener, E. E., Lucas, R. E., & Suh, E. M. (1999). Cross-cultural variation in predictors of life satisfaction from needs and values. *Personality and Social Psychology Bulletin*, 25, 980—990.

Ota, H., Giles, H., & Gallois, C. (2000). *Age stereotypes and vitality in Australia and Japan*.Manuscript in preparation.

Palmore, E. (1975). *The honorable elders: A cross-cultural analysis of ageing in Japan*. Durham, NC: Duke University Press.

Paltridge, J., & Giles, H. (1984). Attitudes towards speakers of regional accents of French: Effects of regionality, age, sex of listeners. *Linguistische Berichte*, 90, 71—85.

Paoletti, I. (1998). *Being an older woman: A case study in the social production of identity*. Mahwah, NJ: Lawrence Erlbaum Associates.

Patterson, B. R., & Bettini, L. A. (1993). Age, depression, and friendship: Development of a general friendship inventory. *Communication Research Reports*, 10, 161—170.

Patterson, B. R., Bettini, L. A., & Nussbaum, J. F. (1992). The meaning of friend-ship across the lifespan: Two studies. *Communication Quarterly*, 41, 145—160.

Ranzijn, R., Keeves, J., Luszcz, M., & Feather, N. (1998). The role of self-per-ceived usefulness and competence in the self-esteem of elderly adults: Confirmatory factor analyses of the Bachman revision of Rosenberg's Self-Esteem Scale. *Journal of Gerontol-ogy: Psychological and Social Sciences*, 55B, P96—P104.

Rawlins, W. K. (1992). *Friendship matters: Communication, dialectics, and the life course*. New York: Aldine DeGruyter.

Rawlins, W. K. (1995). Friendship in later life. In J. F. Nussbaum & J. Coupland (Eds.), *Handbook of communication and aging research* (pp. 227—258). Mahwah, NJ: Lawrence Erlbaum Associates.

Reitzes, A., Mutran, E. J., & Fernandez, M. (1994). Middle-aged working men and women: Similar and different paths to self-esteem. *Research on Aging*, 16, 355—374

Roscow, I. (1976). Status and role change through the life span. In R. H. Binstock & E. Shanas (Eds.), *Handbook of aging and the social science* (pp. 457—482). New York: Van NostrandReinhold.

Rosenberg, M. (1965). *Society and the adolescent self-image*. Princeton, NJ: Prin-ceton University Press.

Ryan, E. B., Giles, H., Bartolucci, G., & Henwood, K. (1986). Psycholinguistic and so-cial psychological components of communication by and with older persons. *Language and Com-munication*, 6, 1—24.

Ryan, E. B., Hummert, M. L., & Boich, L. (1995). Communication predicaments of aging: Patronizing behavior toward older adults. *Journal of Language and Social Psy-chology*, 13, 144—166.

Ryan, E. B., Meredith, S. D, MacLean, M. J., & Orange, J. B. (1995). Changing the way we talk with elders: Promoting health using the Communication Enhancement Model. *International Journal of Aging and Human Development*, 41, 87—105.

Ryff, C. D., & Seltzer, M. M. (1996). *The Parental experience of midlife*. Chica-go: University of Chicago.

Singelis, T. M., Triandis, H. C., Bhawuk, D., & Gelfand, M. (1995). Horizontal and vertical dimensions of individualism and collectivism: A theoretical and measurement refinement. *Cross-Cultural Research*, 29, 240—275.

Strain，L. A.，& Chappell，N. L. (1982). Confidants：Do they make a difference in quality of life? *Research on Aging*，4，479－502.

Tabachnick，B. G.，& Fidell，L. S. (1996). *Using multivariate statistics*. New York：HarperCollins.

Tien-Hyatt，J. L. (1987). Self-perceptions of aging across cultures：Myth or reality? *International Journal of Aging and Human Development*，24，129－148.

Tobin，J. J. (1987). The American idealization of old age in Japan. *The Gerontologist*，27，53－58.

Turkoski，B. (1975). Growing old in China. *Journal of Gerontological Nursing*，11，32－34.

Viladot，M. A.，& Giles，H. (1998). Habla condescendiente y ancianidad：Evaluaciones intergeneracionales en Cataluña [Condescending speech and aging：Intergenerational evaluations in Catalonia]. *Revista de Psicologia Social Aplicada*，8，29－60.

Williams，A.，& Coupland，N. (1998). Epilogue：The socio-political framing of communication and aging. *Journal of Applied Communication Research*，26，139－154.

Williams，A.，& Giles，H. (1996). Intergenerational conversations：Young adults' retrospective accounts. *Human Communication Research*，23，220－250.

Williams，A.，Ota，H.，Giles，H.，Pierson，H. D，Gallois，C.，Ng，S.-H.，Lim，T.-s.，Ryan，E.B.，Somera，L.-B，Maher，J.，Cai，D.，& Harwood，J. (1997). Young people's beliefs about intergenerational communication：An initial cross-cultural comparison. *Communication Research*，24，370－393.

Ytsma，J.，& Giles，H. (1997). Reactions to patronizing talk：Some Dutch data. *Journal of Socio-linguistics*，1，259－268.

Yum，J. O. (1988). The impact of Confucianism on interpersonal relations and communication patterns in East Asia. *Communication Monographs*，55，374－388.

（译者：赵抒　校对：李傲）

小　结
沟通、老化以及健康：研究和实践的结合

Ellen Bouchard Ryan　加拿大麦克马斯特大学

Joan E. Norris　加拿大圭尔夫大学

小结主要从两个方面展开。首先，我们把本书中所有文献的主要内容概括为两个老化沟通模型；其次，我们将介绍如何把这两个模型应用到未来的研究中。在这篇小结中，我们将讨论研究者和实践者可能遇到的沟通鸿沟，也将讨论研究和实践的结合对沟通学专家的重要意义。

老年人与医疗服务者之间的沟通挑战

本书的各个章节以不同的方式为全面理解老化与健康中的沟通问题做出了贡献。我们将这些章节中的重点内容总结成一个关于老年人沟通困境的模型。同时，关于如何使这些沟通困境最小化，我们提出了沟通增强策略模型。

老年人的沟通困境

沟通困境老化模型（Ryan，Giles，Bartolucci，& Henwood，1986；Ryan，Hummert，& Boich，1995）是一个重要的工具，它可以帮助我们理解在沟通的过程中，老年人对自己能力的展示可能怎样被限制，而由

此又怎样使得健康服务提供者的成功干预受到了限制。图1展示了发生在沟通双方首次见面中的消极反馈环。这种情况在当前的医疗环境中非常典型，患者与医生经常重复着这样无意义的沟通。当首次见面的对象是一位老年人时，医生首先会依照"老龄"这一暗示而构建出对患者的第一印象。"老龄"暗示着很多信息，例如，生理暗示（如容颜、身材、声音）、行为暗示（如健忘、要求重复话语、抱怨）、社会暗示（如退休状况、老年中心成员、养老院居民）。通过这些暗示而构建出的印象很容易带有偏见。对老年人的偏见意味着人们会对老年人的健康、能力、自立、记忆等方面带有负面的预估（见 Harwood et al., 1996；Kite & Johnson, 1988；Ryan, 1992）。反馈环的关键在于：这种带有偏见的预估会使老年人为消除这种偏见而对自己的沟通风格进行修正，沟通的满意程度随之减小。老年人修正沟通风格的方式随着情况的不同而不同，一般来说包含以下可能：放慢语速、提高声调、使用夸张的语气、讲话孩子气、短化或简化句子、简化用词、重复、省略敬语、回避沟通、限制话题、强硬的姿态等（Caporael, 1981；Hummert & Ryan, 1996；Hummert, Shaner, Garstka, & Henry, 1998；Kemper & Harder, 1999）。持续暴露在这样的沟通下可能会引起老年人的自尊感降低、自我控制感减少、积极性减少，进而给医生带来更多的消极印象，最后得出更多的年龄老化与虚弱的提示（见 Rodin & Langer, 1980）。

沟通困境可能在不同的情况下发生恶化，例如，当老年人出现健康问题时、建立特别的人际关系时、身处养老院等特殊环境时，以及受到环境因素的影响时等。

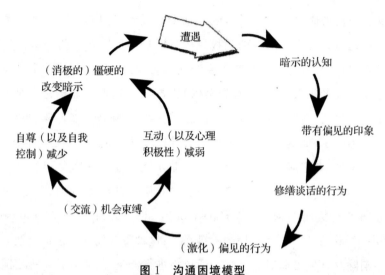

图 1　沟通困境模型

(Ryan, Meredith, Maclean, & Orange, 1995;

修正以适应代际沟通和其他刻板交互)

　　本书中具体介绍了两种老年人健康问题：痴呆和听力丧失。Norberg 在第 7 章中介绍了当患者不能被以个体方式对待，沟通为痴呆患者造成严重伤害时，其中拒绝患者自我认同的信息尤其危险。第 3 章 (Pichora-Fuller & Carson) 中描述了听力丧失的老年人不愿意使用助听器，其中的一部分原因包括使用助听器可能带来歧视，同时也因为老年人需要应对其沟通对象使用的不合适的沟通策略（如大喊）。

　　本书中也介绍了三种沟通关系，分别是家庭关系、隔代关系、医生—患者关系。家庭内关于老年人健康策略的协商可能会给老年人带来问题。如果子女在监护老年父母时过于强调保护父母，老年父母的自理需求就会受到损害（Hummert & Morgan，本书第 8 章）。第 9 章 (Edwards) 强调了当老年人处于被照料者的角色时可能面临的沟通困境。老年人不仅需要依赖照顾者提供的生理照顾，同时也需要心理和社交方面的帮助。他们的幸福感取决于他们同照顾者之间的关系、照顾者的心理幸福感以及照顾者使用的应对策略。第 10 章（Orange）讨论了阿尔茨海默病患者的照料过程给医患间沟通模式带来的影响，这种影响在关系到照顾者压力的同时也影响患者的健康状况。沟通促进者这一新角色的建立会在已有的照料任务基础上为照顾者带来新的责任。接下来的第 11 章（Noels，Giles，Gallois ，& Ng）谈到了跨文化环境，研究者从群体的角度检验了年轻人与老年人之间的代际沟通。通过分析澳大利亚、中国香港的数据中的相似点和不同点，研究者评估了隔代沟通的积极方面和消极方面，同时分析了与之相关的老年人的消极观念以及健康状况。

老年人医疗的核心是医生与患者关系。第 2 章（Nussbaum，Pecchioni，& Growell）检验了当前世界医疗卫生体系变化可能为医生与患者关系带来的机遇和威胁。管理式医疗卫生体系强调初级医疗师的角色位置，同样强调他们同老年患者之间的医疗关系，但这种关系的建立和维持变得越来越困难，因为当前的医疗卫生体系相比健康管理而言更注重金融管理，这使得医师、老年患者这样的具体角色无法在复杂的大体系环境中得到足够的重视。在第 5 章（Greene & Adelnan）中，学者在医患关系中发现了年龄歧视的现象，这种现象包括医生更少地回应患者的问题、更少地考虑治疗的最终目标、更少地一起制订决策，以及更少地尊重患者。而且，如果老年人在面对医生时有他人陪同，这样的情况也可能给老年人带来问题。从本书第 6 章（Coupland & Coupland）和本书第 2 章（Nussbaum et al.）中可以看出，虽然他人的陪同可以为治疗带来好处，但如果陪伴者代替病人说话、帮助病人说话、代表病人说话，这样的行为就会威胁到患者的自理能力和行为。最后，从第 1 章（Whitten & Gregg）中我们了解到，电脑技术在健康领域的广泛应用可能会给老年人带来消极影响，例如，对老年人技术接受能力的质疑、不公平的设备使用权利分配、对远程沟通的负面偏见，以及对新沟通问题的难以适应。

沟通增强策略

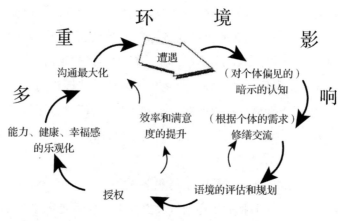

重 环 境 影

多 响

遭遇

沟通最大化 （对个体偏见的）
暗示的认知

能力、健康、幸福感 效率和满意 （根据个体的需求）
的乐观化 度的提升 修缮交流

授权 语境的评估和规划

图 2 沟通增强模型

（Ryan, Meredith, Maclean, & Orange, 1995；

修正以适应代际沟通和其他刻板交互）

沟通增强策略是一种有效的工具，它可以被应用在沟通的干预中。沟通干预的目的在于控制困境环中的负性反馈（Baltes，Neumann，& Zank，1994；Orange，Ryan，Meredith，& MacLean，1995；Ryan，Meredith，Maclean，& Orange，1995）。图 2 显示了这种工具的作用原理。沟通增强模型来自健康保障策略，其中包括自我治疗、共同目标、社会支持等。

相较于互动本身，互动双方的沟通成功更受多元素沟通环境的影响。沟通的一方可以通过调节沟通环境因素来改善互动双方见面时的满意度（如每次见面的平均时长、见面地点的环境、声音和光线情况、相关人员的专业程度、经济状况）。改善见面环境的关键在于：用概念化、个人化的方式来评估老年客户发出的线索。这时，如果因为老年人语言不通、听力不佳等问题而必须对沟通方式进行调整，则需要使用针对成年人的调整，同时老年人也要注意使用合适的反馈方式。医生一定要注意不要过度调节，要根据具体的沟通问题随时准备对调节进行控制，并且持续监控沟通的模式和内容。在治疗方案的评估和建立环节，要尽可能地保持治疗方案的个体针对性以及灵活性。医生是一个为病人补充能量的角色，这个角色帮助病人找到问题的根源，参与到病人的治疗过程中。在治疗方案的评估和建立过程中，一定要保护患者的权利，为患者的自我控制提供支持。保证这些要素之后，患者将会体验到能力、健康、控制的增强。

由此，医生可以为患者创造一个满意的见面环境，且治疗方案也可以有更大的成功率。如果患者可以持续地暴露在这样的良好沟通环境下，患者配合医生的能力将大大增加，且医生和患者双方都可以为健康的沟通提供有益的环境。

第 7 章(Norberg)讨论了对不同程度的痴呆患者的照料。研究者在第 7 章中讨论的完整性促进式照料就是沟通增强模型的例子之一。护士可以接触到痴呆病人的内心，且这样的照料可以最大化清醒阶段的时间。他们之间使用过去的时间与地点来描述当前情绪的沟通方式，是一种双方共同完善见面环境的方法。也就是说，如果可以将病人当作有价值的个体来对待，照顾者也将被病人视作有价值的个体，那么一个积极的回馈环便得以建立。

第 3 章(Pichora-Fuller & Carson)中，研究者针对听力受损的老年人提出了一系列的恢复性干预措施，这些干预措施基于生态性健康促进方法建立而成。本章在强调对听力损失者进行行为干预的同时，也提出了更广义的对沟通环境的干预以及对沟通伙伴的干预。

在关于家庭人际关系部分，第 4 章(Garstka, McCallion, & Toseland)展现了支持小组在巩固照顾者健康方面的价值。第 9 章(Edwards)则进一步说明这样的社区项目在帮助照顾者的同时也应该关注被照顾者，并指出支持小组需要关注照顾者与被照顾者的关系以及养老机构内的人际关系。第 10 章(Orange)强调了同样的内容，研究者关注到痴呆患者和其家庭照顾者之间由于沟通受到损坏而出现的问题,并简要地介绍了目前和将来可能使用的干预措施,期望这些干预措施可以使沟通变得更为乐观。第8章(Hummert & Morgan)则关注到老年父母和成年子女之间的沟通策略,研究者为双方提出了平衡自立和依赖的建议。

第5章(Greene & Adelman)关注到医生与患者的关系,研究者强调在会诊过程中患者和医生双方都应该为强化沟通做出努力。例如,医生应该了解患者的人格信息(包括人生经历),遵循患者期望的会诊节奏,直接面对不愿意讨论的话题,仔细地处理情绪和功能方面的限制。同时,患者也应该为强化沟通做出努力,例如,使用列表来确保重要的信息没有遗漏,会诊期间做笔记,向医生索取相关的资料,告知医生自己在沟通中的需求,如果前几次会诊无法达到满意就主动要求换医生。第6章(Coupland & Coupland)强调医生在为治疗确立操作性目标的同时,也应该注意人际的和身份的目标。这在患者有他人陪同时尤为重要,因为当第三方出现在沟通中时,患者自己做出健康决策的权利可能会受到影响。

总而言之,我们通过对书中每一章的关注点进行讨论,为老年人沟通困境、强化沟通策略、沟通伙伴、沟通环境等做出相关的理解。

老年病学研究者与实践者的沟通主题

在这一部分,我们将视角从老年人和其互动对象之间的沟通挑战,转移到考虑已有的模型如何应用到那些研究老年现象的人们的沟通中。

老年病学的学科挑战

老年病学是一个多学科领域,这方面的研究需要科技、临床等各方面的专业力量。从相关的专业教育可以看出,老年病学的教育课程包括老化的文献研究、老化的哲学、社会老年病学、成年人发展及老化等。尽管这些学科包含大量的分支，但并不能将老年病学理解为一个"跨学科"概念。也就是说，单独从任何一个学科入手都无法完整地理解老化和老年人的需求。尽管如此，大量的研究者和实践者仍然被限制在自己的专业领域中。在我们对老化的理解变得越来越深入、越来越全面之后，这种专业限制的问题也变得越来越突出。大量的研究者和实践者由于自己专业的限制而选择放弃参加老年病学研究机构，甚至相关的分支专业也受到了影响。例如，《老年病学期刊》已经被分为了两个部分：一部分是关于生态科学的，另一部分是关于社会科学以及心理科学的。在过去，一名社会学家如果想从一名老年病学家的著作中找到自己感兴趣的内容，他可能需要翻阅大量的文字，但仍然可以找到一小部分自己专业范围内的主题。而现在，专业领域的限制使得这位社会学家可能根本无法在老年病学中找到自己的专业位置。

在这种状况之下，我们可以理解老年人及家属在面对专家时表现出的怀疑和失望。我们和其他老年病学研究者都讨论过学科问题给客户与实践者关系带来的影响（例如，Clark，1996，1997；Elliott，1993；Orange & Ryan，1995）。这种影响在于老年人经常会抱怨实践者无法从他们的专业角度理解自己的需求，但老年人并不愿意质疑实践者为自己提出的建议（Beisecker，1991）。实践者反击说老年人不理解他们将问题去语境化的需要，也就是说，将老年人的问题从具体生活中抽离，放进更广阔的临床体系中进行理解（Clark，1996）。这两个群体都发现很难打破沟通困境（Ryan，Meredith，el al.，1995）。

在这方面，很多医疗机构都为老年人医疗服务的协调和配送做出了贡献，并试图创造平等的"服务提供者-客户"关系。其中最为常见的协调方式是多专业团队的运用（参考 Nussbaum et al.，本书第 2 章）。理想的状况是：不同专业领域的工作者的配合可以消除同客户沟通过程中的领域限制和环境限制。但在实践中，这完全没有发生。学科壁垒和权

利分配不均匀的问题很难克服（Byrne，1991）。有文献（Drinka &
Streim，1994）曾描述过实践者参与老年病学团队的"痛苦"，其中的问题
包括知识的缺乏、治疗方案的不确定效果、持续性的团队人员更换等。
当老年医疗团队的地位比较低时，与医疗卫生机构的其他专家相比，团
队功能则可能进一步下滑。

在学术等级上多学科也很难做到公平。目前的大学只能依照独立
的学科建立学院，经常把某些领域（例如，老化）空出来，没有学院容纳
它，没有单位可以孕育它并促进它发展。而且，多学科属性的专业也经
常面临质疑或解散（Nissani，1997）。这并不是老年病学者寻求职业定
位的问题，正如 Katz（1996）所说，这个问题会影响老年人，因为这决定
了"这一领域所研究的人群将会如何被看待、研究、计算、训练、帮助、处
罚，甚至解放"（p.2）。

多学科设置下的"研究者-实践者"合作

由于研究者和实践者之间有潜在的冲突存在，那么二者应该怎样配
合呢？这一话题在社会科学领域有大量的讨论，主要的关注点在于沟通
和配合的障碍。Parloff（1998）讨论过临床心理学家和理论心理学家之
间的关系，他将这种关系描述为"互相侮辱"，也就是说，理论心理学家经
常诋毁临床心理学家的临床技术，临床心理学家也不在乎理论心理学家
的研究过程，只会不情愿地认可他们已经做出成果。其他的一些学者回
应了这一担忧，认为"研究者-实践者"配合的失败阻碍了多元目标小组
建立有效的心理学干预措施（Browm et al.，1997；Holland，1998；Kuster
& Poburka，1998）。

在老化和老年人的研究范围中也是一样的。实践者、研究者、老年
人，三者各自的目标是不一样的。这里举一个例子，曾经有一项关于记
忆干预的研究（Bieman-Copland，Ryan，& Cassano，1998），其中研究者
最为感兴趣的部分在于提高老年人的记忆力。然而，老年人似乎更看重

元记忆，也就是说，老年人更在乎对记忆方式的理解，更需要对自己的记忆力有更多的信心。如果这时候实践者站到老年人一边质疑，但并不给研究者提出具体的建议，这个记忆干预项目和对情况的全面理解就会由于不同目的的介入而走向失败。

研究者和实践者的沟通困境

研究者和实践者之间隔阂的产生有两个主要原因：第一个原因在于科学方法；第二个原因在于研究者和实践者持有不同的认识论。这两个原因都会产生影响沟通和合作的偏见。一般来说，科学和实践之间的关系是自上而下的单方向关系（Fey & Johnson，1998；Wilcox，Hadley，& Bacon，1998）。基础研究者负有发现的责任，也就是说，发现具体现象的新信息。同时，应用研究者的职责是使用这些信息，并在客户的日常设置或干预中评估信息的可用价值。这个层次的底部是实践者，他们的职责是将研究者的上面两种发现直接运用在临床上。

这条传播链中的联结是非常脆弱的。对实践者有用的信息可能根本无法传播到实践者这边，原因有可能是发表信息的期刊只供其他研究者阅读，或者实践者的工作要求使得他们根本没有时间参与到信息建立的过程中。即使信息可以传到实践者手上，实践者得到的信息也可能是不实际的或不相干的。而且，研究中大部分利用严格控制、定量取向、同质样本的实验研究等方法所得到的信息，还远在实践者用来解决具体问题的范围之外。

知识体系的不同也为实践者和研究者的合作带来问题。一些学者认为研究者和实践者在认识论的基础和视角上是完全不同的（Byrne，1991）。还有一些学者认为二者的差异来自语义学。例如，Herr（1996）写道，理论和实践的脱离虽然不是完全的神话，但至少是夸大的神话。根据他的理论，研究者与实践者产生沟通困难的原因在于：研究者的思考建立在抽象层面，而实践者的思考建立在具体环境下的真实状况或真实的个体层面。根据 Herr 的研究，要达到双方的彼此理解，还需要进一步对彼此的思考模型进行翻译，这个过程将是漫长的。Herr 建议研究者不要太过于追求对人类行为做出空泛、统一的理论抽象，而应该将注意力转移到"部分情况"的研究上。只有具体的研究才能使实践者及时应用，且这样的研究方法可以满足科学的发展需求。

研究者和实践者各自持有的不同观念可以直接影响沟通。沟通困境模型（见图 1）可以用来解释"研究者-实践者"互动模式中存在的信息缺失和偏见。想象这样一种情境：一位名为 Mary Sabry 的老年病学社会实践工作者，被自己所在的养老机构要求去面见一位名为 John Kawash 的当地大学的研究者。会面的目的在于为养老机构的音乐治疗项目建立评估机制。见面时双方都会注意到彼此的非表情信息（例如，社会工作者穿的白大褂、研究者房间里的荣誉教授证书），于是偏见融入两人的关系中。Kawash 博士认为 Sabry 女士只关心可以立即看到效果的临床目标，他很快感觉到她想只用坊间方法进行项目的评估，根本不关心最后研究结果的发表问题。同时，Sabry 女士也建立起第一印象：Kawash 博士只关心音乐疗法在总体上怎样影响老年人。她担心他会给自己的客户制造更多的压力，她也认为他不理解那些老年人的临床状况。

在接下来的见面中，偏见越来越明显，沟通模式也随之发生了改变：他给她打电话时称呼她为 Sabry 女士，她用对方名字后加博士来进行称呼，阶层的差异开始变得更为明显。于是，社会实践者由于觉得不满意开始拒绝提供完整的信息。接着，研究者会觉得气恼，更加觉得对方的位置低于自己却不懂得配合。未来沟通的机会被限制了，双方都开始认为对方威胁到自己的自尊，并且双方都想要停止沟通。在未来的见面中，双方的偏见越来越深。Kawash 博士变得越来越爱管闲事，越来越冷漠；Sabry 女士变得越来越恭敬，越来越愠怒。

实践者和研究者之间的沟通强化

沟通困境模型展示出态度和行为交互强化所引起的消极结果的循环。用这种方式表达这个过程可以给我们提供不同的干预措施与发展的着手点。这里，我们的总体策略是帮助沟通者认识到积极的互动是由不同的环境因素带来的。这些环境因素中的一部分包括外部社会、当前环境、历史环境，以及个体的具体情况。

从沟通强化的观点来看，一个社会成员敏感于另一个社会成员的特点，但应避免源于刻板印象的反应。那么，在这种情况之下，沟通的修正就会发生。在前面的案例中，非常重要的事情是两位专业者能够确定各自社会信息的相关性，然后继续他们的合作。例如，如果双方在一开始都用姓称呼对方，那就可以在未来的沟通中进一步向对方表达彼此认同的称呼方式。形成一种愿意适应环境、愿意适应个体的开放式学习态度是沟通增强的第一步。

对社会信息的敏感是社会能力的重要组成部分（Norris & Rubin，1984；Pratt & Norris，1999；Rest & Navraez，1994）。发现社会信息后，要做出合适的应对行为，如此才能引发成功的见面。我们认为成功的互动必须包含四种关键的沟通能力。第一种能力是聆听以及在他人发表观点时保持沉默。在之前的情境中，双方应该解释自己的观念和对项目的期待，且要避免打断谈话，也要注意对彼此的称呼。主动倾听的能力在任何形式的沟通中都是至关重要的（例如，在医生与患者沟通中；Lepper，Martin，& DiMatteo，1995）。

第二种能力是寻找共同的立场，无论共同的立场是不是太过微小。一项研究（Petronio，Ellemers，Giles，& Gallois，1998）发现，成功的沟通需要沟通各方明确彼此的立场。如果 Sabry 女士和 Kawash 博士可以注意到他们最初进行沟通的理由，而不是关注各自方法和理论的不同之处，沟通就可以得到增强。相比在各自的观点中争取控制权，同一立场下的沟通将变得更为容易。

第三种能力是对项目中共同的目标和角色进行协商,这是增强沟通重要的组成部分。一些学者(Dees & Cramton,1999)认为,成功的协商包括个人目标和需求的协商。回到之前的情境中,或许两位专家可以从谈论项目的资金来源开始沟通。有了共同的目标和角色之后,双方可以进一步对项目进行的时间、数据和信息的使用权进行协商。接下来,Sabry女士的需求是关于项目效率的信息,那么可以设计一个评估环节来满足这个需求。Kawash博士更看重长远影响,可以在评估中设计一个环节来对这一部分进行测量。

第四种能力是根据对方的需求做出调整。研究(Norris,Davey,& Kuiack,1994)认为,老化沟通的相关评估报告显示,即使沟通双方可以理解彼此的视角,但沟通过程中还是可以检测到不灵活沟通、防御性沟通的存在。若想让沟通更为有效,参与者应该根据沟通对象的特点对互动做出调整。研究表明(Orange et al.,1995;Ratzan,1996;Ryan et al.,1995),灵活的调整可以促进有益互动的形成。例如,Sabry女士可以暂时把自己对时间信息的需求放在一边,而转为谈论Kawash博士提起的成果出版信息。至于Kawash博士,则可以让Sabry女士认识到参与进研究团队的好处,也可以在提到出版信息时向对方提供署名的权利。

从图2中可以看出,如果从个体需求的角度对沟通进行调节,通过结合具体的沟通环境,互动中的每一位参与者都可以感受到权利的增强。如果参与者体会到自我效率和个人能力,则可以进一步强化沟通。

文化中介人:老化和健康研究中的沟通学专家

沟通学专家在老年病学的沟通强化中有特殊的责任。在理解了实践者的文化和研究者的文化之后,沟通学专家可以作为文化中介者的角色,调节双方的关系并强化沟通。这样,实践者和研究者可以更容易接受对方的观念,并将对这些观念的理解融入共同的合作中。

在老化研究中，文化中介者可以找到四个主要机会来打破沟通困境。首先，大量关于社区模式下的医疗研究可以作为打破沟通困境的机会。第3章（Carson & Pichora-Fuller，1997）中关于听力受损的老年人的研究就是这一范围的经典案例。

就像我们之前提到的假设情境一样，合作进行的项目评估也是机会之一。已经有研究（Norris，Davey，Davey；& Weiler，1995）提到过这方面的例子。这个例子是关于一个当地社区卫生机构所进行的照顾者教育、支持项目的评估。之前我们也提到过（Norris et al.，1994），强化沟通能否达成是这一领域内最大的问题。评估的每一位参与者（研究者、实习学生、机构主任、项目成员、投资者、客户）都需要努力地克服偏见和不合适的沟通调整，只有这样才能真正地倾听其他领域的观点、对目标和手段进行协商。

临床调查员可以在学术评估中成为强有力的沟通同伴（参考Greene & Adelman，本书第5章）。然而，科学家-实践者模式需要在大学中得到特别的支持才能继续。需要在支持的视角上意识到实践、提升工作人员沟通质量的时间需求。同样，也应该意识到科学家-实践者模型同传统学术体系之间的学术差异。初始研究可以被文献回顾、个案分析或是为同事提供的合作与沟通的工作坊等所取代。

最后，很多退休人员的角色在研究合作中被忽略。退休的研究者和实践者在经验和沟通能力方面仍然有很大的优势。例如，在我们自己的学院中，很多老年学者退休后仍然在义务指导老年病学的课程。这些老年学者是真正的文化中介者，他们怀有大量的智慧和历史视角，这些正是当前的学生所欠缺的。很多机构都希望这些老年学者能对研究中的参与者进行沟通方面的指导。如果这些机构考虑到沟通增强，那么这些老年学者将在这一方面展现出极高的效率（见 Tindale，1993）。在这里，我们也要对参与"第三届国际沟通、老化、健康大会"，以及参与本书编写的退休学者们表示感谢。

给文化中介者的健康提升策略

沟通学者们也应该提升、保障自己的沟通健康。我们提出了三个策略，可以让沟通学者以及他们的学习者用以将增强模型运用到工作中。

首先，自我实践是最重要的。老年病学研究者都知道，无论任何专业，哪怕是打字、下棋、社交技能等，专业素养只有在不断的实践中才能得以维持（见 Pratt & Norris，1994）。沟通学者在这一方面可以互相分享观点和问题，一起进行研究。具体而言，与同事和客户的沟通可以帮助沟通学家巩固自己的专业素养，因为忙碌生活中的快速见面很可能让一部分专业者忘记自身的素养，不自觉地表现出偏见。

另一种策略则在于建立共同目标。举办类似于我们此次举行的会议（第三届国际沟通、老化、健康大会）以及进行类似本书的编写，这样的形式都可以提升沟通学家的知名度。作为补充，在专业领域内建立关于老年病学的共同体有助于在跨学科之间进行信息的共享和相互支持。对于无法参与会议之中的专家，可以用电子邮件的方式进行沟通（Kuster & Poburka，1998）。电子邮件可以使实践者和研究者在更为公开的环境下进行沟通。

最后，就像我们之前提到的，健康工作的环境是由强化沟通建立并维持的。研究者和实践者可以通过共享信息和策略来强化沟通。合作研究项目可以看作这种共享的载体。这样的合作研究可以从检验实践者和顾客之间的沟通问题入手，帮助实践者理解偏见以及不合适的沟通修正。

如果研究者和实践者可以在彼此的环境中工作一段时间，未来的沟通就可以得到增强。在北美已经出现了类似的项目，例如，临床分析专家同时接受学院和实践机构的培训（Cohen-Mansfield，Lawton，& Riskin，1990）。也有研究者将已有的研究项目带到社区或临床实践机构中进行（Lipsitz，1995－1996）。其他的研究者则选择接受临床训练（Lipsitz，1995－

1996；Shauhnessy，Kramer，Hittle，& Steiner，1995）。这些成功的案例都证明了我们提到的项目模式值得更广泛的推广。

结　论

我们在编写这一章的时候有两个目标。我们将书中所提到的关键内容整理成两个模型：沟通困境模型和沟通增强模型。通过这两个模型，我们确认了老年沟通中存在的困难和应对方法。

我们的第二个目标在于将两个模型应用到"研究者-实践者"关系中。显然，即使实践者和研究者的专业能力、科技能力不容置疑，但老年人所面对的很多沟通问题也会发生在这些为老年人服务的专业人员之中。通过对偏见和沟通过度调节的理解，老年病学专家可以在共同的追求下更好地进行合作。通过沟通困境模型和沟通增强模型，我们可以深入地看到沟通中的具体问题，也可以提出干预的方法和方向。本书就是跨学科专家互相增强沟通的绝佳案例，我们希望本书的读者和编写者都能把这些新鲜的观点应用到与老化相关的具体问题中。

参考文献

Baltes，M. M.，Neumann，E.M.，& Zank，S. (1994). Maintenance and rehabilitation of independence in old age：An intervention program for staff. *Psychology and Aging*，9，179—188.

Beisecker，A. E. (1991). Aging and the desire for information and input in medical decisions：Patient consumerism in medical encounters. *Gerontologist*，28(3)，330—335.

Bieman-Copland，S.，Ryan，E. B.，& Cassano，J. (1998). Responding to the challenges of late life：Strategies for maintaining and enhancing competence. In D. Pushkar，W.

M. Bukowski, A. E. Schwartzman, D. M. Stack, & D. R. White (Eds.), *Improving competence across the lifespan: Building interventions based on theory and research* (pp. 141—157). New York: Plenum.

Brown, T. L., Swenson, C. C., Cunningham, P. B., Henggeler, S. W., Schoenwald, S. K., & Rowland, M. D. (1997). Multisystemic treatment of violent and chronic juvenile offenders: Bridging the gap between research and practice. *Administration and Policy in Mental Health*, 25(2), 221—238.

Byrne, C. (1991, Fall). Interdisciplinary education in undergraduate health sciences. *Pedagogue: Perspectives on Health Sciences Education*, 3(3), 3—8.

Caporael, L. R.(1981). The paralanguage of caregiving: Baby-talk to the institutionalized aged. *Journal of Personality and Social Psychology*, 40, 867—884.

Carson, A., & Pichora-Fuller, K. (1997). Health promotion and audiology: The community-clinic link. *Journal of the Academy of Rehabilitative Audiology*, 30, 29—51.

Clark, P. G. (1996). Communication between provider and patient: Values, biography, and empowerment in clinical practice. *Ageing and Society*, 16, 747—777.

Clark, P. G. (1997). Values in health care professional socialization: Implications for geriatric education in interdisciplinary teamwork. *Gerontologist*, 37(4), 441—451.

Cohen-Mansfield, J., Lawton, M. P., & Riskin, C. (1990). Research institutes affiliated with nursing homes: Strengths and developmental issues. *Gerontologist*, 30, 411—416.

Dees, J. G., & Cramton, P. C. (1999). Shrewd bargaining on the moral frontier: Toward a theory of morality in practice. In R. J. Lewicki, D. M. Saunders, & J. W. Minton (Eds.), *Negotiation: Readings, exercises, and cases* (3rd ed., pp. 234 — 258). Boston, MA: Irwin/McGrawHill.

Drinka, T. J. K., & Streim, J. E. (1994). Case studies from purgatory: Maladaptive behavior within geriatrics health care teams. *Gerontologist*, 34(4), 541—547.

Elliott, C. (1993). Meaning what you say. *The Journal of Clinical Ethics*, 4, 61—62.

Fey, M. E., & Johnson, B. W. (1998). Research to practice (and back again) in speech-language intervention. *Topics in Language Disorders*, 18(92), 23—34.

Harwood, J., Giles, H., Ota, H., Pierson, H. D., Gallois, C., Ng, S. H., Lim, T.-S., & Somera, L. (1996). College students' trait ratings of three age groups around the Pacific Rim. *Journal of Cross-Cultural Gerontology*, 11, 307—317.

Herr, E. L. (1996). Toward the convergence of career theory and practice: Mythology, issues, and possibilities. In M. L. Savickas & W. B. Walsh (Eds.), *Handbook of career counseling theory and Practice* (pp. 13—35). Palo Alto, CA: Davies-Black.

Holland, A. L. (1998). Some guidelines for bridging the research-practice gap in adult neurogenic communication disorders. *Topics in Language Disorder*, 18(2), 49—57.

Hummert, M. L., & Ryan, E. B. (1996). Toward understanding variations in patronizing talk addressed to older adults: Psycholinguistic features of care and control. *International Journal of Psycholinguistics*, 12, 149—170.

Hummert, M. L., Shaner, J. L, Garstka, T. A., & Henry, C. (1998). Communication with older adults: The influence of age stereotypes, context, and communicator age. *Human Communication Research*, 25, 124—151.

Katz, S. (1996). *Disciplining old age: The formation of gerontological knowledge*. Charlottesville & London: University Press of Virginia.

Kemper, S., & Harden, T. (1999). Experimentally disentangling what's beneficial about elder-speak from what's not. *Psychology and Aging*, 14(4), 656—670.

Kite, M. E., & Johnson, B. T. (1988). Attitudes toward older and younger adults: A meta-analysis. *Psychology and Aging*, 3, 233—244.

Kuster, J. M., & Poburka, B. J. (1998). The Internet: A bridge between research and practice. *Topics in Language Disorders*, 18(2), 71—87.

Lepper, H. W., Martin, L. R., & DiMatteo, M. R. (1995). A model of nonverbal exchange in physician-patient expectations for patient involvement. *Journal of Nonverbal Behavior*, 19(4), 207—222.

Lipsitz, L. A. (1995—1996). The teaching nursing home: Past accomplishments and future directions. *Generations*, Winter, 47—51.

Nissani, M. (1997). Ten cheers for interdisciplinarity: The case for interdisciplinary knowledge and research. *The Social Science Journal*, 34(2), 201—216.

Norris, J. E., Davey, A., Davey, S., & Weiler, J. (1995). "Healthy Alternatives/Healthy Choices": Considering the usefulness of a support group for caregivers. *Canadian Journal of Community Mental Health*, 14(2), 132—146.

Norris, J. E., Davey, A., & Kuiack, S. (1994). Evaluating self-help and mutual aid programs for older Canadians: Traps and tips. In G. M. Gutman & A. W. Wister (Eds.), *Health Promotion for older Canadians: Knowledge gaps and research needs*. Vancouver, BC: Gerontology Research Centre and Program, Simon Fraser University.

Norris, J. E, & Rubin, K. (1984). Peer interaction and communication: A life span perspective. In P. Baltes & O. G. Brim, Jr. (Eds.), *Life span development and behavior* (Vol. 6). New York: Academic.

Orange, J. B., & Ryan, E. B. (1995). Effective communication. In B. Pickles, A. Compton, J. Simpson, C. A. Cott, & A. Vandervoort (Eds.), *Physiotherapy with older people* (pp.119—137). London: W. B. Saunders.

Orange, J. B., Ryan, E. B., Meredith, S. D., & MacLean, M. (1995). Application of the Communication Enhancement Model for longterm care residents with Alzheimer's disease. *Topics in Language Disorder*, 15(2), 20—35.

Parloff, M. B. (1998). Is psychotherapy more than manual labor? *Clinical psychology: Science and practice*, 5(3), 376—381.

Petronio, S., Ellemers, N., Giles, H., & Gallois, C. (1998). (Mis)communicating across boundaries: Interpersonal and intergroup considerations. *Communication Research*, 25(6),571—595.

Pratt, M. W., & Norris, J. E. (1994). The social psychology of aging: A cognitive perspective. Cambridge, MA: Blackwell.

Pratt, M. W., & Norris, J. E. (1999). Moral development in maturity: Lifespan perspectives on the processes of successful aging. In T. Hess & F. Blanchard-Fields (Eds.), *Social cognition and aging* (pp. 291—317). New York: Academic.

Ratzan, S. C. (1996). Effective decision-making: A negotiation perspective for health psychology and health communication. *Journal of Health Psychology*, 1(3), 323—333.

Rest, J., & Narvaez, D. (1994). *Moral development in the professions: Psychology and applied ethics*. Hillsdale, NJ: Lawrence Erlbaum Associates.

Rodin, J., & Langer, E. J. (1980). Aging labels: The decline of control and the fall of selfesteem. *Journal of Social Issues*, 36, 12—29.

Ryan，E. (1992). Beliefs about memory changes across the adult life span. *Journal of Gerontology：Psychological Sciences*，47，P41—P46.

Ryan，E. B.，Giles，Hl.，Bartolucci，G.，& Henwood，K. (1986). Psycholinguistic and social psychological components of communication by and with the elderly. *Language and Communication*，6，1—24.

Ryan，E. B.，Hummert，M. L.，& Boich，L. H. (1995). Communication predicaments of aging：Patronizing behavior toward older adults. *Joumal of Language and Social Psychology*，13，144—166.

Ryan，E. B.，Meredith，S. D.，MacLean，M. J.，& Orange，J. B. (1995). Changing the way we talk with elders：Promoting health using the communication enhancement model. *International Journal of Aging and Human Development*，41 (2)，89—107.

Shaughnessy，P. W.，Kramer，A. M.，Hittie，D. E，& Steiner，J. F. (1995). Quality of care in teaching nursing homes：Findings and implications. *Health Care Financing Review*，16(4)，55—83.

Tindale，J. A. (1993). Participant observation as a method for evaluating a mental health promotion program with older persons. *Canadian Journal on Aging*，12(2)，200—215.

Wilcox，M. J.，Hadley，P. A.，& Bacon，C. K. (1998). Linking science and practice in management of childhood language disorders：Models and problem-solving strategies. *Topics in Language Disorders*，18(2)，10—22.

（译者：李傲）

致　谢

Acknowledgments

　　本书各章节的研究均来自第三届国际沟通、老化、健康大会,该大会于1996 年 5 月在密苏里州堪萨斯城举行。我们感谢此次大会的赞助商,使得本书最终出版。同时,我们也感谢美林高级研究中心和堪萨斯大学文理学院、老年病学中心、传播学系、国际研究和计划办公室、老年中心(堪萨斯大学的医学中心)以及赫斯特美罗制药为本次大会提供的大力支持。

　　我们每一位作者在准备书稿的过程中也得到各自大学的支持与鼓励。我们的合作也得到了"大十二师资沟通奖金"的推动,该项奖金由堪萨斯大学授予乔恩·F. 努斯鲍姆,而玛丽·李·赫默特则获得俄克拉荷马大学的公休假。玛丽·李·赫默特在该项目执行期间获得了国际老年机构/国际健康机构的经费支持(R01 AG16352)。

　　我们也感谢那些帮助我们把出书的想法转变成现实的人。琳达·巴思盖特,劳伦斯大学出版社的编辑,在整个出版过程中提供了宝贵的支持与深刻的洞见。芭芭拉,作为本书的编辑,确保了编辑和制作格式,充实了章节内容,我们特别感谢她对于细节的关注。我们也感谢卡罗尔和马克·伯格斯特龙以高效以及全局性的思考将所有章节编入书卷。最后,我们还要感谢我们的同事在这本书中的贡献。他们愿意分享他们的想法以及在老化、沟通、健康的课题上的学术研究成果,这不仅丰富了我们在这个重要研究领域的知识,而且确切地帮助我们在关注老化问题时,了解谁需要我们的支持。我们也希望这本书为那些实践中的人们提供一些帮助,当他们遇到挑战以及经历老化危机时,能够对他们生活质量的提升有所帮助。

——玛丽·李·赫默特(Mary Lee Hummert)

乔恩·F. 努斯鲍姆(Jon F. Nussbaum)